U0626966

中国精神分裂症防治指南

2025版

组织编写　中华医学会精神医学分会

主　　审　于　欣　赵靖平

主　　编　司天梅　吴仁容

副 主 编　石　川　王　强　刘登堂

人民卫生出版社

·北京·

图书在版编目（CIP）数据

中国精神分裂症防治指南：2025 版 / 中华医学会精
神医学分会组织编写 ；司天梅，吴仁容主编 . -- 北京 ：
人民卫生出版社，2025. 8（2025. 11重印）. -- ISBN 978
-7-117-38451-3

Ⅰ. R749.3-62

中国国家版本馆 CIP 数据核字第 202555N6V4 号

| 人卫智网 | www.ipmph.com | 医学教育、学术、考试、健康，购书智慧智能综合服务平台 |
| 人卫官网 | www.pmph.com | 人卫官方资讯发布平台 |

中国精神分裂症防治指南（2025 版）

Zhongguo Jingshenfenliezheng Fangzhi Zhinan（2025 Ban）

组织编写： 中华医学会精神医学分会
主　　编： 司天梅　　吴仁容
出版发行： 人民卫生出版社（中继线 010-59780011）
地　　址： 北京市朝阳区潘家园南里 19 号
邮　　编： 100021
E - mail： pmph @ pmph.com
购书热线： 010-59787592　　010-59787584　　010-65264830
印　　刷： 三河市宏达印刷有限公司
经　　销： 新华书店
开　　本： 710×1000　1/16　　**印张：** 16
字　　数： 246 千字
版　　次： 2025 年 8 月第 1 版
印　　次： 2025 年 11 月第 4 次印刷
标准书号： ISBN 978-7-117-38451-3
定　　价： 59.00 元

打击盗版举报电话： 010-59787491　　**E-mail：WQ @ pmph.com**
质量问题联系电话： 010-59787234　　**E-mail：zhiliang @ pmph.com**
数字融合服务电话： 4001118166　　**E-mail：zengzhi @ pmph.com**

编委（以姓氏笔画为序）

马　宁　北京大学第六医院

马小红　四川大学华西医院

王　强　四川大学华西医院

王传跃　首都医科大学附属北京安定医院

王继军　上海交通大学医学院附属精神卫生中心

王惠玲　武汉大学人民医院

石　川　北京大学第六医院

司天梅　北京大学第六医院

朱　刚　中国医科大学附属第一医院

刘登堂　上海交通大学医学院附属精神卫生中心

杨甫德　北京回龙观医院

吴仁容　中南大学湘雅二医院

宋学勤　郑州大学第一附属医院

陆　峥　同济大学附属同济医院

郑英君　广州医科大学附属脑科医院

郭文斌　中南大学湘雅二医院

程宇琪　杭州市第七人民医院

詹思延　北京大学

学术秘书　蒲城城　黄　兢　李　楠

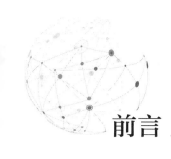

前言

　　第 1 版《中国精神分裂症防治指南》出版迄今已过去 20 年，指南的发布显著提高了我国临床实践中精神分裂症的规范诊疗水平。同时，这 20 年也是国际和国内精神分裂症研究及防治发展最快的时期。多种创新研究方法和技术应用于精神分裂症领域，为深入理解疾病的病理机制、聚焦新的治疗靶点和开发新型治疗技术，提供了重要的依据；新证据在不断积累，针对精神分裂症患者的治疗理念、治疗策略及综合防治模式也在不断完善。在此大背景下，中华医学会精神医学分会启动了第 3 版《中国精神分裂症防治指南》的修订，这也是一次医学科学进展、循证医学证据和公共卫生实践创新深度融合的时机。《中国精神分裂症防治指南（2025 版）》的使用人群为精神科及相关医务人员，目标人群为临床诊断为精神分裂症的患者，核心内容包括了精神分裂症疾病总论、临床特征评估及诊断、治疗、特殊人群精神分裂症患者的特征及干预、康复，为精神分裂症患者的临床诊疗策略制订提供重要帮助，同时向大众普及精神分裂症相关知识，提高国民对精神分裂症疾病的认识。

　　《中国精神分裂症防治指南（2025 版）》更新的主要内容包括：①增补了精神分裂症早期预防、识别评估和治疗管理相关内容。近年来国内外的研究证据及实践经验均显示精神分裂症的慢性发展性病程，起病早期的识别和干预，是预防疾病发作，改变疾病变化轨迹和恢复患者社会功能的最佳"机会窗口"，增加了精神分裂症的发病风险因素、遗传高危和临床高危人群的早期识别、综合干预和管理策略。②完善了以恢复社会功能为目标的精神分裂症全程治疗管理实践。从患者首次就诊即应有以全面康复为目标的理念，增加了精神分裂症患者家庭干预、社区康复和职业康复理念、干预技术和实施方案。③补充了我国针对精神分裂症患者的防控目标变迁，现有的防控资源和政策。有助于我国临床实践者制订基于最新科学证据、符合中国国情、整合多学科进展的防治策略。④核心内容依然是精神分裂症的临床评估、诊断和治疗管理；参考国内外高质量的循证数据，以及国内专家调研，确定精神分裂症诊疗管理中 21 个核心临床问题和推荐意见，希望能为临床医生在诊疗决策制订方面提供重要的科学依据，规范诊疗实践，提高临床服务水平。⑤完善了特殊人群精神分裂症患者的诊疗措施和管理策略。我国精神分裂症患者的防治现况仍然面临巨大挑战，尤其是特殊人群的服务缺口较大，本次更新补充了儿童青少年、老年期、共病躯体疾病以及难治性精神分裂症患者的规范诊疗的重要内容。⑥采用了科学规范的指南编写形式。依据指南制订的国际标准，在国际实践指南注册平台进行注册，成立由指南指导委员会、指南共识专家组、指南制订组，以及指南外部评审组组成、职责明确的指南工作组，制订出系统评价的指南内容形成方法和过程（本指南依据的循证证据等级及推荐等级标准见表 A 和表 B，包含的临床问题见表 C），并广泛征求涵盖患者家属等多方的审核意见和建议，充分考虑指南的大众普及性和社会服务性，让患者和家属参与到精神分裂症诊疗决策中，提高国民对精神分裂症疾病的认识，提高患者获得高质量临床服务的均衡性和公平性，全面提高患者治疗结局。

经过编写工作组两年的辛苦努力，《中国精神分裂症防治指南（2025版）》即将付梓，本指南主编谨代表全体编委，向所有参与指南制订的专家、提供宝贵实践经验的临床工作者，以及为精神卫生事业无私奉献的人们致以诚挚的感谢！然而，由于精神分裂症的病因及病理机制依然未明，疾病的慢性多变性病程轨迹和高复发高疾病负担等社会影响，在指南应用推广过程中，编写工作组希望得到所有使用者的反馈，以便进一步完善。同时，多学科与精神科的深入交叉融合、人工智能的快速应用，都在改变着精神分裂症的管理理念、诊疗技术和防控模式，指南工作组也将继续保持对指南的修订更新。严格遵守指南制订原则，借助科学的方法，依据现有最佳证据，在充分考虑患者价值观和偏好以及措施利弊基础上，为临床实践提供符合中国国情的最新、最佳证据，指导临床治疗策略制订，使患者最大程度上改善症状，获得功能上的提高，进而能够积极参与社会活动，回归正常社会生活。

2025 年 7 月

表 A 证据等级的确定标准

证据等级	证据
A（高级）	置信区间较窄的 meta 分析，或相互独立的随机双盲安慰剂对照试验至少 2 项且每组样本量 >30
B（中级）	置信区间较宽的 meta 分析，或随机双盲安慰剂对照试验 1 项且每组样本量 >30
C（低级）	至少 1 项随机双盲安慰剂对照试验且每组样本量为 10~29（含），或来自卫生系统的管理数据
D（极低级）	无对照组的试验，有个案报告或病例分析，或专家意见

降级因素：偏倚风险高、研究间结果不一致、效应量不精确、间接性证据（PICO 不匹配）、严重发表偏倚。

升级因素：效应量大、剂量反应关系明确、混杂因素处理充分恰当（负偏倚）

注：完成证据分级后，将针对同一个临床问题的证据汇总到证据总结表，通过证据总结表呈现每个结局的证据质量评价结果；PICO，患者群体（population）、干预措施（intervention）、对照措施（comparison）和结局指标（outcome）。

表 B 推荐意见分级标准

推荐级别	具体描述	表达数字
强推荐	明确显示干预措施利大于弊（推荐/应该），或弊大于利（不推荐/不应该）	1
弱推荐	利弊不确定或无论质量高低的证据均显示利弊相当（建议/可考虑）	2

综合考虑其他因素调整推荐意见：临床问题重要性、患者偏好和价值观、利弊平衡和疾病负担、卫生资源利用、公平性

表 C 临床问题汇总

临床问题	推荐意见
临床问题 1：如何实施评估以指导精神分裂症治疗方案制订？	精神分裂症初始诊断时建议进行全面多维度的定量综合评估，包括阳性症状、阴性症状、认知症状、情感症状、精神运动症状、自杀和攻击风险、社会功能（1C），并推荐对患者进行精神症状、自杀和攻击风险、社会功能等多维度的纵向评估（1C）
临床问题 2：精神分裂症急性期药物治疗的选择？	各种抗精神病药物（除氯氮平外）之间疗效差异证据不足，不良反应差异显著，抗精神病药物选择时重点考虑不良反应差异（1A）。首发精神分裂症患者倾向于推荐除氯氮平外的第二代抗精神病药物（1B）
临床问题 3：精神分裂症治疗换药的指征和时机？	更换抗精神病药物常见原因有疗效不佳、功能恢复不理想、不良反应难以耐受或患者偏好（1B）。疗效不佳时，应确认剂量充分且依从性良好，观察时间推荐 2~4 周（1B）
临床问题 4：精神分裂症急性期后的药物治疗方案和疗程？	精神分裂症急性期治疗后需要长期服用抗精神病药物维持治疗（1A）
临床问题 5：精神分裂症药物维持治疗的选择及剂量？	推荐使用急性期治疗有效的抗精神病药物维持治疗，并持续监测疗效及不良反应（1B）。多数抗精神病药物的维持治疗剂量不应低于最低目标剂量（1B）；对于首次发作和 1~2 次复发患者，建议根据药物的剂量 - 反应曲线选择相应剂量（如 0.9~1.1 DDD）维持治疗，而多次复发患者建议使用较高剂量（如 1.4~1.6 DDD）维持治疗（2C）。如果患者疗效欠佳或不能耐受当前药物治疗方案，可以换用其他抗精神病药物维持治疗（1B），推荐使用交叉重叠换药策略（1C）
临床问题 6：抗精神病药物长效针剂在精神分裂症维持治疗中的价值？	抗精神病药物长效针剂可以提高精神分裂症患者治疗依从性，降低复发率和再住院率，推荐用于精神分裂症的维持治疗（1A）。对于首发及病程早期患者，可以结合疗效及患者意愿使用长效针剂（2B）
临床问题 7：难治性精神分裂症患者的药物治疗方案？	一旦确诊难治性精神分裂症（TRS），在评估风险和获益后，建议尽早开始氯氮平治疗（1B）
临床问题 8：难治性精神分裂症患者的非药物治疗方法？	对于阳性症状突出或合并有畸张症或明显自杀风险的 TRS 患者可采用改良电休克治疗（MECT）（1B），维持期可以考虑 MECT 联合治疗（2C）

续表

临床问题	推荐意见
临床问题 9: 如何处理抗精神病药物引起的静坐不能?	添加 β 受体阻滞剂(如普萘洛尔)(2C);添加 5-HT$_{2A}$ 受体拮抗剂(如米安色林、米氮平或曲唑酮)(2C);添加苯二氮䓬类药物(如地西泮、劳拉西泮或氯硝西泮)(2D);添加维生素 B$_6$(2D)
临床问题 10: 如何处理抗精神病药物引起的类帕金森综合征?	对于使用抗精神病药物引起类帕金森综合征的患者,建议换用发生类帕金森综合征的风险较小的第二代抗精神病药物(SGAs)(2C)
临床问题 11: 如何处理抗精神病药物引起的迟发性运动障碍?	使用 VMAT-2 抑制剂(氘丁苯那嗪、缬苯那嗪)治疗(1B);换用氯氮平治疗(2C);添加维生素 B$_6$、银杏叶提取物或金刚烷胺治疗(2C);添加维生素 E 防止症状恶化(2C)
临床问题 12: 如何处理抗精神病药物引起的体重增加?	生活方式干预(如饮食控制、体育锻炼和健康教育等)(1B);使用二甲双胍治疗(1B);使用托吡酯治疗(2C);使用 GLP-1 受体激动剂治疗(2C)
临床问题 13: 如何处理抗精神病药物引起的血脂异常?	生活方式干预(1B);使用二甲双胍治疗(1B);使用托吡酯治疗(1B);使用 GLP-1 受体激动剂治疗(2C);使用他汀类药物治疗(2C)
临床问题 14: 如何处理抗精神病药物引起的糖耐量异常?	生活方式干预,尤其是饮食干预和运动(1B);换用对引起糖耐量异常风险小的抗精神病药物(1B);使用二甲双胍治疗(2C);使用 GLP-1 受体激动剂治疗(2C);使用噻唑烷二酮类降糖药治疗(2C)
临床问题 15: 如何处理抗精神病药物引起的高催乳素血症?	加用阿立哌唑(1B);建议换用另一种抗精神病药物(如阿立哌唑等)(2C);加用多巴胺受体激动剂(2C);加用大剂量维生素 B$_6$ 治疗(2C)
临床问题 16: 精神分裂症的心理治疗利与弊?	精神分裂症患者在药物治疗基础上推荐进行精神病认知行为治疗(CBTp)(1B)
临床问题 17: 妊娠期哪些抗精神病药物可以使用?	对于症状控制不佳的孕妇,推荐使用最小剂量的第二代抗精神病药物维持治疗(2B)
临床问题 18: 精神病临床高危综合征人群的管理?	临床上,需要及时准确识别精神病临床高危综合征,密切临床随访 2 年以上,及时识别精神病转化。针对预防精神病临床高危综合征的精神病转化,可以试用认知行为治疗,不建议长期使用抗精神病药物(1B)

临床问题	推荐意见
临床问题 19：如何实施精神分裂症的医院内康复？	推荐自我管理技能和以复元为中心的干预措施改善社会功能（1B）。推荐心理教育减少精神分裂症复发（1B）。推荐社交技能训练改善精神分裂症患者的阴性症状（1B）。推荐认知矫正治疗改善精神分裂症患者的认知功能（1B）。推荐认知行为治疗（CBT）用于改善阳性及阴性症状，减少复发、改善社会功能（1B）
临床问题 20：如何实施精神分裂症的社区康复？	建议需要住院治疗的可能性较高而希望缩短住院时间的成年精神分裂症患者接受强化个案管理或主动式社区治疗（2C）。建议成年精神分裂症患者接受由同伴提供的自我管理干预（2C）。建议希望寻找或重返工作岗位的精神分裂症患者接受支持性就业计划（2C）。
临床问题 21：如何实施精神分裂症的家庭干预？	推荐所有与家属长期接触的成年精神分裂症患者及其家属接受家庭干预，尤其是家庭心理健康教育，且单个疗程的治疗次数不宜超过 16 次（1B）。推荐在自愿接受家庭干预的青少年精神分裂症患者中开展家庭干预（2C）

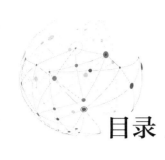

目录

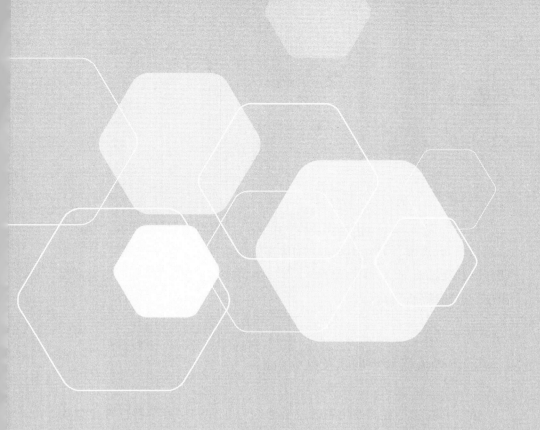

第一章

总　论

1
第一章

总 论

精神分裂症（schizophrenia）是一组常见且病因未明的严重精神障碍，表现为感知、思维、情感、认知和行为等多方面精神活动的显著异常，并导致明显的社会功能损害，多起病于青壮年，病程迁延，反复发作，部分患者最终出现衰退和精神残疾。

一、国内外流行病学现状及疾病负担

精神分裂症年龄标准化患病率全球约为 0.28%，男性年龄标准化患病率稍高于女性，分别为 0.30% 和 0.27%。我国进行了三次全国性精神障碍流行病学调查。1982 年在 12 个地区进行的调查显示精神分裂症的终生患病率为 5.69‰，1994 年 7 个地区的调查显示为 6.55‰，2012—2015 年中国精神卫生调查（CMHS）结果显示我国精神分裂症的加权终生患病率为 5.88‰，30 天患病率为 5.59‰。

约 90% 的精神分裂症患者起病于 15~55 岁，以青壮年居多，男性发病年龄通常早于女性，男性的发病高峰出现在 20~25 岁，女性在 25~35 岁，且女性在 45~50 岁（绝经年龄前后）也可能出现第二个较小的发病高峰。国外的一项系统综述结果显示男性的发病率高于女性，是女性的 1.4 倍。我国精神分裂症患者人群以 18~34 岁青壮年为主，男女患病率未发现明显差异。一项全球精神障碍调查研究显示，城市居民的精神分裂症发病率高于城乡接合地区，但总体患病率并没有明显差异，按地区经济水平划分后，发达地区患病率显著高于不发达地区。CMHS 调查结果显示，我国农村地区精神分裂症患病率显著高于城市地区（农村为 1.1%，城市为 0.1%）。

精神分裂症患者预后较差，预期寿命比一般人群低 15~20 年。全球范围内,男性精神障碍的伤残调整生命年(disability adjusted life year, DALYs)为 1 426.5 年 /10 万,女性为 1 703.3 年 /10 万,其中精神分裂症在精神障碍 DALYs 中所占比位列第三(12.2%),仅次于抑郁障碍(37.3%)和焦虑障碍(22.9%)。根据我国疾病监测点(DSPs)的死亡监测纵向观察数据,2009—2019 年我国精神分裂症年龄标准化死亡率平均为 0.33,显著高于其他精神障碍。近期一项 meta 分析表明,精神分裂症的全因死亡率是一般人群的 2~3 倍,首发精神分裂症患者的死亡率甚至是一般人群的 7 倍。其中,自杀是精神分裂症患者最大的死亡风险因素,为一般人群的 9 倍。此外,中毒、肺炎、感染以及内分泌、呼吸和心脑血管系统疾病也是精神分裂症患者常见的死亡原因,这些并发症所致死亡在精神分裂症患者死因中占 84.2%。

精神分裂症给家庭和社会带来了沉重的经济负担。在大多数国家的医疗开支中住院费占比最高,这可能与精神分裂症较高的复发率有关。一项来自欧洲的多中心真实世界数据显示,随访期间有 71.7% 的精神分裂症患者因治疗失败而复发,43.7% 的患者经历了再入院治疗。我国报道的精神分裂症 2 年复发率约为 26.2%~45.3%,经历 1 次以上和 2 次以上住院的患者达到 60.8% 和 61.3%,主要的支出是非药物治疗费用。此外,精神分裂症患者大多起病于青壮年,造成了较大的社会生产力损失。我国精神分裂症疾病负担沉重,约占我国卫生总费用的 0.35%,其中住院费用也是总医疗开支的主要部分。我国两项地区性研究显示,相比一般人群,精神分裂症患者的直接医疗费用平均增加了约 3 倍,15~49 岁年龄段的间接经济损失达 39.77 亿元(2016 年),占全部间接经济负担的 85.51%。

二、国内精神分裂症管理现状

精神分裂症是我国重点防治的精神障碍,我国政府对精神卫生工作的重视不断加强。1958 年在南京召开了"第一次全国精神卫生工作会议",并制定了 1958—1962 年精神卫生工作 5 年计划,提出"积极防治,就地管理,重点收容,开放治疗"的精神卫生工作指导原则。部分地区先后开始探索城乡社区精神卫生服务,由省市、区县级和街乡各级的医务人员联合起来,为患者提供就近或上门服务；设立家庭病床，制订个体化治疗和康复计划；建立日间康复站、福利工厂或工疗组；以街道/乡镇办事处为核心建立患者看护小组等。

2004 年底，以精神分裂症为代表的严重精神障碍管理治疗项目（简称"686 项目"）被正式纳入中央转移支付地方公共卫生项目，开始在试点区县开展主动发现患者、随访管理、免费服药等工作。2009 年，严重精神障碍管理被纳入国家基本公共卫生服务项目，开始在全国范围内依托基层医疗卫生机构开展患者社区随访管理服务。至 2020 年底，全国范围内已为 643 万严重精神障碍患者登记建档，建档患者中精神分裂症为 458 万人，占 71.28%。社区层面的多部门综合管理服务也取得了显著效果，截至 2020 年底，全国建档严重精神障碍患者规范管理率为 89%、规律服药率为 68.84%、病情稳定率为 96.4%，均较 2014 年有明显升高。

规律药物治疗对精神分裂症患者病情稳定和预后至关重要。在国家的要求和鼓励下，很多地区出台了改善治疗率的相关政策，包括提高医保报销比例或标准、取消报销起付线、封顶线参照大病待遇、将严重精神障碍纳入门诊特病/慢病、整合不同部门/组织（卫生、民政、残联、慈善等）的救治救助资源、实施免费服药项目、针对服药依从性不良的患者实施长效针剂项目等。研究显示，全国建档精神分裂症患者的规律服药率从 2017 年的 32% 增长到了 2020 年的 70%；同时，每年新建档患者的未治期亦逐年缩短，其中精神分裂症未治期从 2014 年的 4.34 年缩短到 2020 年的 2.69 年。

精神分裂症的早期、综合与全程治疗和康复模式，是指为精神分裂症患者提供一个连续、全面的医疗服务，服务场所包括医院和社区，服务对象包括患者和患者家属，治疗方法包括药物治疗和指导社会功能及认知功能的康复，最终目的是让患者更好地回归社会，这种全程治疗与康复的理念逐步得到了精神医学界的共识。基于社区的康复服务旨在帮助患者在真实环境中进行日常生活技能、社会交往技能等各方面的功能锻炼，提升患者社会适应性和应对能力，但相较发病建档、随访管理和服药治疗这几个方面的工作，社区康复服务目前较为薄弱，在我国绝大多数地区，社区康复存在服务机构、人员和技术严重不足的状况，甚至有的地区仍为空白。

总体上，我国严重精神障碍管理治疗工作取得了长足的进展，但仍然存在薄弱环节和亟待解决的困难。各地应进行政策整合或突破,开展精细化管理服务;从各个环节提高医疗救治和生活救助保障;加强科普宣传,提升民众精神卫生意识和心理健康素养,创造不歧视患者的环境;加强对家属的教育指导,落实有效监护;加大社区康复建设和服务力度,促进患者回归社会;加强对口帮扶和技术指导,将病情不稳定和有暴力风险史、服药依从性差的患者作为重点对象,增加随访频次,分析病情波动原因,针对性采取干预措施,降低肇事肇祸风险。

三、精神分裂症的危险因素

(一)遗传因素

遗传因素在精神分裂症发病中起重要作用。双生子寄养子研究提示精神分裂症先证者的同卵双生同胞的终生同病一致率高达41%~65%,遗传度高达80%。近年来,全基因组关联分析(GWAS)通过扩大样本已发现287个与精神分裂症相关的独立常见变异,精细定位分析将这些信号精确定位到120个基因。此外,精神分裂症的发病还与单个碱基的变异(SNV)、小片段的插入或缺少(InDel)、新发突变(DNV)和DNA片段缺失或重复的拷贝数变异(CNV)等相关。

表观遗传机制在精神分裂症的复杂病理生理学中扮演了重要角色,介导由非特异性遗传与环境风险因素引发的、特定大脑区域中特定细胞群的分子病理学改变。目前研究发现部分基因特异性甲基化和全基因组DNA差异甲基化水平、端粒缩短、组蛋白修饰和非编码RNA参与了精神分裂症的发生。除了对染色质进行共价修饰外,表观遗传学还通过修饰染色体的大规模三维构象来调节基因功能,通过调控形成的染色质环,二维DNA序列中原本相距遥远的遗传位点可在空间上相互靠近,这促使非编码区精神分裂症风险位点与基因之间发生相互作用。

(二)环境因素

除遗传因素之外,环境因素在精神分裂症的发生中也发挥了重要作用。研究证实,妊娠期、围产期、儿童期、青少年期及成年早期不良环境因素的暴露均会增加精神分裂症发病风险。环境因素主要分为生物学因素和社会心理因素，均有不同等级证据支持，详见表 1-0-1。

表 1-0-1 与精神分裂症发病风险相关的主要环境因素

类别 / 时期	具体因素	证据等级
生物学因素		
妊娠期	妊娠期感染	+++
	营养不良	+++
	重金属中毒	++
围产期	缺铁	+++
	早产	++
	出生体重低于 2 500g	+++
	冬季出生	+++
	产科并发症（紧急剖宫产术、缺氧、宫缩乏力、产后出血、子痫等）	+++
儿童期	儿童期颅脑创伤	+++
	儿童期中枢神经系统感染	+++
	发病前智力低	+++
青少年期和成年早期	大麻等精神活性物质使用	+++
社会心理因素	城市化水平低	+++
	经济状况差	+++
	移民	+++
	童年期创伤，包括遭受情感虐待、情感忽视、躯体虐待、躯体忽视、性虐待和霸凌等	+++
	母婴分离	
	发病前应激性事件	++

注："+" 表示部分关联 / 单一报告的证据；"++" 表示中度重复关联证据 / 多个报告；"+++" 表示有强有力的关联证据 / 多次重复或高质量的 meta 分析。

四、精神分裂症的发病机制

（一）神经发育假说

该假说认为精神分裂症的发生与大脑在发育过程中的异常有关。这种异常可能是在胎儿期或出生后早期，遗传或环境因素（如母体感染、营养不良和缺氧等）导致的神经元发育异常（如神经元的迁移异常、突触的修剪异常）、突触连接异常或大脑回路的结构性改变。这些发育异常可能在青春期或成年早期，因应激或其他触发因素导致精神分裂症发病。

（二）神经递质假说

神经递质在调节和维持正常神经活动方面起着重要作用，精神分裂症神经生化的研究主要围绕多种神经递质假说，如多巴胺、谷氨酸和5-羟色胺系统等。目前多数抗精神病药物的治疗基础主要基于中枢神经递质浓度或受体功能相关，但由于目前尚无法在体内准确探测各神经递质受体和突触水平，各种神经递质系统在精神分裂症发生发展和治疗中的作用仍未阐明，因此针对神经递质系统联合其他假说开发新疗法具有极大的潜力。表1-0-2对精神分裂症病因学中的主要神经递质假说进行了总结。

表 1-0-2　精神分裂症病因学中主要神经递质假说的内容概况

神经递质系统	主要观点	支持证据	不支持证据
多巴胺	• 阳性症状与中脑边缘系统多巴胺过度活跃（D_2受体亢进）相关； • 前额叶皮质的多巴胺能低下可能是动机和奖励相关过程减弱的原因，从而导致阴性症状	• 第一代抗精神病药物（如氟哌啶醇）通过拮抗 D_2 受体改善阳性症状； • 苯丙胺（促多巴胺释放）可诱发类精神病症状； • 尸检研究显示患者纹状体 D_2 受体密度增高	• 约30% 患者对多巴胺拮抗剂疗效不佳； • 许多拮抗 D_2 受体的抗精神病药物对精神分裂症的阴性症状和认知缺陷无效； • 多巴胺假说无法解释谷氨酸和GABA系统的交互作用

续表

神经递质系统	主要观点	支持证据	不支持证据
5- 羟色胺（5-HT）	• 5-HT$_{2A}$ 受体过度激活可能加剧多巴胺失调，与阴性症状和认知障碍相关	• 第二代抗精神病药物（如氯氮平）同时拮抗 5-HT$_{2A}$ 和 D$_2$ 受体； • 5-HT$_{2A}$ 激动剂［如麦角二乙胺（LSD）、裸盖菇素］可诱发幻觉； • 遗传学提示 5-HT 受体基因多态性与疾病风险相关	• 单用选择性 5- 羟色胺再摄取抑制剂（SSRIs）对精神病症状无效； • 部分患者 5-HT 代谢物水平无显著异常
谷氨酸	• N- 甲基 -D- 天冬氨酸（NMDA）受体功能低下导致谷氨酸能信号减弱，引发多巴胺失调和认知症状	• NMDA 受体拮抗剂［如苯环己哌啶（PCP）、氯胺酮］可模拟精神分裂症症状； • 抗 NMDA 受体自身抗体诱导的精神病症状与精神分裂症相似； • 患者前额叶谷氨酸水平降低，尸检研究显示 NMDA 受体亚基表达异常； • 谷氨酸增强剂（如甘氨酸）在部分临床试验中改善阴性症状	• 谷氨酸调节剂整体疗效有限且结果不一致； • 未发现谷氨酸系统基因（如 GRM3）的强致病突变。
γ- 氨基丁酸（GABA）	• GABA 能中间神经元功能缺陷导致皮质抑制不足，引发神经网络失调。	• 尸检研究显示前额叶 GABA 能神经元［如表达小清蛋白（PV）的中间神经元］减少； • 动物模型中 GABA 缺陷可诱发认知及社会行为异常	• 直接增强 GABA 的药物（如苯二氮䓬类）对核心症状效果微弱； • GABA 系统异常是否独立于多巴胺 / 谷氨酸尚不明确

神经递质系统	主要观点	支持证据	不支持证据
乙酰胆碱	• 烟碱受体(α_7-nAChR)功能低下与认知缺陷相关; • 精神分裂症患者可能存在毒蕈碱受体缺陷	• 患者吸烟率高(可能为自我治疗),α_7受体激动剂在试验中部分有效; • 毒蕈碱受体激动剂(如咕诺美林)有抗精神病效应	• 胆碱酯酶抑制剂对精神分裂症疗效有限
去甲肾上腺素(NE)	• NE过度活跃可能与阳性症状和应激反应相关	• 部分患者NE代谢物水平升高,β受体阻滞剂可减轻焦虑	NE靶向药物未显示核心疗效

（三）神经炎症和免疫学假说

有证据表明,精神分裂症可能与神经炎症和免疫系统的异常有关。精神分裂症患者脑内的炎症标志物升高,表明免疫系统可能在疾病的发病中起作用。母亲在妊娠期间的感染或自身免疫反应可能通过影响胎儿的神经发育,增加后代患精神分裂症的风险。一些研究发现,精神分裂症患者体内存在低度慢性炎症反应,炎症可能影响神经元的功能和大脑的整体神经网络。

（四）脑结构和功能异常

精神分裂症患者的脑影像学研究发现,某些大脑区域尤其是涉及认知、情感和行为调节的脑区(如前额叶皮质、颞叶、海马)的体积缩小(灰质减少),白质纤维连接异常。此外,功能磁共振成像(fMRI)和其他神经影像学研究表明,精神分裂症患者的大脑不同区域之间的功能连接性异常,尤其是涉及前额叶皮质与其他脑区之间的连接。

（五）基因与环境的相互作用

虽然精神分裂症的遗传度高,但并不存在单一的致病基因。相反,精神分裂症可能是由多个易感基因(包括与神经发育、突触功能和神经递质代谢相关的基因)与不利环境因素(如应激、某些药物使用、社会孤立)共同作用的结果。基因和环境的相互作用可能在大脑发育的关键时期改变神经发育过程，从而增加患病风险。

（六）认知和行为机制

精神分裂症患者常常表现出认知损害，如注意力、记忆力和执行功能的下降。这些认知缺陷可能与大脑特定区域（如前额叶皮质）的功能障碍有关。此外，精神分裂症的阳性症状，如妄想和幻觉，可能与患者对环境信息的处理方式异常有关。

（七）应激 - 脆弱性模型

该模型认为，精神分裂症的发病是由于个体的生物学脆弱性（如遗传易感性）在应激条件下被触发。这种脆弱性可能来源于基因、神经发育异常或早期生活经历。当个体面临较大的心理或社会应激时，这种脆弱性可能导致精神分裂症的发病。

精神分裂症的发病机制见图 1-0-1。

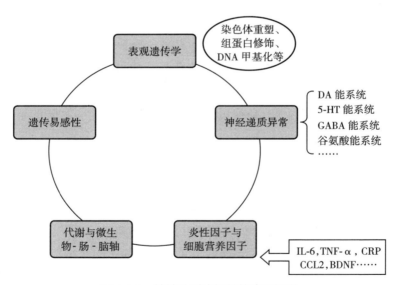

图 1-0-1　精神分裂症相关的病因假说

DA，多巴胺；5-HT，5- 羟色胺；GABA，γ- 氨基丁酸；IL-6，白细胞介素 -6；TNF-α，肿瘤坏死因子 α；CRP，C 反应蛋白；CCL2，CC 趋化因子配体 2；BDNF，脑源性神经营养因子。

（王强　马宁　郭文斌）

·◦ 参考文献 ◦·

1. HUANG Y, WANG Y, WANG H, et al. Prevalence of mental disorders in China: a cross-sectional epidemiological study [J]. Lancet Psychiatry, 2019, 6 (3): 211-224.

2. KAHN R S, SOMMER I E, MURRAY R M, et al. Schizophrenia [J]. Nat Rev Dis Primer, 2015, 1: 15067.

3. McGRATH J, SAHA S, WELHAM J, et al. A systematic review of the incidence of schizophrenia: the distribution of rates and the influence of sex, urbanicity, migrant status and methodology [J]. BMC Med, 2004, 2: 13.

4. SAHA S, CHANT D, WELHAM J, et al. A systematic review of the prevalence of schizophrenia [J]. PLoS Med, 2005, 2 (5): e141.

5. GBD 2019 Mental Disorders Collaborators. Global, regional, and national burden of 12 mental disorders in 204 countries and territories, 1990-2019: a systematic analysis for the Global Burden of Disease Study 2019 [J]. Lancet Psychiatry, 2022, 9 (2): 137-150.

6. WU J, WANG Y, WANG L, et al. Trends and burden in mental disorder death in China from 2009 to 2019: a nationwide longitudinal study [J]. Front Psychiatry, 2023, 14: 1169502.

7. BROWN S. Excess mortality of schizophrenia. A meta-analysis [J]. Br J Psychiatry, 1997, 171: 502-508.

8. 黄兢, 唐慧, 伍海姗, 等. 精神分裂症疾病负担及药物治疗现状困境 [J]. 中国药物经济学, 2022, 17 (11): 16-21, 26.

9. TIIHONEN J, MITTENDORFER-RUTZ E, MAJAK M, et al. Real-world effectiveness of antipsychotic treatments in a nationwide cohort of 29 823 patients with schizophrenia [J]. JAMA Psychiatry, 2017, 74 (7): 686-693.

10. 赵文婧, 巨倩倩, 党景霞, 等. 精神分裂症经济负担的研究现状 [J]. 临床医学进展, 2024, 14 (5): 1849-1858.

11. 唐娴, 秦明芳, 杨永芳, 等. 云南省 2016 年精神分裂症疾病负担研究 [J]. 临床精神医学杂志, 2018, 28 (3): 162-164.

12. ZHONG Q, TAN Y, CHEN W, et al. Disease burden of schizophrenia patients visiting a Chinese regional mental health centre [J]. J Comp Eff Res, 2020, 9 (7): 469-481.

第二章

临床表现、评估、诊断及鉴别诊断

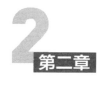

第二章

临床表现、评估、诊断及鉴别诊断

| 第一节　临床表现 |

精神分裂症起病多较隐袭,临床表现错综复杂。

一、常见临床表现

1. 思维障碍　精神分裂症的众多症状中,思维障碍是最主要的症状,往往因此导致患者认知、情感、意志和行为等精神活动的不协调与脱离现实,即所谓"精神分裂"。

（1）思维形式障碍:主要包括思维联想过程缺乏连贯性和逻辑性,这是精神分裂症最具有特征性的症状。具体包括思维松弛甚至思维破裂、病理性象征性思维、逻辑倒错性思维、诡辩症、内向性思维、矛盾思维、思维中断、思维被夺、思维云集或强制性思维、思维插入、思维贫乏,等等。

（2）思维内容障碍:主要是指妄想。最多见的妄想是被害妄想与关系妄想。妄想有时表现为被动体验,这往往是精神分裂症的典型症状。被动体验常常会与被害妄想联系起来,或描述为影响妄想（被控制感）、被洞悉感。其他多见的妄想还有嫉妒或钟情妄想、非血统妄想、特殊意义妄想,等等。

2. 感知觉障碍　精神分裂症最突出的感知觉障碍是幻觉,以言语性幻听最为常见。精神分裂症的幻听内容是多样的,如争论性的、评论性的,或命令性的。幻听有时以思维鸣响的方式表现出来。患者行为常受幻听支配或对其产生情感反应。精神分裂症患者的幻觉体验可以是真性幻觉也可以是假性幻觉。

3. 情感障碍 在精神分裂症中发生率极高,主要表现为情感淡漠及不协调。情感淡漠并不仅仅以表情呆板、缺乏变化为表现,患者同时还有自发动作减少、缺乏肢体语言。患者的情感反应可表现为与内在思维或外界环境的不协调。有的患者在谈及自己不幸遭遇或妄想内容时,缺乏应有的情感体验,或表现出不恰当的情感。少数患者出现情感倒错、矛盾情感等。部分患者表现为易激惹。

4. 意志与行为障碍 精神分裂症常见意志减退和缺乏。患者的活动减少,缺乏主动性,行为变得孤僻、被动、退缩,或表现为忽视个人卫生料理。有的患者表现出意向倒错,有时可出现愚蠢、幼稚的作态行为,或突然的、无目的冲动行为,甚至感到行为不受自己意愿支配。有的患者表现为紧张综合征:因全身肌张力增高,包括紧张性木僵和紧张性兴奋两种状态,两者可交替出现,是精神分裂症紧张型的典型表现。

二、其他症状

1. 自知力障碍 精神分裂症患者往往自知力不完整或缺失。自知力缺乏是影响治疗依从性的重要原因。

2. 人格缺陷 约1/4患者在发病前就具有特殊的性格基础,表现为孤僻、懒散、不善与人交往、好幻想、喜欢钻牛角尖等。病前适应不良与发病早、阴性症状、认知缺陷、社会功能不良、预后差等有关。但很多患者的病前性格与一般人并无明显差别,而在发病后出现人格改变。

3. 强迫症状 有相当一部分精神分裂症患者有强迫症状,或在治疗过程中出现强迫症状,有些可能与抗精神病药物的使用有关。伴有强迫症状的精神分裂症患者往往预后较差。精神分裂症患者往往对强迫症状缺少反强迫意识。

4. 生理症状 部分精神分裂症患者可出现睡眠紊乱、性功能障碍或其他身体功能障碍。睡眠紊乱较常见,表现形式多样。

三、病程演变

多数患者表现为间断发作或持续病程两类。反复发作或不断恶化者可出现人格改变、社会功能下降，临床上呈现为不同程度的残疾状态。病情的不断加重最终可导致患者丧失社会功能，需要长期住院或反复入院治疗。

在首次发作的精神分裂症患者中，10%~15% 能够达到康复，10%~15% 表现出严重且持续的疾病形式。在首次发作的精神分裂症患者中，高达 90% 的患者至少有 1 个阴性症状，而 35%~70% 的患者在治疗后仍然有持续的、显著的阴性症状。

精神分裂症的慢性病程可以导致患者逐步脱离正常生活的轨道，个人生活陷入痛苦和混乱。在慢性精神分裂症患者中，停药、突然减量的患者和病程较短的患者复发风险最高。大多数复发发生在抗精神病药物减量后的前半年。

影响预后的有利因素：女性，受教育程度高，已婚，起病年龄较晚，急性或亚急性起病，以阳性症状为主，发病前性格开朗，人际关系好，病前社会功能好，家庭社会支持系统良好，治疗及时、系统，依从性高等。

（王惠玲）

第二节　病史采集、精神检查、躯体检查和辅助检查

一、病史采集

精神分裂症患者由于缺乏自知力或对病情认知不够，病史叙述不当和不全；或因为认知损害和情绪紧张不安而遗忘重要事件，或少语、不语、言语

紊乱等不能配合医务人员了解病情,从而影响对患者病情全面真实的采集。因此在采集病史时,为确保病史准确、全面、客观,往往需要知情人补充病史。知情人包括但不限于与患者共同生活的家属,如父母、配偶、子女,共同学习工作的同事、同学、朋友,邻居或社区工作人员,曾经诊疗过的医护人员等。

病史采集的内容,包括患者的基本信息、主诉、现病史、既往史、个人史、婚育史和家族史。对于疑似为精神分裂症的患者,病史采集中应注意:①尽量全面关注患者的症状,包括阳性症状、阴性症状、认知症状、情感症状及社会功能等。②若患者有相应的病历资料,应详细阅读以了解其既往病情。③从患者及知情者等多方面充分收集病史,向知情者采集病史前,尽量取得患者同意;若患者与知情者的回答有所矛盾,应分别询问。④病史采集中重视对患者的观察信息,如仪容仪表、步态、动作、表情、体态和精神状态等,形成对患者的初步判断,寻找诊断线索,避免先入为主而影响临床判断。⑤建立良好的医患关系,提高患者的依从性和家属的信任。⑥对于不合作患者,注意沟通技巧,保证病史的完整与准确。

病史采集的流程见图 2-2-1。

二、精神检查

(一)一般原则

1. 对疑似精神分裂症患者的精神状况检查可以与对患者的病史采集同时进行,注意沟通技巧,语言简洁,耐心倾听,尊重患者,理解其感受,建立信任。

2. 以患者为中心,根据患者的具体情况调整检查和问询方式,并考虑文化背景、受教育水平、语言习惯等。不争辩、不轻易打断、不对患者进行法律和道德评判,尤其对于有冲动攻击行为的患者。

3. 检查中除了语言信息外,应注意患者的非语言信息,如意识状态、衣着、姿势、表情、动作、语言及思维形式、情绪和异常行为等。

4. 鉴于精神分裂症症状的复杂性,精神检查可能需要通过多次访谈和了解才能完成。

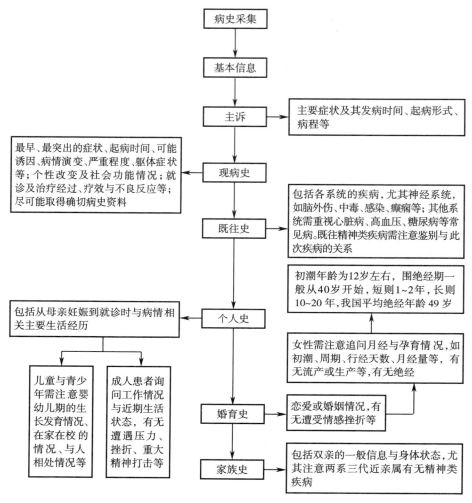

图 2-2-1　病史采集的流程

（二）精神检查的方法

精神检查主要包括定式检查、半定式检查和不定式检查，其中定式和半定式是研究中常用的精神检查方式。

1. 定式精神检查　又称标准化精神状况检查，规定了检查或量表的具体内容，以及明确的检查顺序，甚至对提问用语也有严格的规定。例如，简明国际神经精神障碍交谈检查表（Mini International Neuropsychiatric Interview, MINI）、复合性国际诊断用交谈检查表（Composite International

Diagnostic Interview, CIDI）以及 DSM-Ⅳ轴Ⅰ临床定式检查（Structured Clinical Interview for DSM-Ⅵ Axis Ⅰ, SCID-Ⅰ）。

2. 半定式精神检查　目前这类检查使用较多的有情感障碍和精神分裂症检查提纲（Schedule for Affective Disorder and Schizophrenia, SADS）以及神经精神病学临床评定量表（Schedules for Clinical Assessment in Neuropsychiatry, SCAN）。

3. 不定式精神检查　为临床上常用的精神状况检查方式，以精神活动主要内容为提纲，围绕被检查者的主诉和病史发展变化，而展开的没有固定程序和具体内容要求的观察和晤谈检查。

（三）精神检查提纲

1. 合作患者的检查提纲

（1）一般表现：意识状态、接触情况、仪态及外表、日常生活情况、意志行为等。

（2）情绪状态：从外在表现和内心体验两方面评估，观察患者的表情、姿态、声调、行为等外在表现，了解其内心体验，重点评估精神活动中居于优势地位的情感反应的性质、强度、稳定性、协调性及持续时间。

（3）思维过程：主要关注患者的思维联想、思维逻辑及思维内容有无异常。思维形式方面，注意患者的言语速度和言语量、言语流畅性和连贯性、是否切题、有无思维松弛和破裂等；交谈时的言语反应速度，有无迟缓或黏滞等。思维内容方面，注意妄想的种类、性质、强度、持续时间、频度，以及对情绪、行为和社会功能的影响、与其他精神症状的关系、自知力等。思维逻辑方面，注意病理性象征思维、语词新作、诡辩症、其他病理性逻辑推理障碍等。

（4）感知觉：有无感觉障碍，知觉障碍及感知综合障碍。幻听是精神分裂症的常见症状之一，应评估其内容、性质、来源、频率与持续时间、对患者情绪、行为的影响等。

（5）认知功能：精神分裂症患者80%以上存在认知功能障碍，在处理速度、注意力、记忆力、执行功能、抽象概括能力等方面有不同程度损害，但患者之间个体变异大，不同程度影响治疗依从性、社会功能恢复及预后。

（6）自知力：需判断患者自知力的完整性及对治疗的态度。可以从患者精神状况是否存在异常、是否需要治疗等方面进行询问。

（7）自伤、自杀、攻击风险评估：结合患者既往病史、既往和近期风险行为、当前幻觉、妄想内容、愤怒、敌意等，了解和评估患者是否存在伤害自己和他人的风险，高风险患者及时治疗干预。

2. 不合作患者的检查提纲　对兴奋激越、木僵或敌对状态等不合作患者的检查常有困难，应密切观察病情变化。通过耐心细致的观察可以对患者的表情、情感反应和言语行为进行分析和判断。特别注意在不同时间和不同环境的变化。检查时具体应注意以下四方面。

（1）一般表现：①意识状态，从患者的自发言语、面部表情、接触反应、生活自理情况及行为等方面判断其是否存在意识障碍。②仪态及外表，观察患者面色、面部表情、体型、衣着打扮、体质情况，以及患者就诊方式如步行、被约束等。③接触情况，观察患者接触主动性、合作程度、对周围环境态度等。④日常生活，关注患者饮食、睡眠、二便自理状况以及对治疗的态度；女患者经期卫生情况等。

（2）言语表现：有无自发言语、模仿言语、持续言语等。对兴奋激越患者注意其言语的内容及连贯性、吐字是否清晰、语调高低、能否用手势或表情示意；对缄默不语的患者注意其有无用文字表达的能力，有无失语症等。

（3）面部表情与情感反应：注意患者面部表情变化，如有无欣快、呆板、忧愁、焦虑等；关注患者情感与环境的协调性，如接触工作人员及家属的情感反应差异，对问话的情感反应等；患者独处时，注意其睁闭眼情况，有无双目凝视、精神恍惚等。

（4）动作与行为：观察患者的活动量；有无本能活动亢进、怪异姿势等，如蜡样屈曲、刻板动作、重复动作、模仿动作；执行要求时的情况，如违拗、被动服从等；有无自伤、自杀、冲动、攻击行为。

三、躯体与辅助检查

精神分裂症患者诊疗过程中应进行一些必要的躯体和实验室检查，以便与躯体疾病所致的精神障碍相鉴别、评估精神症状严重程度及对其躯体健康的影响、监测治疗方案对躯体状况的影响等。检查应全面、仔细、认真，且在治疗过程中动态监测。首次发病或首次就诊的患者，应尤其注意躯体、实验室及物理检查以免误诊，有条件的医院可行药物筛查，排除精神活性物质所致精神障碍。

（一）躯体检查

1. 生命体征及一般情况　精神分裂症患者在患病或服药过程中需监测生命体征、代谢综合征等。

2. 神经系统检查　是与神经系统疾病鉴别的重要检查。抗精神病药物可能会出现锥体外系不良反应和感觉异常，脑炎会表现为意识和肌张力障碍，需要评估其特征及严重程度。

3. 躯体外伤或瘢痕　特别注意患者是否存在自伤自杀的痕迹。

4. 其他　例如，甲状腺肿大、水肿等。精神科医生应谨慎甄别躯体疾病所致精神障碍与精神分裂症，并防治药物不良反应。

（二）物理检查

1. 心电图　精神疾病患者可能病前即存在心血管异常，抗精神病药物可能导致心脏电生理异常，如心律失常、QT 间期延长等，应及时检查、识别处理。

2. 脑电图　可以辅助鉴别癫痫等神经系统疾病所致精神行为异常与精神分裂症。抗精神病药物可能引起脑电活动异常，甚至药源性癫痫，应定期监测以及时发现和处理。

3. CT/MRI 等脑影像学检查　尤其首发患者，影像学检查可排除脑器质性疾病（如脑出血、脑梗死等）。研究表明部分精神分裂症患者有脑室扩大、脑沟变宽、额叶变小等非特异性改变。

4. 事件相关电位检查　精神分裂症患者存在失匹配负波（mismatch negative, MMN）和 P300 潜伏期延迟、波幅降低，潜伏期延迟反映大脑对外部信息加工处理的速度减慢，波幅降低提示大脑认知资源减少、调动内部资源的能力减弱。P50，即听感觉门控电位，精神分裂症患者常存在缺陷，可能提示患者大脑适应性的抑制功能受损。

（三）实验室检查

包括血尿便常规、血生化、甲状腺功能、性激素水平、脑脊液和妊娠试验等，必要时行毒理学检查。

1. 血尿便常规、血生化　可以帮助医生了解患者的躯体状况，辅助鉴别诊断躯体疾病。尤其需要注意患者的血脂、血糖、电解质、白细胞计数，监测精神药物治疗中的安全性。

2. 甲状腺功能　鉴别诊断甲状腺功能亢进或甲状腺功能减退，这两种内分泌疾病都可能导致患者出现精神症状。精神症状、精神药物治疗也可能影响甲状腺功能。

3. 性激素水平　部分抗精神病药物可能导致血清催乳素升高，女性出现泌乳、闭经和性快感丧失，男性出现性欲下降、勃起困难和射精抑制等，治疗过程中应对性激素水平予以监测。

4. 脑脊液检查　如果患者出现神经系统症状或颅内压增高征象，应进行脑脊液常规、生化检验及相关抗体检查，甄别患者是否存在神经系统疾病。

5. 妊娠试验　对于育龄期女性，有必要询问月经史和生育史，必要时进行妊娠试验。部分抗精神病药物可能会导致女性闭经，因此甄别育龄期女性患者是否妊娠十分必要。

6. 毒理学检查　患者突发精神病性症状时，需要考虑是否与物质滥用和戒断反应有关，进行血液和尿液的毒理学检查有助于鉴别诊断。

7. 基因检测　如果既往病史或生长发育史、体检有指征，可进行相关染色体检查。

8. 药物浓度监测　治疗过程中，定期监测抗精神病药物的浓度可以指导临床药物治疗方案的调整。

（宋学勤）

第三节 精神分裂症的多维度评估

精神分裂症是有多种症状群的复杂疾病,在临床表现、临床结局、社会功能维度具有很强的异质性。随着国际诊断体系的变化,ICD-11 和 DSM-5 均抛弃了等级诊断原则和临床亚型的划分,更注重维度的评估。现有研究发现治疗精神分裂症患者的第二代抗精神病药物在不同维度上存在疗效差异。故进行多维度的评估对精神分裂症的诊断与鉴别诊断、治疗具有临床指导意义。

临床问题 1:如何实施评估以指导精神分裂症治疗方案制订?

推荐意见:精神分裂症初始诊断时建议进行全面多维度的定量综合评估,包括阳性症状、阴性症状、认知症状、情感症状、精神运动症状、自杀和攻击风险、社会功能(1C),并推荐对患者进行精神症状、自杀和攻击风险、社会功能等多维度的纵向评估(1C)。

一、六个维度症状学评估

目前精神分裂症暂无明确的生物学标志物,其诊断主要通过症状的识别。根据最新的国际疾病分类第十一次修订本(ICD-11)诊断体系,精神分裂症临床表现中包括阳性症状、阴性症状、抑郁症状、躁狂症状、精神运动症状和认知症状。

简明精神病评定量表(Brief Psychiatric Rating Scale,BPRS)、阳性和阴性精神症状评定量表(Positive and Negative Syndrome Scale,PANSS)、临床总体印象量表(Clinical Global Impression,CGI)能从整体上反映患者的精神病理面貌。BPRS 主要评估急性期症状;PANSS 量表评估较全面,但

由于其条目多、评分标准详细、专业要求高，影响其临床应用的便利性，不如 BPRS 方便；CGI 评定简单、方便，适用于任何精神疾病，同时包含疗效的评定，可与 BPRS 和 PANSS 减分率关联，但主观性强、缺乏细节。建议如需对病情进行总体及快速评估，优先 CGI；急性期阳性症状突出患者可选择 BPRS；如需对患者症状进行全面、纵向评估，可考虑 PANSS。临床研究中，这几个量表之间在一定程度上可比，可将其结合使用，以获得更全面、准确的结果。ICD-11 推荐维度评估，为此编制的 ICD-11 六维症状严重程度评估量表，综合考虑了简明和全面的因素，值得在临床推广使用。以下对 ICD-11 六维症状严重程度评估量表进行详细介绍，同时对精神分裂症各症状维度常用量表进行比较介绍。

ICD-11 六维症状严重程度评估量表有一个总体的评分原则，按 0~3 分进行四级评分（表 2-3-1）。通过评估获得的信息，有助于将患者的表现与其他专业人士沟通，有利于归纳病例特点、辅助诊断和选择治疗。

表 2-3-1 ICD-11 临床评定精神病症状严重程度评级的一般原则

严重程度	衡量要点
0 无症状	没有各个领域的症状
1 存在，但是轻微	出现该领域的一个或两个症状。日常功能不受这些症状的影响，或只受极小的影响。发生的症状没有导致显著的负面社会或个人后果。症状可能是间歇性的，其严重程度有波动，并有可能在某一段时间内症状消失
2 存在，中度	存在多个（例如，三个或四个）该领域中的症状，或一两个症状可能会表现出相当严重的程度。症状可能会造成日常功能的中度影响。症状造成负面的社会或个人后果，但这些都不严重。症状出现于大多数的时间
3 存在，严重	存在很多（例如，五个或更多）该领域的症状，或一小部分症状存在严重或普遍的影响程度（即激烈、频繁或恒定的）。症状导致每天功能持续受损，造成严重的负面社会或个人的后果
9 根据可用信息无法进行评级	

1. 阳性症状 包括持续性妄想、持续性幻觉（听幻觉最为常见）、思维形式障碍（如思维松弛、思维脱轨或思维不连贯）、严重行为障碍（行为怪异、无目的性及非目标导向性）以及被动体验。评估阳性症状的严重程度如表 2-3-2。

表 2-3-2 阳性症状严重程度评估标准

严重程度	评估标准
0 无症状	
1 存在，但轻微	示例症状（不是必需包括所有症状）： • 妄想：坚信（缺乏现实检验），但没有感到压力需要对此采取行动，妄想导致轻微痛苦 • 幻觉：幻觉是多次出现的，但相对较少，个人对其内容仅表达出极小的痛苦 • 被动体验和被控制感：自我体验有一些扭曲，例如，一个人的想法不是其自己的，但这些都相对不常见，只造成极小的痛苦 • 思维紊乱：有些迂回或偏离的思维过程，但多数情况下个体能够表达出其想要交流的内容 • 行为紊乱：偶尔发生无目的行为，行为没有目标导向性，只造成极小的功能损害
2 存在，中度	示例症状（不是必需包括所有症状）： • 妄想：其行为是明显受到妄想信念的影响，但这些行为上的反应并没有明显损害其功能（例如，一个被害妄想的人，他会警惕周围的环境，但仍会继续外出活动） • 幻觉：相对频繁，有时令人痛苦，但有时可以容忍，且个体不会持续地受其控制。幻觉内容可以促成行动，但个体只有一些不一致或偶尔的回应，这些行为不存在对本人或其他人造成伤害的危险 • 被动体验和被控制感：扭曲的自我体验相对频繁，并导致针对病理思维的防御行为（例如，迷信仪式），或明显的痛苦 • 思维紊乱：频繁的迂回或偏离的思维过程，影响个体的表达沟通能力 • 行为紊乱：频繁发生毫无目的的行为，没有目标指向性，导致一些功能障碍
3 存在，严重	示例症状（不是必需包括所有症状）： • 妄想：先占的妄想信念支配了个体的行动，显著的功能损害（例如，一个被害妄想的个体因为认为食物被下毒而拒绝吃大部分食物）

严重程度	评估标准
	• 幻觉：个体体验到明显的苦恼，或经历频繁的幻觉，或反复体验的幻觉促成潜在的有害行为，患者感到必须回应 • 被动体验和被控制感：扭曲的自我体验伴随着显著的痛苦，并显著影响个人的行为（例如，戴着一顶铝箔帽子，以防止思维被播散） • 思维紊乱：思维过程中的联想松散，严重到讲话几乎都不连贯 • 行为紊乱：无目标指向性的无目的行为，主导了个人行为，导致功能严重受损。

9 根据可用信息无法进行评级

幻觉与妄想是精神分裂症常见的精神病性症状，如有发现，需对其种类、性质、强度、持续时间、频率、背景、对社会功能的影响、与其他精神症状的关系以及对症状的认识和态度等进行全面评估。部分幻觉可有行为表现，若患者表现自言自语或对空谩骂、做捂耳朵状，均提示存在幻听的可能，需进一步深入检查。部分患者由于担心他人的反应而对其症状有所隐瞒，因此检查者询问此类症状前需建立良好的医患关系，保证沟通的有效性，有时需多次检查才能较为完整地引出。检查者通过交谈来评估被检查者言语的速度、语量、流畅程度、逻辑等，从而判断有无联想和逻辑障碍。言语所表达的内容则用于判断是否存在思维内容障碍。在判断思维是否异常时，如速度的快慢、内容的多少、内容是否怪异，检查者要明确这涉及三类标准（即检查者自己、被检查者和被检查相同背景人群的标准）。妄想是严重的精神症状，对诊断和治疗有重要的意义，要做好妄想的评估需注意询问时机，当患者主动透露出妄想的迹象，是进一步评估的好时机。评估是否存在妄想需把握：其一，存在和事实不符的错误信念，且异常牢固不被事实所动摇；其二，该信念总是涉及患者切身利害（即自我卷入）；其三，该信念不被和患者有相似文化、宗教背景的人所共有。检查者应该用一种中立不评价的态度，友好地就妄想内容进行沟通，鼓励患者尽可能分享内心的真实想法。

阳性症状评定量表（Scale for Assessment of Positive Symptoms，SAPS）可用于评估患者的阳性症状，包括幻觉、妄想、怪异行为和思维形式障碍，共包含 34 个单项,评定患者近 1 个月的表现,需采用标准的临床精神检查进行症状评估,多用于区分精神分裂症阳性 / 阴性症状为主型,同时用以评估阳性症状的严重程度及其变化。

2. 阴性症状　包括情感受限、情感迟钝 / 淡漠、言语贫乏、意志减退、社交及快感缺乏。抗精神病药物治疗所致的药物不良反应、抑郁发作或者环境刺激不足以及阳性症状亦可导致继发性阴性症状。评估阴性症状严重程度标准如表 2-3-3。

表 2-3-3　阴性症状严重程度评估标准

严重程度	评估标准
0 无症状	
1 存在,但轻微	示例症状(不是必需包括所有症状): • 情感体验和表达迟钝,有细微但能被觉察到的情感变化 • 主动性语言有限,但能对问题进行回答 • 对外界事物的兴趣很少,但能对每天日常基本活动产生动力或在督促下完成一些任务
2 存在,中度	示例症状(不是必需包括所有症状): • 情感表达平淡 • 自发的、有目的的语言极少,除表达紧急需求和欲望外,对问题有反应但多以简单短语作为回答 • 意志缺乏导致忽视个人卫生或必需活动,但在强烈督促下能完成这些事情
3 存在,严重	示例症状(不是必需包括所有症状): • 个体大部分时间给人感觉都是空洞的或像是机器人 • 一般不主动讲话,即使有紧急需求和欲望 • 即使有强烈的督促也难以让他开始行动,这可能会导致严重忽视自我照料,这一程度使其存在受到伤害的风险(例如,不经常服用维持生命需要的药物)
9 根据可用信息无法进行评级	

阴性症状通常在精神分裂症前驱期便出现,可在疾病过程中任何时间点发生,且在门诊接受抗精神病药物治疗的稳定期患者仍多数存在至少 1 项中度或更严重的阴性症状,故在病程中动态评估阴性症状对患者治疗选

择、预后均有重要意义。目前，相对一致认为阴性症状可分为体验缺陷（包括社交缺乏、快感缺失、动机缺乏）和表达缺陷（包括情感平淡和言语贫乏）两部分。评估中一方面需要注意观察患者表情、意志活动，另一方面要询问患者及知情者其行为状态；与此同时，还需要注意患者的一般表现。由于患者很少主诉阴性症状，故阴性症状的评估需要更细致的观察以及从家属及知情者处收集信息。

综合评定量表 PANSS 量表的阴性症状分量表可用于评估患者的阴性症状，且特定的阴性症状量表如传统的阴性症状评估量表（Scale for Assessment of Negative Symptoms，SANS）、16 条目阴性症状评估量表（Negative Symptom Assessment-16，NSA-16）以及新一代量表如阴性症状临床评估访谈（Clinical Assessment Interview for Negative Symptoms，CAINS）、简明阴性症状量表（Brief Negative Symptom Scale，BNSS）可特异性评估阴性症状并追踪其动态变化。目前，SANS 和 PANSS 使用最多，但无法评估患者内在体验，同时 SANS 仅在一个时间点测量且包含一些被认为与阴性症状维度关联不大的条目（如注意力缺陷）。新开发的量表 CAINS、BNSS 能补充上述不足，较全面评估各维度阴性症状，故推荐使用 CAINS 或 BNSS 评估阴性症状。

阴性症状是一个异质性维度，需要不同的治疗管理。对阴性症状进行分类的方法一定程度上能减少其异质性。在临床实践及研究中区分原发性与继发性阴性症状具有重要意义。原发性阴性症状被认为是精神分裂症潜在的病理生理基础；阳性症状、情感症状、药物不良反应、环境剥夺、物质滥用、其他治疗或疾病等相关因素均可能导致继发性阴性症状，其病因与处理和原发性阴性症状并不相同，故需在评估中注意鉴别原发性或继发性阴性症状。1988 年 Carpenter 及其同事提出缺陷综合征（deficit syndrome，DS）用以描述伴有原发性持续性阴性症状的患者，缺陷综合征评定量表（Schedule for the Deficit Syndrome，SDS）是评估 DS 的金标准，具有良好的灵敏度和特异度。2005 年，美国国家卫生研究院国家精神卫生研究所（NIMH）会议共识提出持续性阴性症状（Persistent Negative Symptoms，PNS），包含了对症状稳定性及严重程度的标准，要求阴性症状至少持续 6 个月，并且至少有 3 条目中度（PANSS 条目分 4 分或 BNSS 条目分 5 分）

的阴性症状或至少 2 条目中等严重（PANSS 条目分 5 分或 BNSS 条目分 4 分）的阴性症状，且限定阳性症状、抑郁和锥体外系不良反应的严重程度。

3. 抑郁症状　指个体表达的抑郁心境或表现为一种症状（如落泪、压力表现）。评估抑郁症状严重程度如表 2-3-4。

表 2-3-4　抑郁症状严重程度评估标准

严重程度	评估标准
0 无症状	
1 存在，但轻微	• 个体表现出显著的抑郁心境，但有间歇性的缓解期 • 抑郁症状对个人，社会或职业功能的有一定影响，但不是很大
2 存在，中度	• 抑郁心境持续存在，虽然它的强度可能会有所变化 • 当抑郁情绪更强烈时可能伴随自杀意念 • 抑郁症状会导致个人、社会或职业功能相当大的困难
3 存在，严重	• 抑郁心境的强度让人几乎无法承受。这一严重程度可能表现出强烈的自杀意念或自杀企图 • 抑郁症状严重影响个人、社会和职业功能，患者几乎功能全面瘫痪，即使有一点功能也是也极为有限
9 根据可用信息无法进行评级	

卡尔加里精神分裂症抑郁量表（Calgary Depression Scale for Schizophrenia, CDSS）由 Addington 等编制，主要用于评定精神分裂症伴发的抑郁症状，与汉密尔顿抑郁量表（Hamilton Depression Scale, HAMD）、贝克抑郁自评量表（Beck Depression Inventory, BDI）、BPRS、PANSS 等均有很好的相关性，且不受阴性症状及锥体外系症状的影响，能更好评估精神分裂症的抑郁症状。

4. 躁狂症状　指情绪高涨、欣快、易激惹或膨胀的心境状态，包括伴随着精力和活动增加的不同情绪状态间的快速变化（即情绪不稳）。其症状严重程度评估标准如表 2-3-5。

表 2-3-5　躁狂症状严重程度评估标准

严重程度	评估标准
0 无症状	
1 存在,但轻微	• 轻躁狂心境或易激惹轻度增高 • 轻躁狂症状未引起明显的个人、社会或职业功损害
2 存在,中度	• 心境、易激惹或主观能量水平明显增高 • 躁狂症状引起了个人、社会或职业功明显困难
3 存在,严重	• 心境或易激惹极端提高,导致患者出现冒险或危险或明显不端行为,这些行为已经严重到需要严密监控的程度
9 根据可用信息无法进行评级	

杨氏躁狂状态评定量表（Young Mania Rating Scale, YMRS）、32 条目轻躁狂检查清单（32-item Hypomania Checklist, HCL-32）和心境障碍问卷（Mood Disorder Questionnaire, MDQ）可特异性评估躁狂症状。其中 YMRS 评估已明确诊断双相患者的躁狂症状,HCL-32 评估轻躁狂症状,MDQ 对于双相 I 型障碍的筛查有一定价值,不用于诊断;PANSS 中部分条目亦可一定程度上反映躁狂症状程度。

抑郁症状与躁狂症状均属于患者的情感活动,需评估患者精神活动中占优势地位的情感反应的种类、性质、强度、背景、持续时间、对社会功能的影响以及情感活动的稳定性、协调性和感染力。情感活动可由个体的客观表现和主观体验两个部分来评估。客观表现从个体的表情、姿势、肢体语言、动作行为、对外界刺激的反应等方面显露出来。同时还需要通过交谈评估其主观体验。

5. 精神运动症状　包括精神运动性激越或过度运动活动、精神运动性迟缓以及畸张症。其症状严重程度评估标准如表 2-3-6。

表 2-3-6　精神运动症状严重程度评估标准

严重程度	评估标准
0 无症状	
1 存在,但轻微	• 大部分时间个体表现出高于正常水平的活动,但也有偶尔会表现出精神运动性兴奋或迟滞 • 精神运动症状没有明显干扰重要的个人、社会或职业功能

续表

严重程度	评估标准
2 存在，中度	• 明显的精神运动性激越或迟滞频繁发作，但精神运动性症状是不连续的 • 精神运动症状明显干扰重要的个人、社会或职业功能
3 存在，严重	• 严重且几乎持续的精神运动性激越或迟缓，包括完全的畸张症（如木僵、蜡样屈曲、僵住、强直） • 激越或迟滞严重到可能对本人或其他人造成潜在的伤害（例如，激越到严重的身体衰竭，木僵以至于无法进食）
9 根据可用信息无法进行评级	

　　评估患者的精神运动行为时需注意其种类、强度、出现时间、持续时间、频率、对社会功能的影响及与其他精神活动的协调程度等，需从其意志活动、动作行为、自杀自伤行为等多方面进行观察和记录。

　　6. 认知症状　指包括信息加工速度、注意力、定向力、判断、抽象思维、语言或视觉学习以及工作记忆在内的任意领域的认知障碍。认知症状严重程度评估标准如表 2-3-7。

表 2-3-7　认知症状严重程度评估标准

严重程度	评估标准
0 无症状	
1 存在，但轻微	• 个体存在认知上的小困难（例如，在访谈过程中难以回忆起一些事情，注意力可能不集中，时间定向有时不清，但对人或地点还不混淆） • 日常功能大部分没有受到损害
2 存在，中度	• 个体在认知上表现出明显的困难（例如，回忆一些既往个人简历信息受损或不一致的，不能完成一些与其教育程度和智力水平相当的基本操作，如简单的计算任务，在时间和地点的定向上显得紊乱，但人物定向完整，难以学习或记住新信息） • 日常功能因此而受损，但是只需要一部分外界协助
3 存在，严重	• 个体表现出突出的认知困难（语言记忆或其他与其教育程度和智力水平相当的认知任务严重受损，在访谈中将注意力集中和维持到访谈者的提问上有明显困难，很难制订计划来实现特定的目的，想不出解决问题的候选方法，定向力严重紊乱） • 这些问题严重干扰了日常功能，导致必须给予患者相当的外部协助
9 根据可用信息无法进行评级	

对精神分裂症的长期预后及功能恢复的随访研究发现,即使患者精神病性症状改善或消失,但认知功能损害仍持续存在,且与社会功能缺陷显著相关,故对患者认知功能进行客观评价对患者病情全面了解、治疗指导有重要意义。

精神分裂症患者的认知症状可分为主观和客观两部分。现有研究表明主观和客观认知关联不强,可能是不同的结构,具有潜在不同的治疗意义。主观认知下降指认知功能的主观体验变差,使用主观检测工具是评估患者对其认知受损意识的方法,如精神分裂症认知调查主观量表（Subjective Scale to Investigate Cognition in Schizophrenia, SSTICS）、主观认知受损问卷（Subjective Cognitive Impairment Scale, SCIS）、认知自评检测（Measure of Insight into Cognition Self-report, MIC-SR）、前瞻性和回顾性记忆问卷（Prospective and Retrospective Memory Questionnaire, PRMQ）、认知损害问卷（Cognitive Failures Questionnaire, CFQ）等,但许多患者可能受其他症状及自知力的影响,一定程度上也是自知力的部分体现。

客观认知包括神经认知和社会认知。现有研究提示精神分裂症患者存在广泛的神经认知（包括加工速度、注意力、工作记忆、言语学习和记忆、视觉学习和记忆、推理和问题解决）和社会认知功能下降。剑桥自动化成套神经心理测评（Cambridge Neuropsychological Test Automated Battery, CANTAB）、计算机化认知成套测验（the Computerized Cogstate Battery, CSB）、重复性成套神经心理状态测验（Repeatable Battery for Assessment of Neuropsychological Status, RBANS）及 MATRICS 共识认知成套测验（MATRICS Consensus Cognitive Battery, MCCB）全面地评估精神分裂症受损的多个认知领域,MCCB 被美国食品药品监督管理局（FDA）推荐用于认知治疗的临床研究。中国简版神经认知成套测验（Chinese Brief Cognitive Test, C-BCT）由石川等自主研发,完成了信效度检验并建立了中国常模,在国内科研和临床实践中逐步开展了应用。MCCB 和 CANTAB 评估全面但耗时较长,且 MCCB 多为纸笔测验,需要严格培训方能使用,C-BCT 能在较短时间内对注意力、信息处理速度、工作记忆和执行功能几个关键神经认知维度进行评估,全部数字化评估,实现了便捷性和标准化。精神分裂症的各个阶段,甚至临床高危期,推荐可使用 MCCB 进行全面评估;探讨精神分裂症认知损害的神经机制，可结合 CANTAB 和功能磁共振成像进行研究；C-BCT 可在需要长期随访的临床研究和个体化认知干预中使用。临床实践中，对精神分裂症神经认知的评估需权衡评估时间、评估复杂性等。

有 meta 分析提出精神分裂症患者存在社会认知缺陷，尤其是在情感加工、心理理论、社会知觉及归因偏差方面。MCCB 中 MSCEIT 测验可评估社会认知中情感加工过程。建议采用 Bell Lysaker 情感识别任务（Bell-Lysaker Emotion Recognition Task，BLERT）评估个体识别情绪线索的能力。Penn 情绪识别任务（Penn Emotional Recognition Test，ER-40）评估面部情绪识别能力。提示任务评估心理理论；社会推理意识测验（the Awareness of Social Inference Test，TASIT）评估情感加工及心理理论。跨域关系（RAD）工具可评估社会知觉；模糊意图敌意问卷（AIHQ）能评估归因偏差，但由于其心理测量特性不足，不做推荐。目前尚无国际公认的、能全面评估社会认知的成套测验。

由于检测时间、操作复杂性、是否建立常模等因素，上述认知评估工具在现实世界中的应用有限。然而，认知症状在精神分裂症患者病前期可能就出现，持续整个病程，有低质量的证据提示随着病程进展，认知症状有进一步下降或稳定受损或改善的表现，建议在全病程中对认知症状进行评估，以及时了解病情和指导治疗。

二、依从性评估

目前抗精神病药物仍是治疗精神分裂症的主要手段，坚持用药对治疗效果起到至关重要的作用。一方面，抗精神病药物起效通常需要 2~4 周甚至更长的时间，另一方面，对于进行病情稳定期的精神分裂症患者，持续用药对病情复发起到保护性作用。研究表明患者服药的依从性水平仍很低，评估患者的依从性对于患者的治疗管理、寻找药物无效原因等有重要意义，年龄小、有物质滥用、自知力差、认知损伤、受教育程度低、妄想症状及敏感多疑以及社会经济状态差是药物依从性差的主要危险因素。

依从性实质是指"患者的行为与医嘱的一致性"。目前治疗依从性的评估主要分主观和客观两类评估方法。

1. 主观评估方法　指通过询问患者或照料者以评估患者的服药情况，仍是目前最常使用的方法。主要的评估工具见表 2-3-8。

表 2-3-8　依丛性主观评估方法评估工具

工具	特点
1. 服药依从性态度主观评价问卷	
药物态度量表（Drug Attitude Inventory，DAI）	主要调查精神疾病患者对抗精神病药物的认识和服药经历。该量表为 30 个条目的自评量表，每个问题分为"是"和"否"两个选项，分数越高说明依从性越好。现有研究进一步将量表缩减为 10 条目（DAI-10），简短明了，适于自评，但缺乏证明结构效度的客观证据
服药影响因素评定量表（Rating of Medication Influences，ROMI）	适用于医生和经过培训的评估者使用的评价精神疾病患者特别是精神分裂症患者服药态度的量表，直接询问依从和不依从的原因，广泛用于影响服药依从性原因的研究
药物依从性评定量表（Medication Adherence Rating Scale，MARS）	由患者自评过去 1 周的服药依从性，结合 DAI 和药物依从性问卷（Medication Adherence Questionnaire，MAQ）条目编制
2. 服药依从性行为主观评价问卷	
Morisky 服药依从性量表（Morisky Medication Adherence Questionnaire，MAQ）	该量表为 4 个条目的自评量表，用于患者自评是否有忘记服药行为，但并没有给出自评服药行为的时间限制
日常服药量表（Tablet Routine Questionnaire，TRQ）	该量表由临床医生或经过训练的评估者对患者服药行为评估，以漏服药量达 30% 作为部分依从与完全依从的分界点，多用于评价双相障碍患者服药依从性，也用于评价精神分裂症患者近 1 周或 1 个月的漏服药量。该量表虽然有助于评价患者临床服药依从性，但并未提供具体的测量漏服药量的方法
简明依从性评定量表（Brief Adherence Rating Scale，BARS）	由医生评定患者服药行为的简短量表。该量表共 4 个条目，通过 3 个问题询问患者服药情况，评价者用一个量化标尺估计患者过去 1 个月的服药比例，易于操作，适用于社区大规模调查

2. 客观评估方法　依从性的客观评估在研究中越来越多使用,有以下客观评估方法可评估患者依从性(表2-3-9)。

表 2-3-9　依丛性客观评估方法评估工具

评估工具	特点
服药记录	要求有患者服药的详细记录,适用于住院患者,或者社区干预研究的效果评价,通过记录直接计算患者的服药依从性
药片计数	将患者服用的药片置于专瓶中以便检数,根据处方、日用量及用药时程推算: 实服数 = 应服数 – 剩余数 – 遗失数。 依从性百分比 = 实服数 / 医嘱应服的总片数
处方药记录	查看药品发放记录(一定时期内处方天数、日历天数、间隔天数)评价患者服药情况,通过计算"refill rate"(一定时期内处方药的天数除以这段时期的总天数)来评价患者的依从性
电子监测	通过在药瓶上安装不同形式的电子元件,瓶盖上有微电子元件,可以自动记录下开瓶日期和开瓶时间。通过计算实际开瓶次数与医嘱开瓶次数的比例评价患者依从性
生物检测	检验患者血药浓度或药物的代谢产物,是用于评价患者依从性的重要参考

目前药物依从性的评估尚无金标准。主观评价是最经济有效的评价方法,目前使用最为广泛,但可靠性受到质疑。客观评估方法在操作上也存在各种局限性,使用相对较少,但仍鼓励使用客观评估方法以促进药物依从性评估客观化。故根据不同情况,同时采用主客观的评估方法可能能提高结果的准确性。

三、社会功能及生活质量评估

精神分裂症的治疗目标越来越高,逐渐从症状控制发展为社会功能的恢复。在《精神分裂症社会功能手册》(*the handbook of social functioning in schizophrenia*)中对心理社会功能损害的定义是"个体不能达到社会所定义的角色，如家庭主妇、工人、学生、夫妻、家庭成员或朋友，此外，常包括这些个体对他们达到这些角色的能力、他们照料自己的能力和他们闲暇娱乐活动的能力之满意度低于社会功能之普遍水平"。研究表明精神病性障碍患者社会功能的发展轨迹异质性高，很少患者可长期维持与一般人群相当的社会功能，且与心境障碍患者相比，精神分裂症患者社会功能整体较差。从全病程管理看，改善社会功能从急性期开始，对其近期及长期疗效均有重要意义。准确评估患者功能对疾病病因、治疗及康复均有重要意义。功能残疾包括功能的三个维度：功能能力、功能表现和功能结局，功能结局是能力和实际情境中表现的综合结果。

目前关于精神分裂症患者社会功能评估中应用较多的是个体和社会功能量表（Personal and Social Performance Scale，PSP）和大体社会功能量表（Global Assessment of Functioning，GAF），其中 PSP 从社会活动、个人及社会关系、自我照料和扰乱及攻击行为这四个维度进行评估，重测一致性高，信效度可靠，适用于临床实践或研究。71~100 分提示患者社会功能和人际交往无困难或仅有轻微困难，31~70 分表示有不同程度的残疾，0~30 分表示功能极差、需要加强支持或密切监护。GAF 量表主要评定心理症状、社会功能和职业 / 学习功能 3 个维度，广泛应用于我国精神分裂症患者社会功能评估的相关临床研究和临床实践。Sheenhan 残疾量表（Sheehan Disability Scale，SDS）、社会功能缺陷筛查量表（Social Disability Screening Schedule，SDSS）、社会和职业功能评定量表（Social and Occupational Functioning Assessment Scale，SOFAS）也是评估社会功能的常用工具。其中 SDS 和 SDSS 评估各种疾病或社区慢性精神病患者的功能损害；而 GAF 和 SOFAS 侧重于疾病症状对功能的影响，同时 SOFAS 考虑躯体问题造成的社会及职业功能的直接损害。精神分裂症缓解期社会功能评定量表（Functional Remission of General Schizophrenia Scale，FROGS）是评估功能缓解状态的调查表，主要针对精神症状基本缓解的精神分裂症患者。社会功能量表（Social Functioning Scale，SFS）和世界卫生组织残疾评估量表（World Health Organization Disability Assessment Schedule Ⅱ，WHODAS-Ⅱ）既可以临床医生和知情者评定，也可以患者自我报告的社会功能评估量表。社会适应量表 - 自我报告版（Social Adjustment Scale-Self-Report，SAS-SR）是患

者自评量表,评估患者整体功能状况,其为普适性量表,非特异性针对精神分裂症患者。基于上述量表特点,且 PSP 在临床研究中尤其是干预研究中使用最多,建议可使用 PSP 评估精神分裂症患者社会功能,如果功能作为次要结局,也可以采用比较简便的 GAF 或者 SOFAS 进行评估。

功能能力的评估多在基于任务的表现中进行评估,加州大学圣地亚哥分校(UCSD)操作技能评估(UCSD Performance-based Skills Assessment,UPSA)在各项临床研究中使用较多,后续逐渐发展出简版(Brief UCSD Performance-Based Skills Assessment,UPSA-B)。国内发展出北京精神分裂症操作性功能评估量表(Beijing Performance-based Functional Ecological Test,BJ-PERFECT),该量表基于交通、经济管理及工作能力任务评估患者社会功能,量表重测信度为 0.89,与 UPSA 简版相关性为 0.579,能显著区分精神分裂症患者和正常社区对照的功能水平,实证效度良好,能更好针对文化差异带来的影响,适合国内背景,但 UPSA 和 BJ-PERFECT 均需要大量道具,临床实施不方便,目前 BJ-PERFECT 正在发展虚拟现实(virtual reality,VR)版本,以期拓展临床适用性。

生活质量(quality of life,QOL)被 WHO 定义为"个体在其生活的以及与其目标、期待、标准等相关的文化环境及评价体系中对其生活水平的感知"。QOL 通常包括躯体健康、心理状态、社会关系与环境领域。标准化的 QOL 评估包括世界卫生组织生命质量测定量表(the World Health Organization Quality of Life Scale,WHOQOL)及其简版(WHOQOL-BREF)或 36 条目健康调查量表(36-Item Short Form Health Survey,SF-36),这些量表评估整体的生活质量水平。有一些量表特异性评估精神分裂症患者的生活质量,包括精神分裂症生活质量量表(Schizophrenia Quality of Life Scale,SQLS)、生活质量访谈(Quality of Life Interview,QoLI)、精神分裂症生活质量问卷(Schizophrenia Quality of Life Scale,S-QoL)、Sevilla 生活质量问卷(Seville Quality of Life Questionnaire,SQLQ)等,除了 SQLS 由临床医生评定,其他均由患者自评。由于认知损害等原因对精神分裂症患者自我评估能力的影响,客观的生活质量评估工具更常被使用,主观评估工具建议作为补充工具。评估工具的选择取决于生活质量评估的目的,必要时需将普适性量表和疾病专属量表相结合。

四、社会家庭和医疗资源评估

　　家庭与社会支持以及医疗资源的获得是影响精神分裂症患者预后的重要因素。评估患者社会家庭因素对于理解精神分裂症患者起病、治疗方案的制订与调整、判断患者预后、指导稳定期患者后续进一步康复均有重要提示意义，而医疗资源的评估对患者选择合适治疗，对于长期治疗维持有重要作用。有良好功能的家庭、良好的社会家庭支持，充足的医疗资源可降低精神分裂症的复发率、提高疗效和改善预后。社会家庭评估需要根据具体情况重点询问。如对儿童应详问母亲怀孕时健康状况及分娩史，身体精神发育情况、学习及家庭教育情况。对成年和老年患者则应着重询问与疾病有关的情况，如工作、学习能力有无改变，生活中有无特殊遭遇，是否受过重大精神刺激，婚姻情况等。

　　根据不同的家庭功能理论，有不同评估家庭功能的工具，包括家庭环境量表（Family Environment Scale，FES）、家庭亲密度和适应性量表（Family Adaptability and Cohesion Evaluation Scales，FACES）及家庭功能评定（Family Assessment Device，FAD），其中FES可感知家庭的相互作用且可评估不同时间家庭功能变化，FACES可评估家庭满意度，FAD所反映的家庭功能与临床关系较密切，有良好的信效度，可用于评定需要帮助的家庭。社会支持指一个人从自己的社会关系中获得的客观支持以及个人对这种支持的主观感受。社会支持评定量表（Social Support Rating Scale，SSRS）由我国学者在借鉴国外量表基础上，根据我国实际设计编制，该量表使用自评法全面评估患者社会支持。成本效益分析（cost-benefit analysis，CBA）、成本-效果分析（cost-effectiveness analysis，CEA）、效果评价大小等可用于评估医疗资源，进而帮助临床医生与患者及家属共同确定医疗资源的最佳使用方式。

五、药物不良反应评估及其躯体指标的监测意义

躯体指标可对精神疾病的诊断与鉴别诊断、治疗方案的选择与调整提供重要的临床依据。作为精神科医生，一方面需认识到精神症状有可能是神经系统等多种疾病的首发或伴发症状；另一方面，神经系统等各种系统的疾病及症状也可发生在精神病患者的临床诊疗过程中或者是药物的不良反应，故需要对患者进行药物不良反应以及躯体指标的评估与监测。

有些不良反应，如镇静及恶心，往往在治疗初期较突出，但会随着治疗的进行而逐渐消失，至少在一定程度上改善。其他一些不良反应，如低血压、静坐不能等，则可能在治疗开始后出现，并随着药物加量而加重。还有一些不良反应仅在治疗较长时间后出现（如迟发性运动障碍），或在患者急性期症状得到控制后逐渐被患者注意到（如性功能障碍）。使用评定量表有助于确保不良反应评估的系统性。

UKU 不良反应量表（Udvalg for Kliniske Undersogelser Side Effect Rating Scale）主要用于全面评定各类精神药物的不良反应，评估药物在精神、神经、自主神经和其他方面，如皮肤、内分泌及生殖系统的不良反应。每个条目还评定与用药的关系，分三种情况：无关、可能和很可能有关。可根据量表的单条目分及因子分进行结果分析。既可用于临床评定，也可用于临床药理实验。

治疗不良反应量表（Treatment Emergent Symptom Scale, TESS）是 WHO 协作研究中的常用不良反应量表，目前多在国内应用，国外使用较少。原版要求对每条目症状作三方面的评定：严重度、症状和药物的关系以及采取的措施。国内翻译版本仅采用严重度和采取措施两方面。严重度按 0~4 级评分，包括行为毒性反应、实验室检查、神经系统反应、植物神经系统症状、心血管系统反应及其他 6 个方面。

不自主运动评定量表（Abnormal Involuntary Movement Scale, AIMS）用于评定患者的药源性不自主运动，评估面部表情肌、口唇、颌部、舌部、上肢、下肢、颈肩臀、异常运动的严重度、对正常活动的影响、对异常运动的觉

察、是否有牙齿或假牙问题、是否常戴假牙 12 个方面,主要用于迟发性运动障碍患者。

除了锥体外系不良反应,抗精神病药物,尤其是第二代抗精神病药物可能对患者的内分泌、血液、代谢产生影响,故定期监测患者心电图、血常规、肝肾功能、体重指数(body mass index, BMI)、催乳素等躯体指标对于监测药物不良反应和及时调整治疗方案具有重要意义。

（石川）

第四节　精神分裂症的诊断与鉴别诊断

一、精神分裂症及其他原发性精神病性障碍的诊断标准

ICD-11 中,精神分裂症及其他原发性精神病性障碍的诊断标准见表 2-4-1。

表 2-4-1　精神分裂症及其他原发性精神病性障碍的相关条目(ICD-11)

疾病	诊断标准
精神分裂症	A. 下列症状中至少有 2 个必须在 1 个月或以上的大部分时间内存在,符合条件的症状中至少有一项应来自以下 a 至 d 项: a. 持续的妄想(例如:夸大妄想、关系妄想、被害妄想) b. 持续的幻觉(例如:听幻觉) c. 思维形式障碍(例如:不切题和松散的联想,不相关的言语,语词新作) d. 被影响、被动或被控制的体验(即:体验到自己的感觉、冲动、行动或思想被外在力量控制) e. 阴性症状(例如:情感平淡、言语贫乏、意志减退、社交缺乏、快感缺失)

续表

疾病	诊断标准
	f. 行为混乱（例如：行为显得凌乱、漫无目的、无法预期，或不适当的情感反应干扰行为的组织条理性）
	g. 精神运动紊乱，如畸张性兴奋或激越、僵住、蜡样屈曲、消极、缄默或木僵
	B. 这些症状不是另一种躯体疾病（如脑肿瘤）的表现，也不是由于某种物质或药物（如皮质类固醇）对中枢神经系统的影响，包括戒断作用（如酒精戒断）
分裂情感性障碍	A. 满足精神分裂症的所有诊断标准，同时满足1次中度或重度抑郁发作、躁狂发作或混合发作的诊断标准（构成诊断的抑郁发作必须包括情绪低落）
	B. 精神病性症状和情绪症状的发作要么同时发生，要么在几天内相继发生
	C. 精神病性症状和情绪症状的发作持续时间至少为1个月
	D. 这些症状不是另一种躯体疾病（如脑肿瘤）的表现，也不是由于某种物质或药物（如皮质类固醇）对中枢神经系统的影响，包括戒断作用（如酒精戒断）
分裂型障碍	A. 一种持续的异常言语、感知、信念和行为模式，包括以下几种症状：
	a. 情感受限，使个体显得冷漠
	b. 古怪而反常的行为或外表，不符合文化或亚文化规范
	c. 对人际关系感到不适，且常有人际关系能力的减退
	d. 不寻常信念或奇怪的思维，影响个体的行为，但未达到妄想的诊断要求
	e. 认知和知觉的扭曲，如强烈的错觉、人格解体、现实感丧失、听幻觉或其他幻觉
	f. 多疑或偏执的想法、牵连观念
	g. 模糊的、间接的、隐喻的、过度阐述的或刻板的思维，表现在没有明显不连贯的古怪言语中
	h. 强迫性的反刍思维，并没有意识到这种强迫是外来的或不想要的，通常带有身体变形、性或攻击性的内容
	B. 不满足精神分裂症、分裂情感性障碍或妄想障碍的诊断要求
	C. 症状应该已经持续或间断地出现至少2年
	D. 这些症状会导致个人、家庭、社会、教育、职业或其他重要功能领域的痛苦或损害
	E. 这些症状不是另一种躯体疾病（如脑肿瘤）的表现，也不是由于某种物质或药物（如皮质类固醇）对中枢神经系统的影响，包括戒断作用（如酒精戒断），并且不能用另一种精神、行为或神经发育障碍来更好地解释

续表

疾病	诊断标准
急性而短暂的精神病性障碍	A. 急性发作的、无前驱期的精神病性症状,包括妄想、幻觉、思维形式障碍、意识模糊或混乱、心境紊乱、畸张症等,在 2 周内达到最严重的程度 B. 通常症状的性质、强度均快速变化,可每天变化甚至在一天之内变化 C. 在精神病发作期间不存在阴性症状(例如:情感平淡、言语贫乏、意志减退、社交缺乏、快感缺失) D. 发作通常持续几天到 1 个月,不超过 3 个月 E. 这些症状不是另一种躯体疾病(如脑肿瘤)的表现,也不是由于某种物质或药物(如皮质类固醇)对中枢神经系统的影响,包括戒断作用(如酒精戒断),并且不能更好地解释为精神分裂症或其他原发性精神病
妄想障碍	A. 存在一个妄想或一套内容相关的妄想,通常持续至少 3 个月或更长时间,不伴有抑郁、躁狂、混合发作 B. 妄想的内容因人而异,但在个体中表现出显著的稳定性,尽管它们可能会随着时间的推移而演变 C. 除妄想以外,不存在其他精神分裂症的表现。然而,在某些情况下,可能会出现与妄想内容相关的特定幻觉 D. 除了与妄想直接相关的行为和态度外,情感、言语和行为通常不受影响 E. 这些症状不是另一种躯体疾病(如脑肿瘤)的表现,也不是由于某种物质或药物(如皮质类固醇)对中枢神经系统的影响,包括戒断作用(如酒精戒断),并且不能用另一种精神障碍更好地解释(例如,另一种原发性精神病、情绪障碍、强迫或相关障碍、进食障碍)

二、精神分裂症及其他原发性精神病性障碍的诊断思路

1. 识别潜在的精神病性相关症状,明确其发生时序,评估是否引起具有临床意义的痛苦或功能损害。在检查过程中,尽可能让被检查者举例说明自身体验,由检查者判断是否存在明显怪异的思维或知觉体验,并结合当前文化背景判断其合理性。

（1）妄想:评估是否存在被监视、被迫害的体验;是否有思维被窥探、操

控或外泄的感受；是否感觉受到某种外部力量的控制（如被附体、被遥控）；是否认为自己受到特殊关注，或接收到与自己有关的特殊信息（如电视、电台、网络中的暗示）。

（2）幻觉：评估是否存在听幻觉（如听到别人听不到的声音、评论或命令）；是否存在视幻觉（看到别人看不到的物体或场景）；是否出现其他形式的幻觉，如嗅觉、味觉或躯体性幻觉。

（3）思维和言语紊乱：观察是否存在言语紊乱，如言语松散、逻辑混乱、答非所问、语无伦次、语句结构瓦解等思维障碍表现。

（4）行为紊乱：评估是否存在怪异、不合常理或目的不明确的行为，包括不协调的动作、突发的兴奋行为或行为退缩等。

（5）畸张症症状：观察是否存在畸张性行为特征，如运动性阻滞、蜡样屈曲、刻板动作、模仿言语或动作等。

（6）阴性症状：结合面谈和知情人信息评估是否存在情感淡漠、言语贫乏（言语量显著减少）、意志减退（缺乏主动性和目标导向行为）等表现。

2. 评估精神病性症状是否继发于器质性因素，诊断流程见图 2-4-1，其中脑炎的鉴别诊断相对复杂（详见附录 2）。继发性精神病性症状的可能征象如下。

（1）起病急骤，病程进展迅速。

（2）合并全身症状，例如发热和水电解质紊乱。

（3）存在神经系统阳性体征（如病理反射）、定向力损害、意识障碍或癫痫发作。

（4）认知功能的显著损害，尤其是记忆障碍。

（5）存在视幻觉、精神运动性激越或迟滞。

（6）精神病性症状不典型或存在波动，对常规抗精神病药物治疗反应不佳。

（7）共病神经发育障碍。

3. 根据 ICD-11 标准鉴别精神分裂症及其他精神障碍。

（1）精神分裂症：以持续存在的精神病性症状为特征，包括妄想、幻觉、思维紊乱、行为紊乱和阴性症状（如情感平淡、意志减退等）。病程通常较长，症状显著影响社会功能。

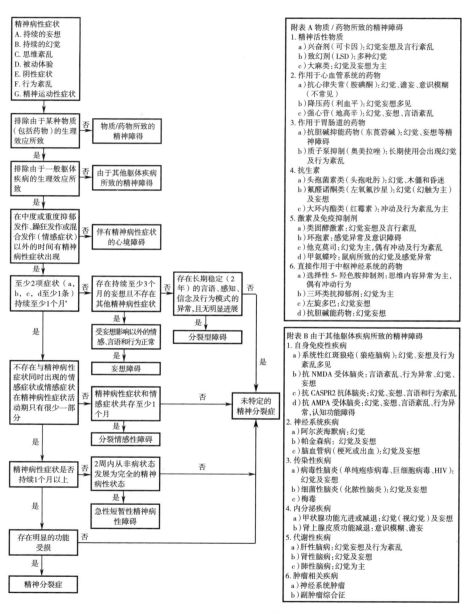

图 2-4-1　精神分裂症诊断流程

*参见表 2-4-1；HIV，人类免疫缺陷病毒。

（2）急性而短暂的精神病性障碍：起病急骤，精神病性症状（如妄想、幻觉、行为紊乱等）在短时间内迅速发展，病程较短（通常数天至数周），可完全缓解。

（3）分裂情感性障碍：同时存在精神病性症状和显著的情感障碍（躁狂或抑郁），精神病性症状在心境发作期间和发作间期均有持续存在。

（4）伴有精神病性症状的躁狂或抑郁发作：以躁狂或抑郁发作为主，精神病性症状（如妄想或幻觉）仅出现在心境发作期间，且内容通常与心境一致。

（5）妄想障碍：主要特征为持续存在的妄想，通常为非怪异性内容，幻觉和其他精神病性症状不显著或不存在，社会功能保持相对完好。

（6）分裂型障碍：表现为持久的古怪言语、感知异常、妄想样观念、偏执态度和社交障碍，虽可出现类似精神病的体验，但不构成完全的精神病性发作。

（7）分裂样人格障碍：主要特征为回避亲密关系、过分沉湎于幻想和内省、缺乏情感表达、对社交活动兴趣低，无明显的妄想、幻觉或认知歪曲，也不表现出精神病性症状。

（马小红）

参考文献

1. MILLAM M J, ANDRIEUX A, BARTZOKIS G, et al. Altering the course of schizophrenia：progress and perspectives［J］. Nat Rev Drug Discov, 2016, 15（7）: 485-515.

2. CORRELL C U, SCHOOLER N R. Negative symptoms in schizophrenia: a review and clinical guide for recognition, assessment, and treatment［J］. Neuropsychiatr Dis Treat, 2020, 16: 519-534.

3. BOGERS J, HAMBARIAN G, VERMEULEN J, et al. Risk factors for psychotic relapse in chronic schizophrenia after dose-reduction or discontinuation of antipsychotics. A systematic review and meta-analysis［J］. Eur Psychiatry, 2021, 64（Suppl 1）: S534.

4. KEEPERS G A, FOCHTMANN L J, ANZIA J M, et al. The American Psychiatric Association Practice Guideline for the treatment of patients with schizophrenia［J］. Am J

Psychiatry, 2020, 177（9）: 868-872.

5. SILVERMAN J J, GALANTER M, JACKSON-TRICHE M, et al. The American Psychiatric Association Practice Guidelines for the psychiatric evaluation of adults［J］. Am J Psychiatry, 2015, 172（8）: 798-802.

6. MASCIIO A, STEWART R, BOTELLE R, et al. Cognitive impairments in schizophrenia: a study in a large clinical sample using natural language processing［J］. Front Digit Health, 2021, 3: 711941.

7. ZHANG T, WEI Y, TANG X, et al. Cognitive impairments in drug-naive patients with first-episode negative symptom-dominant psychosis［J］. JAMA Netw Open, 2024, 7（6）: e2415110.

8. GASNIER M, ELLUL P, PLAZE M, et al. A new look on an old issue: comprehensive review of neurotransmitter studies in cerebrospinal fluid of patients with schizophrenia and antipsychotic effect on monoamine's metabolism［J］. Clin Psychopharmacol Neurosci, 2021, 19（3）: 395-410.

9. LIN P, SUN J, LOU X, et al. Consensus on potential biomarkers developed for use in clinical tests for schizophrenia［J］. Gen Psychiatr, 2022, 35（1）: e100685.

10. Japanese Society of Neuropsychopharmacology. Japanese society of neuropsychopharmacology: guideline for pharmacological therapy of schizophrenia［J］. Neuropsychopharmacol Rep, 2021, 41（3）: 266-324.

11. BURTON S. Symptom domains of schizophrenia: the role of atypical antipsychotic agents［J］. J Psychopharmacol, 2006, 20（6 Suppl）: 6-19.

12. LEUCHT S, PRILLER J, DAVIS J M. Antipsychotic drugs: a concise review of history, classification, indications, mechanism, efficacy, side effects, dosing, and clinical application［J］. Am J Psychiatry, 2024, 181（10）: 865-878.

13. LEPPING P, SAMBHI R S, WHITTINGTON R, et al., Clinical relevance of findings in trials of antipsychotics: systematic review［J］. Br J Psychiatry, 2011, 198（5）: 341-345.

14. DOSSENBACH M R, FOLNEGOVIC-SMALC V, HOTUJAC L, et al. Double-blind, randomized comparison of olanzapine versus fluphenazine in the long-term treatment of schizophrenia［J］. Prog Neuropsychopharmacol Biol Psychiatry, 2004, 28（2）: 311-318.

15. KEELEY J W, GAEBEL W. Symptom rating scales for schizophrenia and other primary psychotic disorders in ICD-11［J］. Epidemiol Psychiatr Sci, 2018, 27（3）: 219-224.

16. KUMARI S, MALIK M, FLORIVAL C, et al. An assessment of five（PANSS, SAPS, SANS, NSA-16, CGI-SCH）commonly used symptoms rating scales in schizophrenia and comparison to newer scales（CAINS, BNSS）［J］. J Addict Res Ther, 2017, 8（3）: 324.

17. CORRELL C U, SCHOOLER N R. Negative symptoms in schizophrenia: a review and clinical guide for recognition, assessment, and treatment [J]. Neuropsychiatr Dis Treat, 2020, 16: 519-534.

18. GALDERISI S, MUCCI A, DOLLFUS S, et al. EPA guidance on assessment of negative symptoms in schizophrenia [J]. Eur Psychiatry, 2021, 64 (1): e23.

19. BUCHANAN R W. Persistent negative symptoms in schizophrenia: an overview [J]. Schizophr Bull, 2007, 33 (4): 1013-1022.

20. JAVITT D C. Cognitive impairment associated with schizophrenia: from pathophysiology to treatment [J]. Annu Rev Pharmacol Toxicol, 2023, 63: 119-141.

21. YE S, XIE M, YU X, et al. The Chinese Brief Cognitive Test: normative data stratified by gender, age and education [J]. Front Psychiatry, 2022, 13: 933642.

22. VITA A, GAEBLE W, MUCCI A, et al. European Psychiatric Association guidance on assessment of cognitive impairment in schizophrenia [J]. Eur Psychiatry, 2022. 65 (1): e58.

23. BAKKOUR N, SAMP J, AKHRAS K, et al. Systematic review of appropriate cognitive assessment instruments used in clinical trials of schizophrenia, major depressive disorder and bipolar disorder [J]. Psychiatry Res, 2014, 216 (3): 291-302.

24. GARCÍA S, MARTÍNEZ-CENGOTITABENGOA M, LÓPEZ-ZURBANO S, et al. Adherence to antipsychotic medication in bipolar disorder and schizophrenic patients: a systematic review [J]. J Clin Psychopharmacol, 2016, 36 (4): 355-371.

25. VELLIGAN D I, MAPLES N J, POKORNY J J, et al. Assessment of adherence to oral antipsychotic medications: what has changed over the past decade? [J]. Schizophr Res, 2020, 215: 17-24.

26. FARINA A. Stigma [M] // MUESER K T, TARRIER N. Handbook of social functioning in schizophrenia. Needham Heights: Allyn & Bacon, 1998: 247-279.

27. LONG M, STANSFELD J L, DAVIES N, et al. A systematic review of social functioning outcome measures in schizophrenia with a focus on suitability for intervention research [J]. Schizophr Res, 2022, 241: 275-291.

28. ZHOU Q, CHAN R C K, YU X, et al. Modification and validation of a performance-based functional capacity instrument for individuals with schizophrenia [J]. Psychiatry Res, 2019, 281: 112572.

29. Deutsche Gesellschaft für Psychiatrie und Psychotherapie, Psychosomatik und Nervenheilkunde e. V. (DGPPN). S3 Guideline for schizophrenia. AWMF register No. 038-009. Abbreviated version (English), 2019 [S/OL]. Version 1.0. (2019-12-29) [2025-07-28]. https://www.awmf.org/leitlinien/detail/ll/038-009.html.

第三章

精神分裂症的治疗

第三章

精神分裂症的治疗

第一节　治疗原则、治疗目标及治疗策略

一、治疗原则

（一）精神分裂症的治疗原则

1. 全病程规范化治疗　包括急性期、巩固期、维持期规范化治疗。

2. 早期干预　早期识别、诊断及干预有利于提高患者的功能预后。

3. 个体化治疗　治疗方案遵循个体化原则。

4. 综合干预　遵循生物-心理-社会医学模式的综合干预策略，促进患者最大程度的功能恢复及回归社会。

（二）精神分裂症的药物治疗原则

1. 早期、个体化使用抗精神病药物　一旦明确诊断，尽早给予抗精神病药物治疗，尽可能缩短精神病发作后未治疗的时间。首次使用药物治疗前需要对患者进行全面而充分的评估，包括体格检查、神经系统检查、精神检查以及实验室检查。对于复发患者，还应系统回顾既往治疗史、躯体状况、患者的治疗偏好以及依从性等。药物选择需要考虑疗效（获益）和不良反应（风险）之间的平衡，确定获益大于风险时方可使用。治疗期间应监测疗效及不良反应。

2. 单药治疗　抗精神病药物的单一治疗原则不仅适用于首发患者，同样适用于复发患者，仅在某些特殊情况下或者难治性患者中考虑抗精神病药物联合治疗（框 3-1-1）。

⑦ 框 3-1-1　抗精神病药物的单药治疗与联合用药

精神分裂症患者优先考虑单一抗精神病药物治疗。虽然目前临床实践中抗精神病药物联合治疗较为常见,但其获益并不明确。

Hojlund 等(2024)纳入 517 项研究的 meta 分析发现,精神分裂症谱系障碍患者中约 33.2% 存在抗精神病药物联合用药,且该比例在 1970—2023 年间显著上升;联合用药更多见于疾病严重的患者,但联合用药并不能提高疗效且不良反应更多,与更高的复发及再住院风险、更差的总体功能预后以及更高的全因死亡率相关。Galling 等(2017)纳入 16 项研究的 meta 分析显示,维持期联合用药在减轻总体症状上优于单药治疗,然而这一优势仅存在于开放设计和低质量随机对照试验(RCT)研究中;不同联合治疗方案中,仅有联合阿立哌唑治疗对阴性症状有改善作用,可以降低体重增加及催乳素升高风险。

Tiihonen 等(2017)基于瑞典国家队列发现,以再住院率作为结局指标,联合用药优于除氯氮平及部分长效针剂外的多数单药治疗;Tiihonen 等(2019)基于芬兰国家队列验证了上述结果,抗精神病药物联合治疗可以降低患者的再住院率,包括氯氮平＋阿立哌唑、奥氮平＋长效针剂、氯氮平＋奥氮平、氯氮平单一治疗、氯氮平＋长效针剂等。

目前抗精神病药物联合用药的疗效及安全性尚未确定,支持联合用药的循证证据质量偏低或为观察性研究,需要进一步研究。

3. 维持治疗　如果患者使用抗精神病药物治疗有效,则继续使用该药维持治疗。维持治疗期间需要注意依从性和不良反应问题。

4. 氯氮平是难治性精神分裂症的首选药物　有些难治性自杀企图或自杀风险或难治性攻击风险患者,也可以考虑氯氮平治疗。氯氮平应在确认白细胞和粒细胞计数正常后方可使用,使用过程中注意监测疗效及不良反应。

二、治疗目标及治疗策略

（一）急性期治疗目标及策略

1. 急性期治疗目标　①尽快控制精神病性症状，控制风险行为；②制订短期和长期（预防复发）治疗计划；③争取达到临床痊愈的标准，尽快恢复最佳功能水平；④建立良好医患联盟；⑤防止发生严重药物不良反应，如恶性综合征等。

2. 急性期治疗策略　急性期患者如果以阳性症状、激越冲动为主要表现，应尽快使用药物缓解症状。如果患者存在治疗抵抗，考虑联合使用电休克治疗等。可以根据病情、家庭照料情况和医疗条件等选择住院、门诊或社区治疗；如果患者有明显的消极风险或冲动风险时，建议住院治疗。

首发精神分裂症患者，通常对抗精神病药物比较敏感，抗精神病药物彼此之间的疗效差异较小，而不良反应差异较大，故选择药物时首先基于可能的不良反应。首次发作的年轻个体更有可能发生体重增加等代谢相关不良反应。推荐使用较低的起始剂量和目标剂量。如果疗效不理想，考虑增加剂量，同时注意药物的不良反应。

对于复发患者，选择抗精神病药物除了考虑不良反应，还要充分考虑既往药物治疗效果和依从性。如果既往治疗有效的抗精神病药物没有难以耐受或需要避免的不良反应，可继续选用该药物。当依从性较差或不确定时，使用抗精神病药物长效剂型有助于改善依从性。总体而言，精神分裂症持续/多次发作（即复发）患者的疗效可能更差，需要更高的剂量才能有效；复发患者的耐受性较首发患者更好，起始剂量也可相对较高。

（二）巩固期治疗目标及策略

1. 巩固期治疗目标　①促进患者的社会功能康复，回归社会；②防止症状的复发或复燃，加强对阴性症状及认知症状的识别和干预；③预防和控制精神分裂症后抑郁或强迫症状及自杀风险；④控制和预防长期用药可能带来的不良反应，如迟发性运动障碍、闭经、溢乳、体重增加、糖脂代谢异常及肝肾功能损害等。

2. 巩固期治疗策略　急性期治疗有效患者需要继续巩固治疗,治疗场所建议在门诊或社区进行,建议使用急性期治疗有效的药物及剂量继续治疗 3~6 个月,同时加强心理社会干预,提高对阴性症状及认知症状的识别和干预,促进患者的社会功能恢复,回归社会。

加强对患者及家属的教育和帮助,告知长期药物治疗的重要性、过早减药或停药容易导致疾病复发。告知如何识别及处理疾病复发的早期症状,监测药物长期治疗的不良反应。告知影响患者功能预后的相关因素。鼓励患者逐渐恢复正常生活,促进社会功能恢复。

(三)维持期治疗目标及策略

1. 维持期治疗目标　①促进患者的功能水平和生活质量持续改善;②维持症状持续缓解,预防复发;③监测与处理药物长期治疗的不良反应;④加强心理社会干预,提高药物治疗效果与依从性。

2. 维持期治疗策略　有关维持治疗时间目前存在争议,多数指南推荐精神分裂症复发患者比首发患者需要更长的维持治疗时间。也有研究认为首发患者与复发患者的复发率没有显著差异,提示首发患者与复发患者在维持治疗中同样受益。因此,有的指南并未区分首发与复发患者的维持治疗时间。

维持治疗通常在门诊及社区进行,目的是维持病情稳定,促进功能康复。根据个体自身特点及既往药物治疗反应,确定个体化维持治疗方案。对于病情稳定,无特殊不良反应的患者,尽可能不更换药物。维持治疗的疗程具有显著的个体差异,视患者个体情况而定。

加强对患者及家属的教育及心理治疗,帮助认识疾病复发的先兆症状,以便及时处理;帮助认识药物的治疗作用和常见不良反应,以提高长期用药的依从性;帮助患者应对应激事件,促进回归社会;督促患者加强锻炼、增强体质,预防代谢综合征等不良反应或躯体疾病带来的不良后果。

阴性症状及认知症状是影响精神分裂症功能预后的重要因素,需要加强对阴性症状及认知症状的识别、评估及干预,从而提高患者的社会功能。重视对代谢综合征、高催乳素血症及锥体外系症状的识别和干预。加强躯体疾病及其他精神疾病共病的识别、诊断及处理。苯二氮䓬类药物有助于治疗焦虑和失眠,但不宜长期使用,避免产生耐受性与依赖性。

此外，为了便于读者了解相关内容，现将精神分裂症痊愈、康复、复发等相关概念及其影响因素汇总至框 3-1-2 和框 3-1-3。

框 3-1-2　痊愈（remission）及康复（recovery）的概念及影响因素

精神分裂症痊愈（remission）是指患者的临床症状消失或者大部分症状明显减轻，且上述状态稳定持续一段时间。2003 年，精神分裂症痊愈工作组（the Remission in Schizophrenia Working Group，RSWG）提出了一项基于核心症状的痊愈标准：要求精神分裂症的 8 项核心症状显著改善，严重程度评定为 3 分（轻度）或以下，且不影响患者的行为，维持至少 6 个月。该标准允许痊愈患者存在轻微症状，符合精神分裂症的疾病特点，适用于各种临床及研究场景。有学者认为其持续时间要求较为严格，提出使用 3 个月的标准更有利于临床研究。

精神分裂症康复（recovery）是治疗的最高目标，不仅要求症状的持续缓解，还要求社会功能恢复、生活质量改善，并持续一段时间。Liberman 等（2005）在系统综述中提出的康复标准包括 3 个方面：症状稳定（无症状或 BPRS/PANSS 所有条目得分≤4），功能获得改善（如上学或工作，与同伴正常社交），且持续一段时间（2~5 年）。Jääskeläinen 等（2013）纳入 37 项研究（约 9 000 例患者）的 meta 分析，康复标准为"在临床症状和社会功能领域均有所改善，当前临床症状评定为轻度或以下，至少某一功能领域改善，持续 2 年或以上"，结果发现精神分裂症的康复率为 13.5%。欧洲 10 个国家参与的精神分裂症门诊患者健康结局（SOHO）研究对 6 642 例患者进行为期 3 年随访，结果显示 33% 患者达到症状痊愈，仅 13% 患者达到功能康复。

精神分裂症痊愈和康复的影响因素部分与复发影响因素相同，如人口学特征（起病年龄、性别、受教育程度等），临床及治疗特征[精神病未治疗时间（duration of untreated psychosis，DUP）及治疗依从性等]。但也有一些独特因素，如病前功能水平、阴性症状、认知功能及抗精神病药物治疗剂量等。Santesteban-Echarri 等（2017）的 meta 分析显示，人口学特征中性别、受教育程度、既往工作持续时间等均与患者的功能结局显著相关；

临床特征中较短 DUP 以及阳性症状与阴性症状的同时痊愈是首发患者功能康复的预测因素；认知功能是患者功能康复的重要影响因素，如注意力、信息处理速度、词语记忆、工作记忆及执行功能等均与患者远期功能结局相关。

框 3-1-3 复发（relapse）的概念及危险因素

精神分裂症复发（relapse）是指疾病达到缓解后，精神病性症状再次出现或加重，并伴有明显的功能下降和行为改变。抗精神病药物维持治疗可以显著降低复发率。目前针对复发尚无统一操作性定义，Olivares 等（2013）和 Moncrieff 等（2020）系统综述提出下列几种标准最为常用。

1. 临床判定　由临床医生根据经验判断患者的症状改变是否达到复发标准，是临床最常见的界定标准，缺点是评估者之间可能存在较大差异。

2. 量表评估　常用 PANSS、BPRS、CGI 及 GAF 等量表。如 PANSS 总分增加超过 10~30 分或 PANSS 总分增加超过 30%，和/或要求个别条目超过 4 分。使用量表评估结果的重复性较好，但需要研究界定标准的临床相关性。

3. 治疗措施升级相关标准　如再入院、抗精神病药物加量或换药、停药后重新用药、使用电休克治疗等。这些标准相对客观但往往具有滞后性。

4. 其他标准　如功能下降、自杀行为、激越暴力行为等。

精神分裂症复发的危险因素主要来自真实世界队列研究，包括：遗传因素；人口学因素，如起病年龄偏小、男性、未婚、无业等；社会心理因素，如压力/抑郁、物质滥用等；治疗相关因素最受关注，如 DUP 较长、治疗依从性差、维持治疗剂量较小、减药或停药等。

（刘登堂）

第二节 精神分裂症的治疗药物

一、抗精神病药物的分类及作用机制

（一）抗精神病药物概述

根据药理作用特点,抗精神病药物分为第一代抗精神病药物（主要是多巴胺受体拮抗剂）和第二代抗精神病药物（包括一大类结构和药理作用多元化的抗精神病药物）。

1. 第一代抗精神病药物 第一代抗精神病药物（first-generation antipsychotics, FGAs）又称典型抗精神病药物,以氯丙嗪为代表,主要药理作用是选择性地拮抗 D_2 受体物,传统上以化合物的结构进行分类,具体包括:①吩噻嗪类,氯丙嗪、硫利达嗪、奋乃静、氟奋乃静及其长效剂、三氟拉嗪等;②硫杂蒽类,氯哌噻吨及其长效剂、三氟噻吨及其长效剂、氯普噻吨等;③丁酰苯类,如氟哌啶醇及其长效剂、五氟利多等;④苯甲酰胺类,如舒必利等。

第一代抗精神病药物已被广泛应用于治疗精神分裂症等精神病性障碍,其临床疗效及安全性均已得到临床验证。目前临床中常用的第一代药为氯丙嗪、奋乃静、氟哌啶醇和舒必利。氯丙嗪的主要不良反应有过度镇静、中枢和外周的抗胆碱能样作用、明显的心血管反应等。奋乃静和氟哌啶醇主要的不良反应为锥体外系不良反应,但氟哌啶醇注射治疗可引发心脏传导阻滞,有猝死病例报告。舒必利主要作用于边缘系统,对纹状体 D_2 受体作用较弱,主要的不良反应为失眠、烦躁、高催乳素血症以及锥体外系症状,也可出现心电图改变及一过性丙氨酸氨基转移酶升高。

第一代抗精神病药物的主要局限性:①对认知症状的改善几乎无效,且药物的抗胆碱能作用可能会进一步恶化认知损害；②对原发性阴性症状疗效微弱，有时可产生继发性阴性症状与抑郁症状；③约30%的患者其阳性症状不能有效缓解；④引发锥体外系不良反应和迟发性运动障碍的比例较高，造成患者用药依从性不好。

2. 第二代抗精神病药物 第二代抗精神病药物（second-generation antipsychotics，SGAs）又称非典型抗精神病药物，是一大类结构和药理作用多样化的药物，具有如下特点：①5-HT$_{2A}$受体拮抗作用；②5-HT$_{1A}$受体部分激动作用；③部分药物对 D$_2$ 受体内在活性表现为部分激动剂和快速解离的特点，④部分药物超越对 D$_2$ 受体或 DA 能系统的作用。目前我国常用的药物包括氯氮平、阿立哌唑、布南色林、利培酮、奥氮平、氨磺必利、帕利哌酮、齐拉西酮、哌罗匹隆、鲁拉西酮、喹硫平、布瑞哌唑等。

常用抗精神病药物的受体亲和力、药代动力学特征、常用治疗剂量、不良反应及其处理，见表 3-2-1、表 3-2-2、表 3-2-3 和表 3-2-4。

（二）常用第二代抗精神病药物特征及注意事项

1. 氯氮平（clozapine） 氯氮平是第二代抗精神病药物的先驱药，其非典型机制假说包括：①低 D$_2$ 受体 / 高 5-HT 受体亲和性比例；②对中脑边缘区域多巴胺系统的作用选择性高；③对 5-HT$_3$ 受体、α$_1$ 及 α$_2$ 肾上腺素受体、组胺 H$_1$ 型受体以及乙酰胆碱毒蕈碱样 M$_1$ 受体的强亲和性阻断作用，对 σ 受体的亲和性比第一代药物低等。这些假说成为研发第二代其他药物的重要方向。

氯氮平主要用于治疗：①难治性精神分裂症、分裂情感性障碍或躁狂患者；②出现严重迟发性运动障碍或易发生锥体外系不良反应的精神分裂症患者；③帕金森病伴发的精神病性症状，可使用小剂量氯氮平（25~75mg/d）；④严重自杀的精神分裂症患者；⑤其他难治性精神疾病，广泛性发育障碍或强迫性障碍患者。氯氮平治疗剂量 200~600mg/d。研究显示患者更可能在氯氮平血浆浓度超过 350ng/ml 时产生疗效。如果血浆浓度低于 350ng/ml 时，患者治疗 6 周仍无效，医生应该调整剂量将血浆浓度提高到约 350ng/ml。

氯氮平常见的不良反应有过度镇静、流涎、中枢或外周抗胆碱能作用、心血管系统影响（常见窦性心动过速）、体重增加及糖脂代谢异常等。氯氮平的严重不良反应是血液系统改变，白细胞和粒细胞减少，其发生率大约是

表 3-2-1　常用抗精神病药物受体亲和力概览

抗精神病药物	D₁	D₂	D₃	D₄	D₅	5-HT₁A	5-HT₂A	5-HT₂C	5-HT₇	H₁	M₁	α₁	α₂
第一代抗精神病药物													
氯丙嗪	+	+++	+++	++	+	−	+++	++	++	+++	++	+++	+
奋乃静	++	++++	++++	++	−	−	+++	+	++	+++	−	++	+
氟哌啶醇	+	+++	+++	+++	+	−	++	−	+	−	−	++	−
舒必利	−	++	++										
第二代抗精神病药物													
氯氮平	+	+	+	++	+	/	+++	++	++	+++	///	+++	+
利培酮	+	+++	+++	+++	+	/	++++	++	+++	++	−	+++	+++
帕利哌酮	+	+++	+++	++	++	/	++++	++	+++	+++	−	+++	++
奥氮平	++	++	++	++	−	−	+++	+	+	+++	+++	++	+
喹硫平	−	+	+	−	−	/	+	−	+	+++	+	++	−

续表

抗精神病药物	D$_1$	D$_2$	D$_3$	D$_4$	D$_5$	5-HT$_{1A}$	5-HT$_{2A}$	5-HT$_{2C}$	5-HT$_7$	H$_1$	M$_1$	α$_1$	α$_2$
阿立哌唑	+	////	+++	+	-	///	+++	++	++	++	-	++	+
氨磺必利	-	+++	++	-	-	-	-	-	+	-	-	-	-
鲁拉西酮	+	+++	++	++	-	/	++++	+	++++	-	-	++	++
齐拉西酮	+	+++	+++	++	+	///	++++	++++	+++	++	-	+++	+
布南色林	-	++++	+++++	+	-	+	++++	++	+	+	+	++	+
布瑞哌唑	+	///	+++	++++	-	////	++++	++	+++	++	-	+++	++++
哌罗匹隆	++	++++	-	++++	-	+++	++++	-	-	-	-	++	+

注：++++，非常强受体亲和力［抑制常数（Ki）<1nM］；+++，强受体亲和力（1nM ≤ Ki < 10nM）；++，中等受体亲和力（10nM ≤ Ki <100nM）；+，弱受体亲和力（100nM ≤ Ki < 1 000nM）；-，非常弱受体亲和力或无亲和力（Ki ≥ 1 000nM）。对于部分激动剂，使用"/"表示，取代"+"表示，/相当于+，//相当于++，///相当于+++，////相当于++++。参考2020年美国精神医学学会（APA）指南。

表 3-2-2　常用抗精神病药物的药代动力学特征

抗精神病药物	达峰时间 /h	口服生物利用度 /%	蛋白结合率 /%	消除半衰期 /h	治疗参考浓度范围 / (ng·ml⁻¹)	实验室预警浓度 / (ng·ml⁻¹)	代谢器官（酶）	排泄途经
第一代抗精神病药物								
氯丙嗪	2~4	10~8	98	8~35	30~300	600	肝脏（百余种代谢产物）	肾脏,胆汁
奋乃静	1~4	25	90	8~21	0.6~2.4	5	肝脏（CYP2D6/1A2）	肾脏,肠道
氟哌啶醇	2~6	60~70	92	15~25	1~10	15	肝脏（CYP2D6/3A4）	肾脏,肠道
舒必利	1~3	25~40	40	8~9	200~1 000	1 000	肝脏（CYP2D6）	肾脏,乳汁
第二代抗精神病药物								
氯氮平	2~4	60~70	94	14	350~600	1 000	肝脏（CYP2D6/3A4/1A2）	肾脏,肠道
利培酮	1~3	70	88	3	20~60	120	肝脏（CYP2D6）	肾脏,肠道
帕利哌酮	2~4	28	/	24	20~60	120	原型排泄	肾脏,肠道
奥氮平	5	87	93	36	20~80	100	肝脏（CYP1A2/3A4/2D6）	肾脏,肠道

续表

抗精神病药物	达峰时间/h	口服生物利用度/%	蛋白结合率/%	消除半衰期/h	治疗参考浓度范围/(ng·ml⁻¹)	实验室预警浓度/(ng·ml⁻¹)	代谢器官(酶)	排泄途径
喹硫平	1.5	100	83	6~7	100~500	1 000	肝脏(CYP3A4/2D6)	肾脏,肠道
阿立哌唑	3~5	87	99	75	100~350	1 000	肝脏(CYP 3A4/2D6)	肾脏,肠道
氨磺必利	2~3	48	16	12	100~600	1 000	肾脏	肾脏
鲁拉西酮	1~3	9~19	99	18~40	15~40	120	肝脏(CYP3A4)	肠道,肾脏
齐拉西酮	6~8	60	>99	7	50~200	400	肝脏(CYP1A2/3A4)	肠道,肾脏
布南色林	1~3	55	>99.7	10~18	/	/	肝脏(CYP3A4)	肾脏,肠道
布瑞哌唑	4	95	99	91	/	/	肝脏(CYP3A4/2D6)	肾脏,肠道
哌罗匹隆	0.8~1.5	/	92	1.9	/	/	肝脏(CYP3A4)	肾脏,肠道

注:/ 表示缺乏相关数据。

表 3-2-3 常用抗精神病药物推荐的（口服）治疗剂量

抗精神病药物	起始剂量 / (mg · d⁻¹)	服药次数	推荐治疗剂量 / (mg · d⁻¹)	最大剂量 / (mg · d⁻¹)	最低目标剂量 ᵇ/ (mg · d⁻¹)	WHO 平均日剂量 (DDD)ᵈ/(mg · d⁻¹)
第一代抗精神病药物						
氯丙嗪	25~50	2~3	400~600	600	300	300
奋乃静	2~4	2~3	20~60	60	12	30
氟哌啶醇	2~4	2~3	10~40	40	4.5	8
舒必利	100~300	2~3	600~1 200	1 200	300	800
第二代抗精神病药物						
氯氮平	25	2~3	200~400	600	300	300
利培酮	2	1~2	2~6	16	3	5
帕利哌酮	6	1	3~12	12	6	6
奥氮平	5~10	1	10~20	20	10	10
喹硫平	50~100	1~2ᵃ	150~750	800	300	400
阿立哌唑	5~10	1	10~30	30	10	15

续表

抗精神病药物	起始剂量/(mg·d⁻¹)	服药次数	推荐治疗剂量/(mg·d⁻¹)	最大剂量/(mg·d⁻¹)	最低目标剂量[c]/(mg·d⁻¹)	WHO平均日剂量(DDD)[d]/(mg·d⁻¹)
氨磺必利	100~200	1~2[b]	400~800	1 200	400	400
鲁拉西酮	40	1	40~80	80	40	60
齐拉西酮	40	2	80~160	160	80	80
布南色林	4~8	2	8~16	24	/	/
布瑞哌唑	1	1	2~4	4	2	3
哌罗匹隆	4~12	3	12~48	48	/	/

注：ᵃ 喹硫平速释片每日 2 次，缓释片每日 1 次。

ᵇ 氨磺必利如果每日剂量≤400mg，应 1 次服完，每日剂量 >400mg，应分 2 次服用。目前无临床试验结果验证首次发作与复发患者的治疗剂量，表格中为说明书推荐剂量。

ᶜ 最低目标剂量（lower limit of target dose, LL），一些维持治疗研究将其定义为 "标准剂量"（Gardner, 2010; McAdam, 2023）。

ᵈ WHO 平均日剂量（defined daily dose, DDD）WHO 根据药物适应证给出的每日平均剂量，数据来源：https://www.whocc.no/atc_ddd_index/。

/ 表示缺乏相关数据。

表 3-2-4　常用抗精神病药物不良反应

抗精神病药物	静坐不能	类帕金森征	肌张力障碍	迟发性运动障碍	高催乳素血症	抗胆碱能作用	镇静	癫痫	直立性低血压	QTc间期延长	体重增加	高脂血症	血糖异常
第一代抗精神病药物													
氯丙嗪	++	++	++	+++	+	+++	+++	++	+++	+++	++	+	+++
奋乃静	++	++	++	++	++	++	++	+	++	++	+	+	+
氟哌啶醇	+++	+++	+++	+++	+++	+	+	+	+	++	++	+	+
舒必利	+	+	/	+	+++	+	+	/	+	/	+	/	/
第二代抗精神病药物													
氯氮平	+	+	+	+	+	+++	+++	+++	+++	++	+++	+++	+++
利培酮	++	++	++	++	+++	+	++	+	++	+	++	+	++
帕利哌酮	++	++	++	++	+++	+	+	+	++	++	++	++	+
奥氮平	++	++	+	+	++	++	+++	++	++	++	+++	+++	+++

续表

抗精神病药物	静坐不能	类帕金森征	肌张力障碍	迟发性运动障碍	高催乳素血症	抗胆碱能作用	镇静	癫痫	直立性低血压	QTc间期延长	体重增加	高脂血症	血糖异常
喹硫平	+	+	+	+	+	++	+++	++	++	++	++	+++	++
阿立哌唑	++	+	+	+	+	+	+	+	+	+	+	+	+
氨磺必利	++	++	+	+	+++	+	+	+	+	+++	+	+	+
鲁拉西酮	++	++	++	++	+	+	++	+	+	+	+	++	++
齐拉西酮	++	+	+	+	++	+	++	+	++	+++	+	+	+
布南色林	++	++	+	+	++	+	++	+	+	+	+	+	+
布瑞哌唑	+	+	+	+	+	+	+	+	+	+	+	+	+
哌罗匹隆	++	++	++	+	++	+	++	+	+	/	++	/	+

注：性功能障碍与高催乳素血症的发生率相同；+，罕见/偶见；++，有时；+++，经常。/表示缺乏相关数据。QTc间期，校正后QT间期。

其他抗精神病药物的 10 倍。此外，氯氮平可降低癫痫发作阈，引发剂量相关的癫痫发作。因此，氯氮平治疗要掌握适当的适应证。氯氮平过量中毒的主要表现为意识觉醒度不同程度地降低，从嗜睡到昏迷；心动过速、低血压、脑电图改变、严重心律失常、抗胆碱能症状等。口服量 >2g 的患者，死亡率高达 12%，主要死亡原因为心肺衰竭。服用过量氯氮平，其消除半衰期与单次用药一致，测定血浆氯氮平和去甲氯氮平浓度，对于识别和监测氯氮平过量中毒非常有帮助。氯氮平长期治疗期间突然停药，大多数患者可出现撤药症状，具体表现为胆碱能症状反跳、精神症状恶化以及一些躯体症状如寒战、震颤、激越和意识紊乱。此外，还有严重运动障碍的报道，患者在停用氯氮平后出现了严重的肢体、躯干和颈部肌张力障碍，运动不稳，蹒跚步态，噎食等。氯氮平的多受体作用可能是产生撤药症状的原因。因此换药时应逐渐减停氯氮平。如果必须即刻停氯氮平，建议患者住院，预防胆碱能反跳症状，但目前没有任何可操作性的防治指南。

氯氮平主要通过肝脏细胞色素 P450（CYP）酶系统代谢，其中 CYP1A2 是最主要的代谢酶，负责约 70% 的代谢过程，次要代谢酶包括 CYP3A4（约 20%）、CYP2C19（约 10%），以及少量 CYP2C9 和 CYP2D634。其代谢产物主要为去甲氯氮平和 N- 氧化氯氮平，两者均具有药理活性。此外，氯氮平本身可诱导 CYP3A4 酶活性，可能影响其他经 CYP3A4 代谢的药物。氯氮平的药物相互作用风险及临床建议如下，①影响 CYP1A2 酶活性的药物会影响到氯氮平血药浓度。CYP1A2 抑制剂可显著升高氯氮平血药浓度，包括：氟伏沙明（强效抑制剂，需将氯氮平剂量降低 50%~70%），其他抑制剂如西咪替丁、环丙沙星、咖啡因也可能导致氯氮平浓度升高，需密切监测。若需要联用，需减少氯氮平剂量并监测血药浓度。CYP1A2 诱导剂，如吸烟（烟碱）、苯妥英、利福平可加速氯氮平代谢，降低疗效，吸烟者可能需要增加剂量（30%~50%）。②影响 CYP3A4 酶活性的药物，如酮康唑、克拉霉素抑制 CYP3A4 酶活性，可能升高氯氮平浓度，增加癫痫风险；利福平、卡马西平诱导 CYP3A4 酶活性，降低氯氮平疗效，如需联用，需谨慎。③氟西汀、帕罗西汀等具有抑制 CYP2D6 酶活性，可能升高氯氮平浓度，需减少剂量。大环内酯类抗生素，如红霉素、克拉霉素，可能显著升高氯氮平浓度，可能诱发癫痫发作。④氯氮平对 CYP3A4 酶活性有轻度的诱导作用，可能降低咪达唑仑、环孢素等 CYP3A4 底物的血药浓度,需调整剂量。⑤药效学相互作用,如酒精、苯二氮草类等中枢镇静性药物,与氯氮平联合使用时,可能会增加呼吸抑制风险,尽量避免联用,或严格控制剂量。⑥其他药物相互作用,氯氮平有对血液造血系统的不良影响,因此像地高辛、肝素、华法林等具有骨髓抑制作用的药物,与氯氮平的骨髓抑制作用叠加,可增加粒细胞缺乏症风险,避免联用。临床中应根据联合用药需求及药物类型,进行剂量调整及监测,加强患者教育与定期监测是降低风险的关键。

2. 利培酮(risperidone) 利培酮系第一个继氯氮平之后获得美国 FDA 批准的第二代抗精神病药物,有口崩片、口服液、口溶膜等多种口服剂型和长效针剂。常见不良反应为剂量相关性锥体外系不良反应(EPS)和血清催乳素水平增高,其他常见的不良反应包括镇静、头晕等。利培酮常用治疗剂量为 2~6mg/d。利培酮主要经 CYP2D6 和 CYP3A4 代谢为活性代谢物帕利哌酮(占总活性的 70%~90%)。抑制或诱导 CYP2D6 和 CYP3A4 酶活性可能会竞争利培酮的代谢。由于其代谢产物帕利哌酮与利培酮具有相似的药理活性,因此需避免利培酮与帕利哌酮联用。

3. 奥氮平(olanzapine) 奥氮平的药理特性与氯氮平相似,但粒细胞缺乏症的不良反应较少,常用治疗剂量为 5~20mg/d。奥氮平目前有口崩片、口溶膜等口服剂型。注射用奥氮平用于治疗精神分裂症和双相障碍相关的激越。奥氮平的主要不良反应为镇静、直立性低血压、体重增加。过量奥氮平可出现严重的中枢神经系统抑制、心动过速和 EPS。具体表现为发热、缄默、激越、肌张力障碍、静坐不能、瞳孔缩小、肌酸激酶升高和白细胞计数升高等,非常类似于恶性症状群。经支持治疗可缓解。奥氮平主要经 CYP1A2 代谢(约 80%),次要途径包括 CYP2D6 同工酶。抑制或诱导 CYP1A2 酶活性(抑制剂如氟伏沙明;诱导剂如卡马西平、吸烟)以及与其他 CYP1A2 底物(如茶碱)联合可能会显著影响奥氮平浓度[如氟伏沙明可以增加 52%~108% 奥氮平的血药浓度下的曲线下面积(AUC)],临床联用,需调整剂量并做好监测。乙醇可增加奥氮平的吸收(>25%),导致嗜睡和直立性低血压。

4. 喹硫平(quetiapine) 喹硫平属于多受体作用药物,有速释和缓释剂型。治疗精神分裂症的剂量 600~750mg/d,主要不良反应是嗜睡、头晕和直立性低血压。此外,喹硫平可引起甲状腺激素水平轻度降低,伴或不伴有促甲状腺激素水平升高。喹硫平较少引起 EPS,偶有 QTc 间期延长。有血清催乳素一过性升高的报道。喹硫平急性中毒表现为心动过速、头晕、低血压、QTc 间期延长、嗜睡和快速进行性昏迷、潜在的血流动力学不稳定性,意识水平可突然恶化。处理措施包括使用活性炭、静脉输注生理盐水和呼吸道插管,保持呼吸通畅。患者的精神状态可在几小时后迅速改善,QTc 间期延长和心动过速也可在 2~3 天后恢复。建议喹硫平过量者需要心电监护 12~18 小时。喹硫平主要经 CYP3A4 同工酶（约占 85%）代谢,次要代谢途径为 CYP2D6 同工酶,代谢产物为有药理活性的 N- 去甲喹硫平,具有抗抑郁效应。CYP3A4 酶抑制剂或诱导剂,以及 CYP3A4 酶的代谢底物会影响喹硫平的浓度,谨慎或避免联用,并监测临床效应。CYP2D6 的酶抑制剂或诱导剂,影响较小,仍需谨慎。

5. 齐拉西酮（ziprasidone） 齐拉西酮在我国上市的剂型有片剂、胶囊与速效注射剂。研究显示该药 40~160mg/d 治疗精神分裂症有效。与其他第二代抗精神病药物相比,齐拉西酮引起体重增加较轻微;对糖脂代谢亦无明显影响。齐拉西酮主要经醛氧化酶还原代谢（约 60%）,次要途径包括 CYP3A4（约 30%）和 CYP1A2（少量）,生成无活性代谢产物。抑制或诱导 CYP3A4 酶活性可能会影响齐拉西酮的浓度,需要监测,通常无需调整剂量。早期对齐拉西酮治疗引起 QTc 间期延长比较关注,可能与该药代谢途径被几种常用的药物所抑制有关,如西沙必利（cisapride）和羟苯哌啶醇（terfenadine,特非那丁）。这种药物相互作用可能导致严重的心脏复极延长,尖端扭转性室速（torsadedepoint）和心源性猝死。故齐拉西酮应避免与其他可能导致 QT 间期延长的药物合用（如抗心律失常药、利尿剂等）,并纠正可能增加心律失常风险的电解质紊乱等情况。使用齐拉西酮应定期检查心电图。

6. 阿立哌唑（aripiprazole） 阿立哌唑对 D_2 受体亲和性较高,但内在活性为部分激动剂,平均消除相半衰期为 75 小时,大约需要 2 周时间达到稳态。在我国上市的剂型包括口崩片、口溶膜、口服溶液等口服剂型及长效注射剂。我国还批准了阿立哌唑治疗青少年（13~17 岁）精神分裂症。其治疗起始剂量为 10~15mg,每日 1 次用药。治疗有效剂量为 10~30mg/d。常见不良反应有头痛、困倦、兴奋、焦虑、静坐不能、消化不良、恶心等。阿立哌唑短期临床研究结果显示血清催乳素水平与基线比较有轻度下降,长期研究未发现催乳素水平升高。阿立哌唑对脂代谢影响不显著。阿立哌唑的主要经 CYP2D6 和 CYP3A4 代谢,代谢物脱氢阿立哌唑具有药理活性(约为原型药浓度的 50%)。次要途径包括 CYP1A2、CYP2C9 和 CYP2C19,但这些途径的代谢产物无活性。抑制或诱导 CYP2D6(常见的抑制剂如氟西汀、帕罗西汀)和 CYP3A4(常见的抑制剂如酮康唑、克拉霉素;诱导剂如利福平、卡马西平)酶活性可能会竞争影响阿立哌唑的药物浓度及临床效应,临床需谨慎联合或需要减量。

7. 氨磺必利(amisulpride) 氨磺必利选择性地与边缘系统的 D_2、D_3 受体结合,低剂量主要阻断突触前 D_2、D_3 多巴胺能受体,可以解释其对阴性症状的作用。日剂量小于或等于 400mg 可单次服用,剂量超过 400mg 应分次服用。对于急性精神病发作,推荐剂量为 400~800mg/d 口服,根据个体情况(疗效不显著并且不良反应不明显),剂量可以提高至 1 200mg/d。氨磺必利的常见不良反应是血清催乳素水平升高,可引起乳溢、闭经、男子乳腺发育、乳房肿胀、阳痿等,一般停止治疗后可恢复。其他不良反应,如 EPS 可能与剂量有关,日剂量 300mg 以上时常见,也可见便秘、恶心、呕吐、口干以及低血压。氨磺必利主要通过肾脏以原型药排泄(约 80%),肝脏代谢极少(<10%)。主要的药物相互作用风险来自和利尿剂等肾脏排泄抑制剂联用,可能减少氨磺必利排泄,增加血药浓度,需监测肾功能。与其他延长 QT 间期药物(如齐拉西酮)联用可能增加心律失常风险,需避免联用,或监测心电图。

8. 帕利哌酮(paliperidone) 帕利哌酮是利培酮的活性代谢物 9- 羟利培酮,有口服缓释片和多种长效注射剂型。帕利哌酮缓释片在我国批准治疗青少年(12 岁以上)和成人精神分裂症患者,治疗剂量为 3~12mg/d。推荐 6mg/d 起始,无须滴定,每日 1 次,清晨以整片吞服;首次治疗、年老体弱、伴有躯体疾病或已知对药物非常敏感的患者,可从 3mg/d 起始,尽快加到目标剂量。临床中最常见的不良反应是静坐不能和 EPS,与性别、种族、年龄等因素无相关性。高催乳素血症也较常见。帕利哌酮主要通过肾脏排泄(约 59%),肝脏代谢较少(<10% 经 CYP450 酶),应避免与利培酮联用;由于可能会引起竞争排泄,应避免与其他经肾脏排泄药物(如锂盐)联用,需监测血药浓度。

9. 鲁拉西酮（lurasidone） 鲁拉西酮治疗精神分裂症起始剂量为40mg/d，有效剂量范围为40~80mg/d。常见的不良反应有嗜睡、静坐不能、恶心、帕金森综合征和焦虑等。鲁拉西酮较少引起体重增加，不引起糖脂代谢紊乱和心电图改变，可能引起催乳素升高。鲁拉西酮主要经CYP3A4代谢，生成无活性的代谢产物。CYP3A4酶抑制剂（如酮康唑、伏立康唑、克拉霉素、柚子汁，可升高鲁拉西酮浓度4倍多）或诱导剂，以及CYP3A4酶的代谢底物会影响鲁拉西酮的浓度，谨慎或避免联用，并监测临床效应。中度至重度肝损害患者需调整剂量。与至少350cal（1cal=4.19J）食物同服，可以增加吸收，空腹服用可能导致疗效下降。

10. 布南色林（blonanserin） 布南色林治疗精神分裂症的剂量范围为8~24mg/d，分2次饭后服用。静坐不能和帕金森综合征常见，但较少引起催乳素水平升高及食欲增加。布南色林主要经CYP3A4代谢为N-去乙基布南色林，代谢物的活性低。抑制或诱导CYP3A4酶活性的药物可能会影响其代谢及临床效应，需谨慎联合。此外，布南色林禁止与肾上腺素合用，可能会引起严重的低血压。

11. 哌罗匹隆（perospirone） 哌罗匹隆2001年在日本上市，在欧洲、美国未上市，国内目前有仿制药。治疗精神分裂症，成人起始剂量为口服4mg/次，每天3次，逐渐加量。维持量为12~48mg/d，3次分服。根据年龄和症状适当增减剂量，每天剂量不超过48mg。研究显示其主要不良反应为静坐不能、震颤、肌强直、构音障碍、失眠、困倦等。哌罗匹隆主要经CYP1A2代谢，肝功能异常可能导致血药浓度升高。抑制或诱导CYP1A2酶活性可能会影响其浓度，联用相关药物时需调整剂量。

12. 布瑞哌唑（brexpiprazole） 是一种新上市的第二代抗精神病小分子药物，2015年7月获美国FDA批准上市，用于成人及13岁以上青少年精神分裂症的治疗，成人抑郁症的辅助治疗，阿尔茨海默病痴呆相关的激越的治疗；2024年6月获我国国家药品监督管理局药品审评中心（CDE）批准上市用于治疗成人精神分裂症。布瑞哌唑是多受体作用药物，主要通过5-HT$_{1A}$和多巴胺D$_2$受体的部分激动作用，以及5-HT$_{2A}$受体的拮抗作用发挥抗精神病疗效，具有稳定情绪、减少冲动行为、抗抑郁、抗焦虑、改善认知功能、减少EPS的潜在效应。口服吸收良好，生物利用度高达95%，食物对其药代动力学没有显著影响,可以随餐或不随餐服用。治疗剂量范围2~4mg/d,不良反应多为轻度至中度,临床可见到静坐不能、体重增加、血清催乳素增高、失眠、头晕、恶心、呕吐、鼻咽炎等不良反应。多项临床研究及其 meta 分析表明布瑞哌唑 2~4mg/d 治疗时其静坐不能发生率低于安慰剂组;血清催乳素水平与可出现一过性升高,与基线的差异无统计学意义;与其他第二代抗精神病药物相比,布瑞哌唑引起的体重增加较轻微,对代谢指标及 QTc 间期延长无显著影响。布瑞哌唑主要经 CYP3A4 代谢,具体代谢酶及活性代谢物信息有限,联合用药时,需要密切监测。

（三）长效抗精神病药物

第一代和第二代抗精神病药物均有长效剂型,主要用于提高患者的依从性。近年来的证据支持,急性期和早期开始长效药物治疗,可改善患者的长期结局。

1. 第一代长效抗精神病药物　第一代长效抗精神病药物主要有两种剂型,一种剂型如氟奋乃静癸酸酯和氟哌啶醇癸酸酯,是与酯类结合形式溶解在注射用油中注射使用。经注射后药物逐渐从油媒介物中解离并扩散进入周围组织,限速步骤为药物的扩散速度;药物一旦进入组织即迅速水解,将母体药物释放出来。经过多次注射的患者同时从多个注射部位吸收药物。因此,长效药物达到稳态所需的时间较长,消除也较慢。氟哌啶醇癸酸酯和氟奋乃静癸酸酯需要约 3 个月达到稳态,停止治疗数月后仍能检测到相当水平的血药浓度。另一种长效制剂为口服五氟利多（penfluridol）,属二苯丁哌啶类衍生物。其特点是进出脑组织较慢,作用时间相对较长,半衰期是65~70 小时,作用时间可达 1 周。

常用药物的治疗剂量为:氟奋乃静癸酸酯,12.5~50mg,2~3 周（肌内注射）一次;氟哌啶醇癸酸酯,50~100mg,2 周（肌内注射）一次;五氟利多,20~80mg,每周（口服）一次。

主要不良反应与同药物的口服制剂相同,适用于服药依从性不良或用药不便的患者,主要用于慢性精神分裂症的维持治疗,预防复发;也用于某些急性但依从性差的患者。

2. 第二代长效抗精神病药物　目前国内已上市的长效第二代药物有利培酮、帕利哌酮和阿立哌唑长效剂型。

（1）利培酮长效注射剂：目前国内临床使用的是长效利培酮微球Ⅱ代微球，以乙交酯丙交酯共聚物（PLGA）为辅料制成长效利培酮缓释微球，肌内注射后可快速释放药物，无释放迟滞期。单次注射利培酮微球（Ⅱ）第一天即开始释放药物活性成分，T_{max} 中位数为 14~17 天，半衰期为 2.6~4.5 天，药物持续释放 3~4 周。每 2 周给药一次，药物活性成分可在第 2 次注射后接近稳态水平。

（2）帕利哌酮长效注射剂（paliperidone palmitate injection）：目前有 1 个月、3 个月和 6 个月剂型。①棕榈酸帕利哌酮注射液［1 个月剂型（PP1M）]是一种长效的肌内注射用水性混悬液，在注射后的 1 周内达到有效的血浆治疗浓度。首次注射 150mg 剂型，第 8 天注射 100mg 剂型，此后每 4 周注射一次，根据患者临床特点，选择 75mg、100mg 或 150mg 任一剂量，注射部位（三角肌 / 臀肌）并不影响药物的半衰期。②棕榈酸帕利哌酮注射液［3 个月剂型（PP3M）]与 1 个月剂型的不同之处在于，3 个月剂型的帕利哌酮酯颗粒粒径（5~9μm）较 1 个月剂型的帕利哌酮酯颗粒粒径（0.9~1.4μm）大，延长了帕利哌酮的持续释放时间，从而延长了给药的时间间隔。单次注射药物后，药物从第 1 天开始释放，持续释放时间最长可达 18 个月，大约在注射后第 30~33 天帕利哌酮达到血浆峰浓度。比较帕利哌酮 3 个月剂型、1 个月剂型及口服缓释片后发现，当 3 个月剂型的给药剂量为 1 个月剂型的 3.5 倍时，3 个月剂型（175~525mg）释放的帕利哌酮可达 1 个月剂型（75~150mg）和帕利哌酮缓释片（3~12mg）相似的治疗暴露水平。建议首次注射 3 个月剂型前应至少接受 4 个月充分的 1 个月剂型治疗，无须进行耐受性实验。③棕榈酸帕利哌酮注射液［6 个月剂型（PP6M）]，是一种微球控释技术，刚在我国批准上市，用于接受过棕榈酸帕利哌酮注射液 PP3M 至少 3 个月充分治疗的成人精神分裂症患者，有两种剂型，分别是 700mg（3.5ml）和 1 000mg（5ml），首次给药时间可为计划中下一次 PP3M 每 3 个月给药时间点的前后 2 周内接受注射。三种长效帕利哌酮的不良反应相似，最常见的是注射部位反应、嗜睡 / 镇静、头晕、静坐不能、锥体外系症状及高催乳素血症。3 个月剂型的高催乳素血症发生率较 1 个月剂型的发生率低，这可能与 3 个月剂型降低了血药浓度峰谷波动频率有关。研究显示，更长治疗间隔的剂型复发风险更低。

（3）阿立哌唑长效剂型：包括注射用阿立哌唑干混悬剂、阿立哌唑长效混悬液（活性成分是月桂酰阿立哌唑）、基于纳米结晶技术的月桂酰阿立哌唑长效注射剂和注射用阿立哌唑微球（国产 2.2 类药）。阿立哌唑口服剂型使用的是阿立哌唑无水物作为活性成分，阿立哌唑干混悬剂使用的是阿立哌唑 - 水合物，更有利于长时间维持血药浓度，2013 年在美国和欧洲上市，用于治疗成人精神分裂症和成人双相 I 型障碍单药维持治疗，2023 年在我国获得上市许可，治疗精神分裂症。临床上推荐起始剂量和维持剂量为 400mg，每月一次（距上次注射不得少于 26 天）。注射用阿立哌唑微球于 2024 年在我国上市，起始剂量和维持剂量为 350mg/4 周。既往无阿立哌唑用药史的患者，均需进行为期 5 天的口服药耐受性试用。急性期或维持期使用，显著改善精神分裂症患者的精神病症状和社会功能，提高患者的治疗依从性，无须根据患者类型调整使用剂量。在安全性方面与口服阿立哌唑相似。

常用抗精神病药物长效针剂的用量用法参见表 3-2-5。

（四）新型抗精神病药物

1. 我国待上市新剂型抗精神病药物　包括长效剂型和其他新型剂型，正在我国进行临床试验的新靶点抗精神病药物有以下几种。

（1）卢美哌隆（lumateperone）：一个多靶点作用药物，与 5-HT$_{2A}$ 受体的亲和性最高（是对 D$_2$ 受体的 60 倍），对 D$_2$ 受体、D$_1$ 受体、5- 羟色胺转运体（SERT）及去甲肾上腺素 α$_2$ 受体有中等亲和性，与 5-HT$_{2C}$、H$_1$、毒蕈碱受体等亲和性极低。低剂量时表现为选择性 5-HT$_{2A}$ 受体拮抗剂，可促进睡眠，减少敌意及攻击行为；随着剂量增加，与 DA 受体及 SERT 的作用逐渐显现，发挥其抗抑郁及减轻精神病性症状的疗效。卢美哌隆对 D$_1$ 受体的中等亲和性引起 NMDA 受体谷氨酸受体 2B（GluN2B）亚基（NR2B）的磷酸化，继而增强前额叶皮质谷氨酸能的神经传导，改善患者阴性症状及认知受损。可改善精神分裂症患者的阳性症状、阴性症状及抑郁症状，常见的不良反应有镇静、头痛、腹泻、口干等，对体重影响较小。

（2）卡利拉嗪（cariprazine）：一个 D$_3$/D$_2$ 受体的部分激动剂，对 5-HT$_{1A}$ 受体也具有一定亲和力，尤其对 D$_3$ 受体具有较高亲和性。2015 年获得美国 FDA 批准上市，用于精神分裂症的治疗，双相 I 型障碍相关躁狂或混合发作的急性治疗，双相 I 型障碍相关抑郁的治疗，改善精神分裂症阳性症状以及

表 3-2-5　常用抗精神病药物长效针剂的用法用量

抗精神病药物长效针剂	注射部位	剂量转换	初始剂量	维持剂量	最大剂量	注射频率	起始治疗注射后是否需要口服补充	注射后留观	血浆浓度达峰时间	血浆浓度达到稳态时间	消除半衰期
第一代抗精神病药物											
氟奋乃静癸酸酯	臀肌/三角肌	口服 10mg/d=注射 12.5mg/3 周	6.25~25mg/2 周	6.25~25mg/2~4 周	75mg/2~4 周	2~4 周	第一次注射后口服剂量减半，第二次注射后停药	否	8~10 小时	2 个月	单次注射：6~9 天 多次注射：14~26 天
氟哌啶醇癸酸酯	臀肌/三角肌	口服 5mg/d=注射 50~75mg/4 周	根据口服剂量、复发风险确定，最多 100mg	50~200mg/月（先前口服剂量的 10~15 倍）	450mg/月	4 周	减量，并在注射 2-3 次后停用	否	6 天	3~4 个月	21 天

续表

抗精神病药物长效针剂	注射部位	剂量转换	初始剂量	维持剂量	最大剂量	注射频率	起始治疗是否需要口服补充	注射后留观	血浆浓度达峰时间	血浆浓度达到稳态时间	消除半衰期
第二代抗精神病药物											
利培酮微球	臀肌/三角肌	口服≤3mg/d=注射25mg/2周; 口服>3~5mg/d=注射37.5mg/2周; 口服>5mg/d=注射50mg/2周	25mg/2周	25~50mg/2周	50mg/2周	2周	持续口服3周	否	29~31天	2个月	3~6天; 肾脏或肝脏疾病中延长
利培酮缓释注射混悬液	仅限腹部皮下注射	口服3mg/d=注射90mg/月; 口服4mg/d=注射120mg/月	取决于口服剂量	90~120mg/月	120mg/月	每月	无负荷量, 无须口服重叠	否	双峰: 4~5小时和10~14天	2个月	9~11天

续表

抗精神病药物长效针剂	注射部位	剂量转换	初始剂量	维持剂量	最大剂量	注射频率	起始治疗是否需要口服补充	注射后留观	血浆浓度达峰时间	血浆浓度达到稳态时间	消除半衰期
阿立哌唑-水合物	臀肌/三角肌	不适用	400mg	400mg/月	400mg/月	每月	初次注射后口服续服14天	否	4天（三角肌）5~7天（臀肌）	取决于第4针剂量	300mg:29.9天 400mg:46.5天（臀肌注射）
月桂酰阿立哌唑 Aristada Initio	臀肌/三角肌	不适用	675mg	675mg	675mg	单剂量用于开始治疗或重新开始治疗；不可重复给药	必须同时口服30mg阿立哌唑	否	16~35天（中位时间27天）	不适用	15~18天

续表

抗精神病药物长效针剂	注射部位	剂量转换	初始剂量	维持剂量	最大剂量	注射频率	起始治疗是否需要口服补充	注射后留观	血浆浓度达峰时间	血浆浓度达到稳态时间	消除半衰期
月桂酰阿立哌唑 Aristada	臀肌/三角肌	口服10mg/d=注射441mg/月；口服15mg/d=注射662mg/月，882mg/6周，1064mg/2月；口服20mg/d或者更大量=注射882mg/月	441/月，662/月，883mg/月，882mg/6周，1064mg/2月	441/月，662/月，883mg/月，882mg/6周，1064mg/2月	882mg/月	441/月，662/月，883mg/月，882mg/6周，1064mg/2月	①注射 Aristada Initio 675mg 并口服阿立哌唑30mg ②第一次注射 Aristada 后，继续口服阿立哌唑21天	否	不详	4个月	53.9~57.2天
注射用阿立哌唑微球	臀肌	10~20mg/d=350/270mg/月+片剂10mg/d 14天；20~30mg/d=350/270mg/月+片剂15mg/d 14天	350mg/月，不耐受270mg/月	350mg/月，不耐受270mg/月	350mg/月	1个月	持续口服14天	否	7.02天	2个月（第3次给药）	31.99天；肾脏或肝脏疾病中延长，CYP2D6弱代谢者延长

抗精神病药物长效针剂	注射部位	剂量转换	初始剂量	维持剂量	最大剂量	注射频率	起始治疗是否需要口服补充	注射后留观	血浆浓度达峰时间	血浆浓度达到稳态时间	消除半衰期
棕榈酸帕利哌酮*（PP1M）	三角肌（前2针）/臀肌	口服3mg eq/d=注射25~50mg eq；口服6mg eq/d=注射75mg eq；口服9mg eq/d=注射100mg eq；口服12mg eq/d=注射150mg eq	第一针150mg eq，第2针后100mg eq（均在三角肌）	50~150mg eq/月（第5周开始）	150mg eq/月	每月	不需要	否	13天	2~3个月	25~49天；肾脏疾病中延长
棕榈酸帕利哌酮*（PP3M）	臀肌/三角肌	从PP1M转换PP1M 50mg eq/d=PP3M 175mg eq；PP1M 75mg eq/d=PP3M 263mg eq；PP1M 100mg eq/d=PP3M 350mg eq；PP1M 150mg eq/d=PP3M 525mg eq	取决于PP1M最后一次注射剂量	175~525mg eq/3个月	525mg eq/3个月	每3个月	不适用	否	30~33天	不适用	84~95天（三角肌注射）；118~139天（臀肌注射）；肾脏疾病中延长

续表

抗精神病药物长效针剂	注射部位	剂量转换	初始剂量	维持剂量	最大剂量	注射频率	起始治疗是否需要口服补充	注射后留观	血浆浓度达峰时间	血浆浓度达到稳态时间	消除半衰期
棕榈酸帕利哌酮*（PP6M）	臀肌	从PP3M转换 PP3M 350mg eq/d =PP6M 700mg eq; PP3M 525mg eq/d=PP6M 1 000mg eq	取决于PP3M最后一次注射剂量	700~1 000mg eq/6个月	1 000mg eq/6个月	每6个月	不适用	否	29~32天	不适用	148天（700mg qd/6个月）; 159天（1 000mg eq/6个月）

注：* 剂量按照帕利哌酮计算，mg eq 为帕利哌酮当量。

阴性症状方面显著优于安慰剂或其他药物，最常见的不良事件是静坐不能等锥体外系不良反应、失眠、体重增加和头痛等。大多数不良事件的严重程度为轻至中度，观察到的代谢变化通常被认为不具有临床意义。

2. 尚未在我国启动临床试验的新靶点抗精神病药物　有以下几种。

（1）匹莫范色林（pimavanserin）：一种 $5-HT_{2A}$ 受体反向激动剂和 $5-HT_{2C}$ 受体拮抗剂，对 $5-HT_{2A}$ 受体的亲和性比对 $5-HT_{2C}$ 受体高约 40 倍。未检测到匹莫范色林对其他受体的亲和力。最常见的不良反应有头痛、困倦和失眠等。该药于 2016 年获得美国 FDA 批准，是首个治疗帕金森病伴精神病性症状的抗精神病药物。目前正在申请扩大用于治疗与阿尔茨海默病精神病相关的幻觉和妄想的适应证。最近一项针对阿尔茨海默病、帕金森病痴呆、路易体痴呆、额颞叶痴呆或血管性痴呆伴精神病性症状患者的临床 III 期、随机、双盲、安慰剂对照的停药试验研究结果显示，对匹莫范色林有治疗反应的患者，继续服用匹莫范色林比停药后复发的风险更低。

（2）伊潘立酮（iloperidone）：与 $5-HT_{2A}$ 和多巴胺 D_2 和 D_3 受体有高亲和力，对多巴胺 D_4、$5-HT_6$、$5-HT_7$ 和去甲肾上腺素 $NE\alpha_1$ 受体有中等亲和力，对 $5-HT_{1A}$、多巴胺 D_1 和组胺 H_1 受体低亲和力，适用于成年精神分裂症的急性期治疗。须以低剂量起始缓慢加量以避免直立性低血压。常见不良反应是眩晕、口干、疲劳、鼻充血、直立性低血压、嗜睡、心动过速和体重增加。与其他中枢作用药物、乙醇以及某些抗高血压药物合用时，须注意相互作用。

3. 新型联合制剂　包括以下几种。

（1）KarXT（呫诺美林曲司氯铵合剂）：其药理作用与现有的抗精神病药物不同，主要通过呫诺美林激活中枢神经系统毒蕈碱型胆碱能受体 M_1 和 M_4 而发挥作用。呫诺美林是一种选择性的 M_1 和 M_4 受体激动剂，研究显示该药对阳性症状、阴性症状和认知症状均有效，不具有多巴胺受体阻断活性。曲司氯铵是一种外周限制性毒蕈碱型胆碱能受体拮抗剂，可降低呫诺美林的外周胆碱能不良反应。曲司氯铵难以透过血脑屏障，对中枢神经系统的毒蕈碱受体影响较少。呫诺美林曲司氯铵作为近年来的全新机制抗精神病药物之一，该药剂量以 "呫诺美林 / 曲司氯铵" 表示，在餐前 1 小时或餐后至少 2 小时服用。常见的不良反应是一过性的恶心、消化不良、便秘、呕吐等消化道症状，较少引起催乳素增高、锥体外系不良反应、体重增加、心电图和 QT 间期改变。伴有尿潴留或窄角型青光眼的患者需在密切监测下使用。呫诺美林曲司氯铵于 2024 年 9 月经美国 FDA 批准上市，用于治疗成年精神分裂症。

（2）ALKS 3831（奥氮平沙米多芬合剂）：沙米多芬是一种选择性 μ- 阿片受体的拮抗剂，对 Kappa 阿片受体也有明显作用，作为成瘾治疗曾被研究，与纳曲酮等效，但不良反应更少，可以减少对食物的渴求，且对体重没有影响。沙米多芬和奥氮平联合使用，目的在于获得奥氮平的抗精神病疗效的同时，减轻奥氮平对体重和新陈代谢的不良反应。ALSK 3831 由可变剂量奥氮平和固定剂量（10mg）沙米多芬配制而成。2021 年 6 月获得美国 FDA 批准上市，适应证包括成人精神分裂症，以及单药或与锂盐 / 丙戊酸盐联合用于成人双相Ⅰ型障碍维持期及急性躁狂 / 混合发作的治疗。

4. 尚未在我国开展研究的新剂型药　有以下几种。

（1）奥氮平长效注射剂（olanzapine pamoate injection）：为长效奥氮平双羟萘酸盐混悬液，注射后第 1 周内达到奥氮平血浆峰浓度，每 2 周（150~300mg/ 次）或 4 周（405mg/ 次）一次注射可达口服 5~20mg/d 奥氮平的稳态血浆浓度范围。除注射部位不良反应外，其余与口服奥氮平制剂相似。

（2）阿塞那平及其透皮贴剂：阿塞那平（asenapine）主要对 DA、5-HT、去甲肾上腺素及 H 受体有亲和性，与 $5-HT_{2C}$、$5-HT_{2A}$、$5-HT_7$、$5-HT_{2B}$、$5-HT_6$、$NE\alpha_{1/2B}$、D_3 受体亲和力较高。2009 年 8 月 13 日经美国 FDA 批准成年精神分裂症急性期治疗。阿塞那平透皮贴剂于 2019 年在美国上市，通过透皮给药系统（TDDS）在给药的 24 小时内维持血液中的药物浓度，可避免口服药物的肝首过效应，使用更低剂量就能达到同样疗效。剂量规格为 3.8mg/24h、5.7mg/24h、7.6mg/24h。可贴于臀部、腹部、上臂或上背部等部位。主要不良反应为嗜睡、焦虑、体重增加、食欲增加、肌张力障碍、静坐不能、运动障碍、帕金森病症状（运动迟缓、震颤）等。与口服或注射制剂相比，透皮贴剂使用方便，更易于被患者和护理人员接受。

（3）经鼻吸入洛沙平：在美国上市，用于控制精神分裂症及躁狂患者的激越症状（攻击暴力）。它是通过热能产生气溶胶，将洛沙平吸入剂快速输送到肺部，从而快速被吸收。这种给药方式通常吸入 10 分钟内就可以起效,能快速控制患者的激越行为。研究表明,对于有激越行为患者而言,吸入剂比注射剂更能让患者接受。需要注意的是洛沙平可能造成支气管痉挛,禁用于哮喘及慢性阻塞性肺疾病的患者。

二、急性期治疗方案

精神分裂症的急性期治疗聚焦于缓解急性期症状,控制风险行为、预防伤害。目前抗精神病药物治疗仍是精神分裂症急性期治疗的首选方案。在开始使用抗精神病药物之前,临床医生应向患者解释拟处方的药物、目标症状及其可能的不良反应,特别是那些在刚开始用药时常见的不良反应(如肌肉僵硬、镇静和静坐不能)。严重患者可能在沟通上存在一定困难,尝试与患者进行沟通对急性期治疗方案选择会有帮助。患者可能需要其家庭成员的帮助和支持,建议家庭成员参与治疗药物决策讨论。

（一）精神分裂症急性期的药物选择

临床问题2:精神分裂症急性期的药物选择?

推荐意见:各种抗精神病药物(除氯氮平外)之间疗效差异证据不足,不良反应差异显著,抗精神病药物选择时重点考虑不良反应差异(1A)。首发精神分裂症患者倾向于推荐除氯氮平外的第二代抗精神病药物(1B)。

影响药物选择的因素包括药物特性、患者特征以及临床医生的经验。药物特征包括药物的药效学、作用机制、药代动力学。患者特征包括患者和家族成员既往用药史(疗效、不良反应和依从性),该药对特定患者的不良反应风险,患者、家属或医生最渴望避免的不良反应,患者或家属对某种药物的偏好,共病的躯体或精神疾病。

抗精神病药物之间往往存在分子结构、与神经递质相互作用的类型、药代动力学、活性代谢物的存在与否,以及蛋白结合率等方面的差异。这些差异和患者的遗传因素和内环境特征相互作用,可导致个体间疗效、耐受性、安全性以及风险 - 获益比的差异。然而,这些影响因素比较复杂,甚至有些尚未研究清楚,因此在临床实践中很难在特定个体中确切预测某种药物的效果。大量研究比较了总体人群中不同抗精神病药物之间的药效学差异。

1. 首发精神分裂症中不同抗精神病药物急性期疗效差异的循证证据 一项 meta 分析纳入首发精神分裂症急性期治疗（≤13 周）的随机对照试验，比较了 12 种抗精神病药物的疗效和耐受性（纳入临床试验 N=19 项，受试者 n=2 669 例）。总体症状改善方面，阿立哌唑、喹硫平、利培酮、奥氮平均优于氟哌啶醇；全因治疗中断率方面，氨磺必利、奥氮平、齐拉西酮、利培酮均优于氟哌啶醇。作为第一代抗精神病药物（FGAs）的氟哌啶醇似乎是首发精神分裂症急性期治疗的次优选择，第二代抗精神病药物（SGAs）之间疗效无差异。但该研究纳入的研究数量较少、研究质量级别不高，每种药物治疗组的患者数量也较少。

2. 复发精神分裂症中不同抗精神病药物急性期疗效差异的循证证据 一项大型 meta 分析纳入非首发精神分裂症急性期治疗（3~13 周）安慰剂对照试验和直接比较的随机对照试验，比较了 32 种口服抗精神病药物治疗的疗效和耐受性（N=402，n=53 463）。总体症状改善方面，与安慰剂相比，绝大多数（27/32）抗精神病药物存在显著优势；在多种药物的疗效比较中，氯氮平显示出显著的优势，明显优于其他药物。其他药物之间的疗效差异较小，排名依次是氨磺必利、佐替平、替沃噻吨、奥氮平和利培酮，但部分药物之间的疗效对比可能存在一定的不确定性；社会功能的改善方面，纳入的研究数量以及药物种类较少，硫利达嗪、奥氮平、帕利哌酮、喹硫平、鲁拉西酮及布瑞哌唑优于安慰剂；多数抗精神病药物（20/32）的全因停药率显著低于安慰剂。

综上，虽然 meta 分析提示了 SGAs 在首发精神分裂症急性期的优势，但由于各个临床试验设计的异质性、抗精神病药物直接比较的研究有限，以及许多抗精神病药物的临床试验数据有限，仍没有一致的证据表明总体人群中 SGAs 比 FGAs 在精神分裂症急性期治疗中的疗效优势。同样，各种抗精神病药物之间（除氯氮平外）的疗效差异证据亦不足。

在预防复发方面，SGAs 似乎有优势，可能与其耐受性更佳、治疗中断率更低有关。有 meta 分析比较了 SGAs（氯氮平、奥氮平、喹硫平、利培酮、氨磺必利和齐拉西酮）和 FGAs 治疗首发精神病的疗效和安全性（N=13，n=2 509）。短期研究（≤13 周）汇总后，SGAs 的全因治疗中断率明显低于 FGAs（RR=0.74，P<0.001，N=10，n=1 952）；在症状改善程度和有效率方面，

SGAs 表现出优于 FGAs 的趋势，但差异无统计学意义（ES=0.11，P=0.09，N=12，n=1 951；RR=1.13，P=0.06，N=9，n=1 724）。长期研究（24~96 周）汇总后，两组在症状改善程度或有效率方面没有差异；全因治疗中断率方面，SGAs 比 FGAs 有更低的趋势（RR=0.78，P=0.06，N=5，n=1 133）；预防复发方面，SGAs 比 FGAs 有优势（RR=0.84，P=0.04，N=6，n=1 092）。无论是短期研究还是长期研究，因不耐受所致的治疗中断率，SGAs 均低于 FGAs（RR=0.46，P<0.001，N=8，n=1 768；RR=0.49，P=0.001，N=5，n=1 295）。此外，有一项 24 周的双随机、双盲研究（n=149）显示，服用 SGAs 的精神分裂症患者自我报告的生活质量明显高于服用 FGAs 的患者，而两组的疾病严重程度改善无差异，提示生活质量的组间差异可能由不良反应的差异所致。

然而，无论是首发还是复发患者，各种抗精神病药物之间不良反应差异显著，FGAs 锥体外系不良反应更突出，部分 SGAs 代谢综合征发生风险高，即使同属于 FGAs 或者 SGAs 的各种药物，其不良反应类型和严重程度也有明显差异。大型 meta 分析提示，近半数抗精神病药物（12/26）所致体重增加显著超过安慰剂，佐替平、奥氮平及舍吲哚更明显，齐拉西酮、鲁拉西酮、阿立哌唑风险更低；多数抗精神病药物（21/32）与抗帕金森药使用增加显著相关，其中氯氮平优于安慰剂，奥氮平、喹硫平、阿塞那平合并抗帕金森药概率较低；催乳素水平升高方面，帕利哌酮、利培酮、氨磺必利较为明显，氯氮平、佐替平、阿立哌唑优于安慰剂；QTc 间期延长方面，舍吲哚、氨磺必利、齐拉西酮风险更高，鲁拉西酮有优势；大多数抗精神病药物有镇静作用，珠氯噻醇、氯氮平、氯哌噻吨较为明显，匹莫齐特、甲哌丙嗪、氟奋乃静相对轻微；抗胆碱能不良反应的评估可能受合并使用的抗胆碱能药的影响，喹硫平、硫利达嗪、佐替平风险较高，布瑞哌唑、吗啉酮、阿塞那平风险较低。

由于不同抗精神病药物之间不良反应差异明显大于疗效差异，因此，无论首发患者还是复发患者，药物的选择均应优先考虑不良反应的差异而非疗效差异。

首发精神分裂症患者对抗精神病药物疗效和不良反应均更敏感，鉴于 SGAs 耐受性优于 FGAs 的证据较一致，且弱证据提示了在首发患者中 SGAs 的疗效优势。因此，有理由支持首发精神分裂症患者选择除氯氮平之外的 SGAs。

复发患者需关注复发原因。复发的原因包括抗精神病药物治疗的依从性差、应激事件和物质滥用等。依从性差是最常见原因，如存在此问题，应针对个体分析依从性差的原因，药物选择时尽量避免患者不能接受的不良反应，与患者和家属明确、共同理解药物治疗在预防复发中的作用，指导家属监测药物使用。由于实际依从性往往比患者和家属所汇报的情况更差，治疗药物监测（therapeutic drug monitoring，TDM）是必要的评价措施。对于依从性不佳的患者，在充分考察了耐受性的基础上，可选用抗精神病药物长效注射制剂。精神活性物质的滥用在国内较少，但应注意吸烟对 CYP450 1A2 酶的诱导作用，可能降低经 CYP1A2 酶代谢的药物（如氯氮平）浓度导致疾病复发。

需要注意的是，各项研究中疗效和不良反应的结论均是基于群体数据得出的整体趋势。临床工作中，抗精神病药物对不同患者的疗效和不良反应存在显著的个体差异。因此，药物选择可能需要"试 – 错"的过程，告知患方这种可能性有助于提高依从性。另外，患方对药物的态度会影响治疗依从性，临床医生应尽可能地让患方参与药物选择的决策过程，包括愿意接受的给药方式。患者的偏好甚至比推荐某种药物作为一线选择更重要。

临床医生希望根据患者症状特征选择适合的药物，然而，或许由于目前上市的抗精神病药物大多仍然主要通过对多巴胺受体的拮抗发挥作用，各种抗精神病药物对不同靶症状疗效差异的循证证据并不充分。不同药物对受体类型及亲和力的差异，并未充分体现在特定症状的疗效差异，更多表现在不良反应谱的差异。

有 meta 分析提示，阳性症状改善方面，排名靠前的几种药物为氨磺必利、利培酮、氯氮平、奥氮平、帕利哌酮及氟哌啶醇；阴性症状改善方面，氯氮平、佐替平、氨磺必利、奥氮平以及阿塞那平排名靠前；抑郁症状的改善方面，舒必利、氯氮平、氨磺必利、奥氮平排名靠前。但药物之间的差异并不显著，且研究间一致性较低。共患其他疾病的患者，需注意药物对其他疾病的影响以及与合并药物的潜在相互作用。

激越是精神分裂症急性期常见症状。对于激越患者，应首先给予"口头降温"；同时保证环境安全，降低伤害他人或自身的风险；尽快给予快速而有效的治疗。药物治疗方面，可短期合并使用苯二氮䓬类药。在难以口服给药的情况下，可经胃肠外给药，如肌内注射或吸入抗精神病药物或苯二氮䓬类药的相应剂型。在备有氟马西尼的情况下，可考虑静脉注射地西泮治疗。一旦患者服药合作，应尽快转为口服药物。联合改良电休克治疗也是高风险患者的一种选择。值得重视的是，此类患者常接受了较高剂量药物或联合用药，几乎所有抗精神病药物都有延长 QTc 间期的风险，同时患者兴奋躁闹可能导致躯体状态不佳，脱水、低钾血症，这些也是 QTc 间期延长的风险因素，因此，需关注患者躯体状况，监测电解质，如有水电解质紊乱，积极补液补钾治疗。

综上，抗精神病药物的选择取决于药物的不良反应、患者偏好、共患的躯体疾病以及与其他药物的潜在相互作用，首发患者推荐 SGAs 作为一线选择，复发患者重点参考既往用药情况。

（二）急性期抗精神病药物剂量的选择

抗精神病药物目标剂量的确定相当重要，但由于用药和起效之间会有几天甚至几周的延迟，医生无法根据当下的疗效滴定剂量。有效剂量取决于药物特征和患者因素，如患者对该药物的遗传敏感性和代谢能力、共病情况、合并的药物治疗以及既往药物暴露史。FGAs 推荐的目标剂量范围一般为最低有效剂量（minimum effective dose, MED）的 2~3 倍（见表 3-2-3）。

药品说明书剂量推荐基于上市前的药物临床试验，试验中的患者是被高度选择的，并不能代表最终接受治疗的人群。因此，药物在真实世界中广泛使用后会发现，达到最佳疗效所需的剂量往往高于临床试验结果的建议。有时，超过剂量上限可能有临床获益，然而，如果没有清楚地了解所带来的潜在好处和风险，最好不要超过说明书推荐剂量的上限，尤其是具有严重的血药浓度依赖性不良反应的药物。

许多药物的血浆浓度变异可高达 10 倍。因此，在某种程度上，个体的最佳剂量最终只能通过反复"试－错"决定。某些药物具有剂量-效应相关性。不适当的剂量仅将患者置于不良反应的风险中，而并不能提供获益。值得注意的是，鉴于目前大多数处方药物的安全性范围很大，剂量不足导致症状无法控制导致的风险，并不比超过推荐剂量范围带来的风险更低。建议抗精神病药物的剂量选择遵从"就低"和"就高"原则（as low as possible and as high as necessary），即个体化治疗剂量尽可能地低，但如需要时，在说明书和各国指南推荐剂量的范围内可以尽可能地高。

有 meta 分析表明,在精神分裂症急性期患者中,高于 95% 有效剂量（95% effective dose, ED_{95},即 95% 患者有效的剂量）可能不会更有效。在 20 种抗精神病药物中,剂量 - 疗效曲线根据超过最大推荐剂量使用是否有效分为 3 类:继续加量无法提高疗效（平台型）;增加剂量反而降低疗效（钟型）;加量疗效仍呈上升趋势（上升型）。"平台型"抗精神病药物包括:氨磺必利（治疗阴性症状）,喹硫平;"钟型"抗精神病药物包括:氨磺必利（治疗阳性症状）,阿立哌唑、奥氮平（治疗阴性症状）,利培酮,氟哌啶醇;"上升型"抗精神病药物包括:奥氮平（治疗阳性症状）,伊潘立酮,鲁拉西酮,帕利哌酮,齐拉西酮,氯氮平。对于一些剂量 - 反应曲线呈"上升型"的药物,高于目前许可的剂量可能需要在进一步临床试验或应用中考察。此研究结果提供了"平均状态"患者的指导,个体给药剂量的决定应根据每种药物的特性（如药效学和药代动力学特性、不良反应）、患者特征（如年龄、疾病阶段、严重程度、躯体共病和以前已知的个体有效剂量）以及合并治疗。

药物的起始剂量将取决于药物剂型、患者特征以及既往是否接受过抗精神病药物等因素。除氯氮平外,一旦初始剂量耐受,大多数抗精神病药物的剂量可以相对快速地增加至常规治疗剂量。对于既往接受过抗精神病药物治疗的患者,通常适合更快速地恢复有效的药物剂量。在首发患者中,较低的起始药物剂量可能有助于将抗精神病药物的急性不良反应降至最低,从而促进患者继续治疗的意愿。在老年患者中,尤其是伴有躯体疾病且正在接受多种药物治疗的个体中,推荐的药物起始剂量为成人常用起始剂量的 1/4~1/2。

（三）治疗无效的选择

对于初始治疗无效的患者,应确认目前的抗精神病药物剂量和持续时间是否合适以及依从性如何。可以检测血药浓度,以排除不依从、药物快代谢或其他原因所致吸收差;可以选择长效注射剂型,以排除不依从的影响因素。如剂量尚未充分或药物浓度不足,应首先增加剂量或确保患者依从性。剂量充分、依从性良好、治疗时间足够的情况下,治疗无效的患者可考虑换用其他抗精神病药物。换药后仍无效的患者,可按照难治性精神分裂症处理,使用氯氮平治疗。目前虽有证据提示抗精神病药物联用和再住院风险低相关,但仍然缺乏可重复的高质量证据证明抗精神病药物联合治疗的利大于弊,对于某些特殊情况下采用联合治疗的患者,联合用药应注意安全性问题,加强不良反应的监测。

临床问题3：精神分裂症治疗换药的指征和时机?

推荐意见：更换抗精神病药物常基于疗效不佳、功能恢复不理想、不良反应难以耐受或患者偏好（1B）。疗效不佳时,应确认剂量充分且依从性良好,观察时间推荐2~4周（1B）。

抗精神病药物的药理作用始于第1周,随时间的推移而累积,如果在治疗几周后没有改善（如症状改善<20%）,或出现实质性改善（如症状改善>50%,功能损害最小化）之前进入瓶颈期,可考虑增加抗精神病药物剂量或换药。

此外,初始治疗有效的患者,临床中某些情况也可考虑换药。首先,虽然达到有效,但仍有明显的症状或功能障碍。另外,由于患者偏好或难以耐受的不良反应,可进行换药。鉴于代谢综合征和肥胖的远期健康风险,体重增加、糖尿病或代谢综合征的发生是考虑换药的常见原因。

国内外治疗指南对初始治疗的观察时间缺乏共识,2020年美国APA精神分裂症治疗指南指出,有必要以治疗剂量对患者的临床状态进行2~4周监测,除非有难以耐受的不良反应。2014年英国国家卫生与临床优化研究所（NICE）精神分裂症治疗指南建议使用最佳剂量治疗4~6周无效可考虑换药。2019年德国精神分裂症治疗指南建议观察时间为2周,最迟4周。2021年日本神经精神药理学学会精神分裂症药物治疗指南建议观察时间2~4周,不超过8周。

在抗精神病药物治疗4~6周的疗程中,症状最大程度的减轻发生在前1~2周内。在第1周或第2周期间（假设诊断无误、依从性充分和治疗剂量适当）,治疗无效或甚微是后续疗效不佳的有力预测因素。目前有证据提示,2周时症状改善（improvement）程度可预测后期治疗是否有效（response）,治疗早期疗效甚微（症状改善<20%）可提前换药。如部分有效但疗效不够理想者,应适当延长观察时间。对于大多数患者来说,服用足剂量抗精神病药物观察4~6周是合理的。在此时间段内,即使有轻微改善,患者可能会在3~6个月内以稳定的速度继续改善。

三、巩固期和维持期治疗方案

精神分裂症的维持期治疗旨在防止症状复发,并最大限度地提高功能和生活质量。据 Robinson 等(1999)统计,首发精神分裂症患者 5 年内累积复发率高达 81.9%,二次复发率为 78.0%。Morgan 等(2014)对英国精神病 AESOP-10 队列的 10 年随访研究提示,仅 12.5% 患者只有一次发作,23.2% 患者症状持续未缓解,而 64.3% 患者会经历复发。Leucht 等(2017)及 Zhu 等(2017)meta 分析显示,相对于首发患者,复发患者对治疗的反应更差,临床缓解率更低。然而,目前尚缺乏急性期停药后复发的可靠预测指标,凸显了维持治疗的重要性和关键性。越来越多的循证证据表明,急性期后继续使用抗精神病药物维持治疗可有效降低复发风险、减少再住院率和死亡率,同时可以持续改善精神症状,并促进功能恢复和生活质量的提高。

临床问题 4:精神分裂症急性期后的治疗方案和疗程?

推荐意见:精神分裂症急性期治疗后需要长期服用抗精神病药物维持治疗(1A)。

证据来源:有关急性期后维持治疗对比直接停药,证据来自 4 项高质量 meta 分析和 1 项大样本真实世界研究。有关维持治疗具体时长以及最终是否可以停药,未检索到高质量 meta 分析或系统综述,补充检索获得 6 项高质量 RCT 研究、1 项前瞻性病例对照研究和 2 项大型真实世界研究。有关停药或减药后复发的高危因素,证据来自 2 篇 meta 分析和 1 篇系统综述。

精神分裂症急性期后是否可以停药,或者维持治疗多长时间后可以停药,是临床医生及患者共同关心问题。目前证据揭示,症状缓解或疾病稳定后立即停药是不妥当的,应该继续使用抗精神病药物维持治疗,但国内外对于具体维持治疗时长尚未形成统一意见,不同治疗指南的推荐意见也存在较大差别,需要根据临床实际情况,由患者本人、监护人及临床医生共同决策。

Thompson 等(2018)的 meta 分析发现,首发精神病患者急性期后停药(或安慰剂治疗)的复发率显著高于维持治疗(53% *vs.* 19%)。Kishi 等

（2019）的 meta 分析发现，相对于停药组，首发精神病患者维持治疗可以降低复发风险，相对危险度（*RR*）分别为：2 个月 0.49，3 个月 0.46，6 个月 0.55，9 个月 0.48，12 个月 0.47，18~24 个月 0.46。Cochrane（2020）的 meta 分析详细比较了抗精神病药物维持治疗与停药/安慰剂治疗的差异，结果发现维持治疗可以显著降低精神分裂症的复发率（1 年复发率分别为 24% *vs.* 61%）和再住院率，且不同随访时段（3 个月以内、4~6 个月、7~12 个月、12 个月以上及全时间段）、不同治疗群体（首发 *vs.* 复发，入组前疾病稳定时长，突然停药 *vs.* 逐步停药）、不同药物种类（FGAs *vs.* SGAs，口服 *vs.* 长效制剂）、不同研究类型（双盲 *vs.* 非盲）的结果基本一致。Ostuzzi 等（2022）的大样本 meta 分析同样证实，标准剂量维持治疗可以显著降低疾病稳定期患者的复发率（*RR*=0.37，95% *CI*：0.32~0.43）。Tiihonen 等（2018）的真实世界研究提示，首发患者早期停药（1 年内）的死亡率上升 174%~214%（相对于维持治疗 1 年以上）。上述研究支持急性期后继续维持治疗是非常必要的。长期服用药物有可能产生运动障碍、内分泌问题（代谢综合征及高催乳素血症）及心血管并发症等，可能影响认知及社会功能，需要持续监测并积极处理不良反应。

目前对于精神分裂症维持治疗时长及是否可以停药存在不同说法，如 1 年、2 年、3 年、5 年、6 年，甚至终身服药，而高质量的长程随访研究相对缺乏。已有证据表明，精神分裂症存在明显异质性，"一刀切"临床思维并不适用于所有患者。Wils 等（2017）的队列研究发现，首发精神病患者早期规范化治疗后随访 10 年，约 30% 患者已经停药，并且疾病处于缓解状态。Hui 等（2018）在中国香港开展的一项首发精神病 RCT 随访 10 年研究显示，约 16% 患者可以在随访最后 2 年停药。上述研究证实精神分裂症患者中确实有部分患者可以停药。但哪些患者可以停药，停药应前维持治疗多长时间，目前尚未发现高质量 meta 分析或系统综述。

绝大部分停药相关 RCT 研究及真实世界队列研究将首发精神病/首发精神分裂症作为研究对象，并将急性期后维持治疗 1 年作为维持治疗的最基本时长，继续维持治疗对复发的预防作用优于停药，但对于后续更长时间维持治疗的意义较难得出结论。Chen 等（2010）对中国香港首发精神病患者（病情稳定至少 1 年，平均 21.9 个月）进行 1 年随访研究，结果发现继续服用喹硫平 400mg/d 患者的复发率显著低于停药组（41% *vs.* 79%）。Hui 等（2018）对上述研究进行了 10 年随访，发现停药组患者的长期不良结局（症状持续不缓解、需使用氯氮平治疗或自杀死亡）比例更高（39% *vs.* 21%），提示维持治疗至少 2 年（平均 3 年）的远期疗效优于 1 年（平均 2 年）。Mayoral-van Son 等（2016）的前瞻性队列研究发现，病情稳定至少 1 年的首发患者，继续维持治疗组 3 年内复发率显著低于停药组（67.4% *vs.* 31.8%），且复发时间的中位数显著延长（122 天 *vs.* 607 天）。对于维持治疗是否越久越好，目前也存在相反观点，Cochrane（2020）的 meta 分析对停药前维持治疗时长（1 个月、3 个月、12 个月、3~6 年）进行亚组分析，结果发现维持治疗确实可以降低 1 年后复发风险，但亚组间并无显著性差异，提示维持治疗时长的延长并不能降低停药后疾病的复发风险。Tiihonen 等（2018）基于急性期后维持治疗 0 年、1 年、1~2 年、2~5 年及 5 年以上的停药组与维持治疗组的数据发现，随着药物治疗时间延长，停药治疗失败（再住院或死亡）的风险增加，揭示维持治疗时间越长，停药后治疗失败风险越大。因此，针对首发精神病 / 首发精神分裂症最佳维持治疗时长仍未得出十分可信的结论。此外，Üçok 等（2020）的一项真实世界观察性队列研究发现，接受持续抗精神病药物治疗满 1 年且疾病稳定的患者，遵医嘱成功停药后长期随访复发率约 58.8%，显著低于自行停药组（76.9%）和未成功停药组（77.5%），提示在医生指导下的规范停药流程对降低复发风险尤为重要，不推荐患者擅自停药，且停药不成功（如减药过程中症状反复）可能提示复发风险较高。

针对复发患者的维持治疗时长研究较少。Tani 等（2018）的系统综述发现既往复发次数较少是预后良好的预测因素。Leucht 等（2012）的 meta 分析对首发及复发患者进行亚组分析，发现维持治疗与停药相比，两者的 7~12 个月复发率均更低，但复发患者差异更明显（首发 26% *vs.* 61%，*RR*=0.47；复发 27% *vs.* 65%，*RR*=0.39）；Gaebel 等（2002）的 RCT 研究发现，首发患者停药后 2 年内复发率上升不显著（38% *vs.* 42%），但复发患者则显著上升（20% *vs.* 71%），这都提示复发患者更能从维持治疗中获益。Wunderink 等（2013）的 RCT 研究事后分析发现，成功完成停药 / 减药流程的患者与未成功患者相比，后续 7 年平均复发次数显著更少（0.71 *vs.* 1.51），提示停药 / 减药过程不顺利的患者预后较差，应考虑长期维持治疗。

一些临床特征被认为与停药后复发相关。Tani 等（2018）的 meta 分析发现成功停药相关因素：停药前曾使用低剂量药物维持治疗、起病年龄较大、DUP 短、基线阳性症状少且具有较好社会功能、既往复发次数少。Tani 等（2020）的系统综述发现成功减药相关因素：年龄超过 40 岁、病程超过 10 年。Bogers 等（2023）的 meta 分析发现复发风险较低的相关因素包括：年龄超过 42 岁、病程超过 15 年。然而，目前尚未基于上述临床特征形成可靠的复发风险预测模型，是否可以尝试停药需临床医生综合疗效、依从性等进行个体化判断。

综上，目前研究尚无法对维持治疗时间得出可靠的一致意见。基于目前的研究证据，结合专家共识，提出有关维持治疗时长的建议，具体如下。

首发精神分裂症达到临床痊愈后，至少需要维持治疗 3 年（共识度 77%）；首次复发患者维持治疗时间至少 5 年（共识度 77%）；多次发作患者建议终身服药（共识度 91%）。

临床问题 5：精神分裂症维持治疗的药物选择及剂量？

推荐意见：推荐使用急性期治疗有效的抗精神病药物维持治疗，并持续监测疗效及不良反应（1B）。多数抗精神病药物的维持治疗剂量不应低于最低目标剂量（1B）：对于首次发作和 1~2 次复发患者，建议根据药物的剂量 - 反应曲线选择相应剂量（如 0.9~1.1 DDD）维持治疗，而多次复发患者建议使用较高剂量（如 1.4~1.6 DDD）维持治疗（2C）。如果患者疗效欠佳或不能耐受当前药物治疗方案，可以换用其他抗精神病药物维持治疗（1B），推荐使用交叉重叠换药策略（1C）。（DDD=defined daily dose，指WHO 平均日剂量，见表 3-2-3）

证据来源：急性期后抗精神病药物的选择问题，证据来自 3 项高质量meta 分析。药物剂量问题，有关是否能够减量维持治疗，证据主要来自 2 项meta 分析；有关常用抗精神病药物合适的维持治疗剂量范围，证据主要来自 1 项 meta 分析和 1 项大型全国性队列研究结果。维持期换药问题，是否可以换药的证据来自 1 项高质量 meta 分析和 1 项系统综述，换药策略证据来自 1 项 meta 分析和 1 项系统综述。

（一）抗精神病药物选择

几项大样本 meta 分析对精神分裂症维持期药物选择问题进行了详细

探讨。Schneider-Thoma 等（2022）的网状 meta 分析结果显示，维持治疗阶段，几乎所有抗精神病药物相对于安慰剂均可显著降低复发率，但两两比较并未显示某种抗精神病药物具有显著优势；抗精神病药物的不良反应存在差异，如氟哌啶醇和氟奋乃静更易发生锥体外系不良反应，舍吲哚更易导致 QT 间期延长，奥氮平和佐替平更易导致体重增加，帕利哌酮更易导致高催乳素血症，喹硫平、齐拉西酮和佐替平更易出现过度镇静，但上述研究并未纳入中国大陆的临床研究。Cochrane（2020）发表的 meta 分析结果显示，维持治疗阶段，常用抗精神病药物相对于停药或安慰剂均显著降低复发率，不同药物的预防复发效果并无显著性差异，第一代抗精神病药物（FGAs）与第二代抗精神病药物（SGAs）之间亦无显著性差异；长效针剂可以提高患者的治疗依从性，能够更有效地预防复发。Kishimoto 等（2019）针对 SGAs 进行的 meta 分析结果显示：①全因治疗中断率较低的药物包括氯氮平、奥氮平和利培酮，而喹硫平较高；②症状评分改善较多的药物包括氯氮平和奥氮平，而喹硫平和齐拉西酮较低；③氯氮平的总体耐受性较差，而利培酮较好；体重增加方面，奥氮平较大多数 SGAs 多，利培酮较部分 SGAs 多；催乳素升高方面，利培酮和氨磺必利发生较多；锥体外系不良反应方面，奥氮平优于利培酮；过度镇静方面，氯氮平和喹硫平较部分 SGAs 多。

目前证据表明不同抗精神病药物对精神分裂症治疗的差别主要体现在不良反应方面，而不同药物的疗效差异不大。因此，临床实践中推荐使用急性期治疗有效的抗精神病药物维持治疗，同时需结合患者自身条件、偏好、药物疗效及不良反应等诸多因素进行药物选择。长期治疗中需要定期监测心电图、血压、肝肾功能、血糖、体重、腰围及催乳素等指标，对可能出现的不良反应进行宣教，并及时干预。

（二）抗精神病药物剂量

精神分裂症是一类需要长期管理的慢性疾病，即使患者在维持治疗阶段沿用急性期所使用的药物，仍需重新审慎考虑、调整相应的药物剂量。维持治疗的一大重要目标是通过使用最小的有效剂量来预防复发。剂量调整实际上是平衡疾病复发风险与药物不良反应的过程，应根据患者治疗效果及耐受能力确定合适的维持治疗剂量。现有循证证据表明，多数抗精神病药物的维持治疗剂量不应低于最低目标剂量（lower limit of target dose,

LL）。对于首发和复发 1~2 次患者，建议根据药物的剂量 - 反应曲线选择相应剂量（如 0.9~1.1 DDD）维持治疗，对于多次复发患者，建议使用较高剂量（如 1.4~1.6 DDD）维持治疗。

Højlund 等（2021）以 LL 作为维持治疗的标准剂量进行了 meta 分析，比较了标准剂量治疗、较低剂量治疗（0.5~1.0 LL）和极低剂量治疗（<0.5 LL）三种维持治疗方案，结果显示：相对于标准剂量治疗组，较低剂量治疗组的复发风险升高 44%（n=1 920，RR=1.44，95% CI：1.10~1.87），极低剂量治疗组的复发风险升高 72%（n=2 058，RR=1.72，95% CI：1.29~2.29）。Rodolico 等（2022）对减量维持治疗与未减量维持治疗两种方案进行系统综述，结果显示：急性期后减量维持治疗患者的复发 / 加重风险更高（n=2 481，RR=2.16，95% CI：1.52~3.06），药物耐受性更差（n=1 340，RR=2.20，95% CI：1.39~3.49）。

Taipale 等（2022）基于 DDD 将抗精神病药物剂量分为 <0.6 DDD、0.6~0.9 DDD、0.9~1.1 DDD、1.1~1.4 DDD、1.4~1.6 DDD 和 ≥1.6 DDD，通过分析抗精神病药物的剂量 - 反应曲线以比较不同剂量对精神分裂症再住院的预防作用，结果发现：对于首发精神分裂症患者，多数抗精神病药物的维持剂量为 0.9~1.1 DDD 时，复发 / 再入院风险下降幅度最大（奥氮平、阿立哌唑、喹硫平、氯氮平、利培酮长效针剂、氟哌啶醇、氟哌啶醇长效针剂）；利培酮口服药的最佳维持剂量为 0.6~0.9 DDD；奋乃静和奥氮平长效针剂的剂量 - 反应曲线例外，奋乃静口服剂量 <0.6 DDD 时再入院风险最低，且风险随着剂量增加而上升，奥氮平长效针剂的最佳剂量范围为 1.4~1.6 DDD（HR=0.17，95% CI：0.11~0.25），且奥氮平长效针剂是 15 种常用抗精神病药物中预防再入院效果最好的药物。对于复发 1~2 次患者，0.9~1.1 DDD 剂量范围预防效果最佳（RR=0.27，95% CI：0.19~0.39），对于复发 3 次及以上患者，1.4~1.6 DDD 剂量范围预防效果最佳（RR=0.57，95% CI：0.37~0.87）。

Leucht 等（2021）的 meta 分析纳入了 26 项 RCT 研究，将精神分裂症患者维持治疗药物剂量转换成利培酮当量后绘制剂量 - 反应曲线，结果发现：复发风险随着抗精神病药物剂量增加而降低，并在利培酮当量 5mg/d 时进入平台期（OR=0.20，95% CI：0.13~0.31），超过利培酮当量 5mg/d 时并不能带来更大的治疗获益,不良反应风险会随着剂量增加而增大。亚组分析显示,达到临床缓解标准患者和服用高效价 FGAs 患者更早进入平台期,分别为利培酮当量 2.5mg/d 和 3mg/d,但各研究对于临床缓解的评价方法和标准存在不一致性,故对于疗效较好的患者,可以考虑使用较低剂量(如利培酮当量 2.5mg/d)维持治疗,但必须高度谨慎。

(三)维持期换药治疗策略

在使用抗精神病药物进行维持治疗时,可能会出现足量足疗程治疗后疗效不佳,或治疗有效但存在不能耐受的不良反应等情况。此时,临床医生必须考虑换用其他抗精神病药物,以达到改善疗效或减轻不良反应的目的。

Keks 等(2019)发表的系统综述指出,存在下列情况时,可以考虑换用抗精神病药物维持治疗:①治疗效果有限,急性期经足量足疗程治疗后效果仍不满意,阳性症状/阴性症状控制不佳,或虽然进行了充分治疗但疾病仍然复发;②不良反应难以耐受,如敏感个体在达到治疗剂量前已出现了难以耐受的不良反应,或在药物治疗期间出现了难以接受的不良反应(如体重显著增加、高催乳素血症等),患者不能耐受不良反应而强烈要求换药;③考虑启动长效针剂治疗,但目前使用的口服药物并无相应的长效制剂;④患者存在某些严重躯体疾病,不能使用某些特定抗精神病药物。

Ostuzzi 等(2022)对 98 项 RCT 研究进行 meta 分析,比较了原药标准剂量维持治疗(continuing)、原药减量治疗(reducing)、换药治疗(switching)及停药(stopping)四种方案,结果表明,相对于原药维持治疗,换药治疗方案并未增加疾病复发风险($RR=0.84$, 95% CI: 0.69~1.02),并且再住院率、症状评分、功能水平及生活质量均未发现显著差异;相对于原药减量治疗或停药,换药治疗方案可以更好地预防复发(换药 vs. 减量的 $RR=0.65$, 95% CI: 0.47~0.89;换药 vs. 停药的 $RR=0.44$, 95% CI: 0.37~0.53)。

Murru 等(2016)在一项关于分裂情感性障碍治疗换药策略的系统综述中,归纳并比较了四种不同的换药策略,即直接换药(abrupt switching)、加药并逐渐减量(tapering)、交叉换药(cross-tapering)及交叉重叠换药(plateau cross-tapering)(图 3-2-1),结果显示交叉重叠换药策略是最为理想的换药策略,即新药缓慢加量至治疗量并维持治疗一段时间,然后逐渐减少原来使用药物的剂量。Takeuchi 等（2020）比较了直接换药组（immediate）与观察并逐渐换药（wait-and-gradual）组,结果发现直接换药组的全因治疗中断率更高,但症状缓解及不良反应方面并无显著性差异。

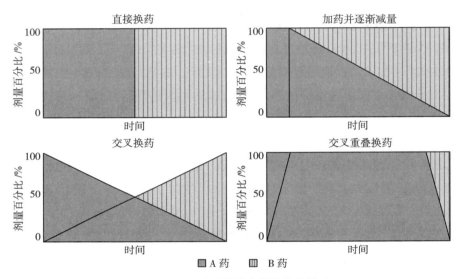

图 3-2-1　四种抗精神病药物换药策略

直接换药：直接停用 A 药,换用治疗剂量的 B 药;加药并逐渐减量：直接加用治疗剂量的 B 药,A 药逐渐减少剂量（逐渐停用）;交叉换药：A 药逐渐减少剂量,B 药逐渐增加剂量;交叉重叠换药：B 药逐渐增加剂量至治疗量,B 药与 A 药共同维持治疗一段时间,然后逐渐减少 A 药剂量。

临床问题 6：抗精神病药物长效针剂在精神分裂症维持治疗中的价值？

推荐意见：抗精神病药物长效针剂可以提高精神分裂症患者治疗依从性,降低复发率和再住院率,推荐用于精神分裂症的维持治疗（1A）。对于首发及病程早期患者,可以结合疗效及患者意愿使用长效针剂（2B）。

证据来源：抗精神病药物长效针剂与口服抗精神病药物的优劣性比较结果主要来自 3 项 meta 分析。抗精神病药物长效针剂的种类和剂量选择问题,证据来自 1 项 meta 分析和 1 项系统综述,并参考了药物说明书及相关药物临床试验结果。目前关于病程早期和首发精神病患者能否启用长效针剂治疗的研究较少,证据主要来自 2 项 meta 分析中提及的相关内容。

Kishimoto 等（2021）将抗精神病药长效注射剂（LAIs）与口服抗精神病药物对精神分裂症维持治疗研究进行了 meta 分析，共纳入 32 项 RCT研究、65 项队列研究及 40 项治疗前后对照研究，结果显示：LAIs 在预防再住院和复发方面显著优于口服药物（RCT 研究的 RR=0.88，95% CI：0.79~0.99；队列研究的 RR=0.92，95% CI：0.88~0.98；治疗前后对照研究RR=0.44，95% CI：0.39~0.51）；在治疗连续性上，队列研究揭示 LAIs 治疗患者全因治疗中断率低（RR=0.83，95% CI：0.79~0.86）；但在临床症状改善、不良反应及降低自杀/死亡风险方面，仅 60 项（18.3%）研究认为 LAIs 带来获益，而 252 项（76.8%）研究未发现显著性差异。Okoli CTC 等（2022）对 16 项 RCT 研究、59 项回顾性研究进行了系统综述，结果支持：LAIs 治疗患者的依从性更佳，再住院次数及时间均显著减少；临床疗效（症状缓解）方面，虽然超过半数研究（11/18）肯定了 LAIs 的优越性，但综合评估并不优于口服药。Olagunju 等（2019）比较了第二代抗精神病药物 LAIs 对精神分裂症功能结局的影响，结果表明：LAIs 在改善社会心理功能方面具有一定的优势，但效应值较小［标准化平均差（SMD）=0.16，95% CI：0.07~0.24］。

在具体的 LAIs 药物选择上，目前并无相应证据确认某一种 LAIs 为治疗首选，应根据患者的临床特征和治疗需求选择最合适的长效针剂。Schneider-Thoma 等（2022）基于 115 项随机对照试验（17 594 例患者）进行的 Meta 分析指出，尽管各类抗精神病药物较安慰剂都表现出显著的预防复发的作用，但除氯氮平外，不论是口服药物或是长效针剂，各药物之间在降低复发风险上并无明显差异。相较而言，有更多、更高质量的研究肯定SGAs-LAIs 的优越性，目前我国已上市的 SGAs-LAIs 有利培酮、帕利哌酮及阿立哌唑。维持治疗剂量应结合患者的疗效及耐受性综合考虑。

目前关于首发或处于病程早期的精神分裂症患者启用 LAIs 临床研究较少。Lulu Lian 等（2022）对首发或病程早期（病程≤5 年）患者的 LAIs/口服药物研究进行 meta 分析，共纳入 7 项 RCT 研究和 7 项观察性研究，仅在对 6 项 RCT 研究的亚组分析发现：LAIs 治疗有助于降低住院风险（OR=0.379 9，95% CI：0.144 7~0.997 5），而在预防复发、提高依从性和治疗连续性上，LAIs 与口服药物则无显著性差异。另有一项 Correll 等（2022）

的 meta 分析揭示早期精神分裂症患者使用 SGAs-LAIs 能够降低死亡率（ *RR*=0.15，95% *CI*：0.04~0.55 ）。

四、个体化及精准治疗

个体化治疗是在充分考量患者个体差异的基础上，因人而异制订安全有效、经济合理的药物治疗方案；精准治疗则以个体化治疗为基础和核心，借助先进技术手段，体现更为精细和准确的治疗理念，深入探究患者个体特征和疾病机制，以达成最佳疗效和最小不良反应的治疗目标。治疗药物监测（ therapeutic drug monitoring，TDM ）涵盖血药浓度（ plasma concentration ）和药物基因组学（ pharmacogenomics，PGx ），是通过对生物样本中的药物、生物标志物等进行分析，从而实现最佳疗效和最小不良反应的个体化精准治疗技术。

当前，精神分裂症的个体化精准治疗已取得一定进展。欧洲神经精神药理学与药物精神病学协会（ Arbeitsgemeinschaft für Neuropsychopharmakologie und Pharmakopsychiatrie，AGNP ）将精神科药物进行 TDM 的必要性划分为四级，强烈建议级别包含 15 种药物，建议级别涵盖 52 种药物，有用级别涵盖 44 种药物，潜在有用级别涵盖 19 种药物。国内外多个指南及专家共识表明，TDM 可用于制订精神障碍患者的个体化治疗方案。在我国，精准医疗在精神分裂症临床应用方面尚未建立统一标准，在精神科药物监测方面取得一定进展。

1. 血药浓度　血药浓度是药代动力学过程最为直观的指标，广义上是指药物在全血中的浓度，可助力精准确定适宜的药物剂量，并为停药决策提供参考。不同药物的有效血药浓度，会因采样时间、检测方法（高效液相色谱法、气相色谱法及微生物法）和监测范围的不同而有所差异，也可能因所治疗的疾病不同而不同。国际指南及专家共识指出，氯氮平、奥氮平等抗精神病药物的血药浓度与临床效应密切相关，因此强烈建议开展 TDM，以保证用药的安全性和有效性（详细见表 3-2-2 ）。其中，氯氮平药代动力学特征差异显著。一般情况下，精神分裂症患者需要每日 300~600mg 的剂量，才能达到其理想血浆浓度 350 ng/ml，若药物暴露量过低，可能与临床疗效不佳有关。研究显示，美国吸烟的男性患者通常需要每日 600mg 的氯氮平剂量，而不吸烟的女性患者通常需每日 300mg 的剂量，以达到理想的血药浓度。对于亚洲患者，可能只需每日 150~300mg 的氯氮平剂量，就能达到目标血浆浓度水平。可见，血浆浓度在个体间存在明显变异，多项研究表明，此变异性受诸多因素（包括性别、遗传、饮食、药物相互作用、吸烟、饮酒、种族及其他因素）的影响。血药浓度过高会引发不良反应。例如，血浆中的去甲氯氮平浓度（氯氮平的主要活性代谢产物）与中性粒细胞计数呈负相关，氯氮平血药浓度与唾液分泌呈正相关。此外，当其血药浓度超过 1 000ng/ml 时，可能显著增加中枢神经系统不良反应的风险，如癫痫发作、肌阵挛和镇静效应。此外，利培酮、氯丙嗪、阿立哌唑等抗精神病药物，也被国际指南及专家共识推荐进行 TDM，以增强患者的用药安全性和治疗反应率。以利培酮为例，当血药浓度超过 120ng/ml 时，可能增加发生锥体外系不良反应及催乳素升高的风险，但关于儿童和青少年群体的理想剂量范围等方面的研究尚不充分。一项基于人群的研究表明，在儿童和青少年群体中，利培酮日服用剂量与最终血液中活性成分浓度呈正相关，与既往在成人群体取得的研究结果一致。Fekete 等学者发现，与成年人患者相比，儿童和青少年患者体内的利培酮总活性物比例较低，这可能与该群体具有更高的肾脏 9- 羟基利培酮（即帕利哌酮）清除率有关。Taurine 等学者分析了该群体中血药浓度与不良反应关系后发现，发生锥体外系症状患者的 9- 羟基利培酮水平高于未发生患者（P=0.05），通过受试者工作特征曲线（receiver-operating curve，ROC）分析表明，儿童和青少年 9- 羟基利培酮的最高血药浓度为 33ng/ml，明显低于成年人，但该研究通过 ROC 分析并未能确定利培酮的最低血药浓度。

尽管有关抗精神病药物血药浓度参考范围的争议尚未解决，但血药浓度监测可能有助于在多种临床状况下监测药物不良反应，例如使用氯氮平后临床应答不佳、有躯体疾病病史（如癫痫等）、存在药物相互作用、吸烟、伴有药代动力学相关的肝或肾功能损害，以及依从性较差等情况。然而，需注意的是，治疗参考血药浓度只是一个基于人群的指导性范围，不一定适用于所有患者。

2. 药物基因组学　药物基因组学（PGx）指从基因水平研究基因序列的多态性与药物效应多样性之间的关系，涉及从基因水平探究基因本身及其变异（包括药物代谢酶、转运蛋白和受体遗传多态性等影响药效的重要因素）如何影响不同个体对药物的作用效应。其中药物代谢酶是药物在体内代谢过程的主要影响因素。美国食品药品监督管理局于 2019 年建议，应在抗精神病药物的说明书中增添基于患者代谢酶基因型进行剂量调整的条目。PGx 的价值已在多种临床领域得到验证，包括肿瘤学、传染性疾病等领域。与此同时，在精神医学领域，PGx 的应用正迅速发展，越来越多的精神科药物基因组学相关信息相继涌现，可通过临床药物基因组学实施联盟、药物基因组学知识库、美国食品药品监督管理局及荷兰药物遗传学工作指南等数据库对 PGx 信息进行查询。

大部分抗精神病药物体内主要通过代谢酶细胞色素 P450 超家族（cytochrome P450, CYP）于肝脏进行代谢（主要包括 CYP2D6、CYP2C19 和 CYP3A4 等）。例如，CYP2D6 参与了多种抗精神病药物（如氯丙嗪、氟哌啶醇、利培酮、阿立哌唑等药物）的代谢，并与奥氮平和氯氮平的代谢密切相关。多种 CYP 基因容易发生突变，一方面其酶活性受基因多态性影响，从而在不同个体和种族之间导致血药浓度出现较大个体差异；另一方面，基因多态性导致酶活性呈现超快代谢型、快代谢型、慢代谢型以及中间代谢型等不同类型，进而产生不同的药物反应。

同时，抗精神病药物主要靶点包括多巴胺受体（dopamine receptors, DR）和 5- 羟色胺受体（5-hydroxytryptamine receptors, HTR），如 DRD_2、DRD_3、HTR_{1A}、HTR_{2A} 等基因多态性可通过影响脑内受体表达密度、亲和力或神经递质传递效率，引发患者对抗精神病药物反应的个体差异。此外，还有其他多种与抗精神病药物疗效相关的基因突变，可能影响药物疗效，如 5- 羟色胺转运体、儿茶酚 -O- 甲基转移酶、离子型谷氨酸受体、肾上腺素能受体、G 蛋白编码 β3、突触传递蛋白 25 等相关基因突变，都有可能影响药物疗效。

另外，有一些基因变异与抗精神病药物所产生的不良反应密切相关，如人类白细胞抗原（human leukocyte antigen, HLA）基因 HLA-DRB1、HLA-DQB1、HLA-B 多态性与氯氮平引发的粒细胞缺乏之间存在显著关联，这种关联在不同人群和种族之间也呈现出显著差异性；位于细胞膜的 ATP 结合盒式（ATP-binding cassette, ABC）转运蛋白，其 *ABCB1* 和 *ABCC1* 基因多态性对使用氯氮平治疗后体重增加有显著影响，尤其对男性影响更大；*ABCB1* 基因 rs10808071 位点、一氧化氮合成酶基因 rs12029454 位点以及钾电压门控通道亚家族 H 成员 2 基因 rs2072413 位点多态性与抗精神病药物治疗期间 QTc 间期延长相关；在迟发性运动障碍的风险方面，*CYP2D6*、多巴胺受体 D 型（包括 *DRD₁*、*DRD₂*、*DRD₃* 及 *DRD₄*）及 5-羟色胺受体（*HTR₂ₐ*、*HTR₂ᵦ* 及 *HTR₂ᵧ*）等基因多态性等与迟发性运动障碍风险相关联。因此，PGx 通过药物代谢动力学、药效动力学过程及不良反应三个领域对抗精神病药物治疗产生了重要影响。

荷兰药物遗传学工作指南建议，在 CYP2D6 的慢代谢型个体中，阿立哌唑的剂量应予以减少，且不应超过每日 10mg 或每月 300mg 的剂量；国际精神病遗传学学会共识强调，根据 *CYP2D6* 和 *CYP2C19* 药物基因组学检测结果调整药物治疗，在文献、处方指南以及产品标签中均得到充分证据的支持。

多项研究表明，在临床实践中利用药物基因组学进行指导性临床决策具有重要意义。如在抗精神病药物治疗开始前对 *CYP* 基因型测定。可确定适当的抗精神病药物治疗剂量，选择最适宜的代谢途径，这种个性化方法可使抗精神病药物的疗效提升 10%~20%。同样，在抗精神病药物治疗开始后，根据药物遗传学检测确定 *CYP1A2*、*CYP2D6*、*CYP2C19*、*CYP3A4* 和 *CYP3A5* 代谢酶基因突变型，并据此进行抗精神病药物的剂量调整，能够有效降低由药物引发的不良反应风险。另外，当出现药物不良反应时，根据药物遗传学报告有助于改善接受抗精神病药物治疗的患者的不良反应。实施 PGx 策略可以优化药物治疗计划，提高患者生活质量、治疗反应率以及对疾病治疗的耐受性，这种策略不仅为临床合理用药提供了科学依据，还能够精确确定个体化的用药剂量，从而有助于缩短患者住院时长，进而降低医疗费用。医生在临床实践中充分了解 PGx 和药物血浆浓度监测，对于为特定患者合理选择最适宜的药物和剂量更为有利。这一方法有望改善患者的症状，提高治疗效果。

TDM 可以辅助临床医生制订治疗策略，例如确保超说明书使用抗精神病药物时的安全性，提升患者的依从性。TDM 已被明确并推荐用于各种临床状况和环境，尤其适用于治疗窗口狭窄，个体间药代动力学变异性较大，或受参与药物代谢的酶的遗传变异影响的药物。此外，TDM 在那些药物剂量与血液水平之间关系难以预测的人群中也具有重要作用，例如存在年龄限制、处于妊娠状态、肥胖或同时接受多种药物治疗的人群。

　　然而，与其他领域相比，TDM 在精神科的应用存在一系列值得思考并亟待解决的问题，国内在精神分裂症领域内关于精准医疗的临床应用尚未建立统一的标准，需要权威机构进行评估和指导；其次，TDM 不合理使用的现象相当普遍，这可能造成实验室资源浪费；最后，需要着重指出的是，TDM 报告解读人员应具备相关理论知识，并接受相关专业的培训，否则可能会错误解读报告，从而误导临床决策。鉴于抗精神病药物的有效率及不良反应在不同个体之间存在很大差异。性别、年龄、体重、躯体状况、依从性、遗传学多态性等因素，均可能对药物效果产生，致使部分患者药物治疗无效，甚至出现严重药物不良反应。美国精神医学学会（APA）建议，在使用抗精神病药物治疗时，应监测其有效性及不良反应。因此，血药浓度和药物基因组学作为辅助治疗的新工具，在精神分裂症治疗中的应用前景值得期待。

五、难治性精神分裂症的治疗

（一）定义

　　1988 年 John Kane 等首次提出"难治性精神分裂症（treatment-resistant schizophrenia, TRS）"这一概念，即过去 5 年内至少使用过 3 种足量（相当于 1 000mg/d 氯丙嗪等效剂量）抗精神病药物（其中包含至少 2 种不同的化学结构），足疗程（至少连续 6 周）治疗，仍未获得改善的患者［简明精神病评定量表（Brief Psychiatric Rating Scale, BPRS）总分≥45 分、临床总体印象量表 - 疾病严重程度（CGI-S）≥4 分或 BPRS 的 4 项阳性症状中至少 2 项≥4 分］。2017 年，国际精神病治疗效果与治疗抵抗（Treatment Response and Resistance in Psychosis, TRRIP）工作组基于专家共识发布了 TRS 的定义及诊断标准：①经过至少 2 种不同化学结构的抗精神病药物治疗，且每一种药的治疗当量均相当于 600mg/d 或以上剂量的氯丙嗪；②每种药都经过连续 6 周的足疗程治疗，且在患者服药依从性得到保证的情况下，仍缺乏足够的疗效，即患者的症状经过标准化量表评估仍在中度及以上的严重程度。

考虑到 TRS 定义的变迁和可操作性，专家组讨论后，具体执行标准如下：①诊断符合 ICD-11 精神分裂症诊断标准；②抗精神病药物足量足疗程治疗，至少经过 2 种不同化学结构对阳性症状较强效的抗精神病药物足剂量（≥600mg/d 氯丙嗪当量）治疗，每种药物治疗至少连续 6 周；③依从性评估，通过药片计数、药品分发记录或照料者的记录，患者每次服用≥80%的药物处方剂量，或经过 2 次血药浓度检测在治疗范围内（两次检测间隔 2 周以上）；④疗效评估，经过标准化的症状等级量表评估表明当前症状严重程度仍在中等及以上（如 PANSS≥75 分、BPRS≥45 分或 CGI-S≥4分）；⑤社会功能受损，功能受损严重程度达中度及以上，使用标准化量表评估，如社会和职业功能评定量表（Social and Occupational Functioning Assessment Scale, SOFAS）<60 分或个体和社会功能量表（Personal and Social Performance Scale, PSP）≤70 分。

约 20% 首发精神分裂症患者在发病早期使用足量足疗程的抗精神病药物，仍无足够的治疗反应，较早发展为 TRS；16%~30% 的患者在疾病治疗的中、后期，平均约 5 年再发展为 TRS。根据难治性发生时间的先后将 TRS分为三型：早发型，即发病 1 年内；中发型，即发病 1~5 年之间；晚发型，即发病 5 年以上。需注意的是，如果症状控制欠佳是耐受性差或依从性差导致不能足量足疗程使用药物，则视为药物治疗不充分，而非 TRS。

（二）危险因素及不良结局

当首发精神分裂症患者具有以下几个特征时，提示其发展成为 TRS的风险增加：①起病年龄小；②病前教育水平较低；③病前社会功能低下；④未治疗时间较长；⑤合并人格障碍；⑥自杀未遂史；⑦精神病家族史等。复发的患者如有以下特征，预示其发展为 TRS 的风险较高：①社会适应差；②首次发作持续时间较长；③复发次数较多；④发病时症状较严重或较复杂；⑤住院次数较多等。

精神分裂症患者的死亡风险较一般人群高 2.5 倍，寿命短 15~25 年。TRS 的整体发生率占精神分裂症患者的 1/3，而 TRS 患者的死亡率更高、生活质量更低，认知及社会功能更差，自杀风险更高（40% 以上的 TRS 患者有自杀意念或自杀未遂，其中 5%~15% 死于自杀）以及烟酒 / 药物滥用风险更高；其治疗费用是缓解期精神分裂症患者的 3~11 倍。因此，尽早识别 TRS 并进行针对性干预具有重要意义。

（三）治疗策略

临床问题 7：难治性精神分裂症患者的药物治疗方案？

推荐意见：一旦确诊 TRS，在评估风险和获益后，建议尽早开始氯氮平治疗（1B）。

氯氮平是公认的 TRS 治疗的"金标准"药物。多国指南均推荐氯氮平作为 TRS 的一线治疗，并且建议尽早启动氯氮平治疗。Vermeulen 等人在一项包含了 24 项长期随访研究的 meta 分析中发现，持续使用氯氮平治疗的 TRS 患者较其他抗精神病药物治疗的患者，死亡率显著降低。3 项 meta 分析数据显示，氯氮平的使用可有效缓解 TRS 的阳性症状、有效降低 12~24 个月的住院率。同时 meta 分析提示，氯氮平的使用可将 EPS 或抗胆碱能药物的使用风险降低 36%、住院风险降低 18%、全因停药风险降低 27%。且年龄越小、阴性症状越少以及偏执型精神分裂症亚型等特征与氯氮平治疗反应较好相关。病例对照研究以及 meta 分析显示从确诊 TRS 到使用氯氮平治疗的间隔时间越长，患者的预后相对越差。一项观察性研究发现，在确诊 TRS 后的头 2.8 年内启动氯氮平治疗，其症状缓解率高达 82%，而在 2.8 年后再启动氯氮平治疗，其症状缓解率仅为 31%。

大多数 TRS 患者在 300~450mg/d 的剂量下有效，亦有极少数患者需高达 900mg/d 的剂量方能达到完全反应。通常，氯氮平的目标血药浓度在 350~600ng/ml。要求达到治疗血药浓度至少 8 周，以确定应答情况。研究发现，当氯氮平的血药浓度 <350ng/ml 时，仅约 22% 的 TRS 患者症状好转，但当血药浓度 >350ng/ml 时，有约 64% 的患者获得临床改善。这一结果也被《神经精神药理学治疗药物监测共识指南》所推荐。当氯氮平的血药浓度 >750ng/ml 后，其癫痫发作的风险增加了 5 倍。需要特别注意氯氮平的疗效与药物不良反应的监测应贯穿整个剂量滴定阶段。

尽管氯氮平在 TRS 的治疗中表现出良好的效果，但仍有 40%~70% 的 TRS 患者对氯氮平的治疗反应不佳，这一类患者被称为"超难治性精神分裂症（ultra-treatment resistant）"或"氯氮平抵抗性精神分裂症（clozapine-resistant schizophrenia）"。其诊断标准如下：①符合 TRS 标准；②在使用氯氮平足量治疗（即血药浓度达治疗水平）≥3 个月，仍持续存在中度及以上严重的精神分裂症阳性、阴性或认知症状。

对氯氮平单药治疗无充分应答的患者，常需要在氯氮平治疗基础上使用增效剂治疗，一些小样本 RCT 研究、开放标签试验及中低质量的 meta 分析中能观察到益处。有 RCT 研究显示氯氮平联合氨磺必利治疗可改善患者的阳性症状及语言功能，降低暴力、攻击风险；氯氮平联合舒必利、利培酮或帕利哌酮棕榈酸盐可改善部分 TRS 的整体症状和阳性症状。一项队列研究显示，应用氯氮平联合阿立哌唑治疗的 TRS 患者全因再住院风险为所有组合用药中最低，比氯氮平单药治疗低 14%~23%，其体重增加或其他与氯氮平相关的代谢不良反应较低，且联用期间氯氮平的日均剂量较氯氮平单用时低。2 项 RCT 研究发现氟哌啶醇增效可改善部分 TRS 患者的精神症状，且耐受性与氯氮平＋阿立哌唑组合相当。在无法达到氯氮平的有效血药浓度或部分男性吸烟患者中，必要时可考虑联用氟伏沙明，但需特别谨慎，密切监测氯氮平的血药浓度，必要时需要先减少 1/2~2/3 的氯氮平治疗剂量再逐渐滴定。系统综述显示度洛西汀或依匹哌唑联合氯氮平治疗可以改善部分 TRS 患者的阴性症状。RCT 研究及开放研究发现，美金刚增效治疗可改善 TRS 患者的部分认知症状。

对于氯氮平不耐受、有较严重不良反应或拒绝使用氯氮平的 TRS 患者，应考虑换成其他抗精神病药物或使用抗精神病药物联合治疗。通常在联合用药前应先采用单一用药方案。多项研究指出，大剂量的奥氮平（25~40mg/d）治疗 6 个月，患者的精神症状、认知功能、整体功能评分均有改善，但可能会带来更显著的体重增加、糖脂代谢风险、EPS 等药物不良反应。即便如此，当氯氮平无法使用时，大剂量奥氮平仍为一个选择。其他第二代抗精神病药物超说明书剂量单药治疗证据较少，仅少量 RCT 研究发现利培酮可不同程度改善部分 TRS 患者的临床症状，但亦有可能带来更多的药物不良反应，结论尚不统一。需注意，当药物超说明书使用时，应对患者及家属进行充分的书面知情统一，使其理解潜在的药物不良反应，当出现明显的药物不良反应时，要及时评估超说明书剂量使用的获益和风险，必要时终止。

对于使用其他 SGAs 超说明书剂量无效的患者，较合理的方案是"抗精神病药物的联合用药"。2019 年发表的一项大型队列研究结果显示，与任何单药治疗相比，任何抗精神病药物联合用药与精神科再住院风险降低相关。但现有的研究大多表明联合用药的不良反应比单药治疗更常见，如 EPS、代谢紊乱、认知损害等。联合用药往往缺乏疗效和安全性、耐受性的长期高质量研究结论，因此被大部分的循证指南作为 TRS 患者治疗的最后手段。小样本 RCT 研究提示奥氮平联合氨磺必利、奥氮平联合利培酮、奥氮平联合舒必利可不同程度地改善部分 TRS 患者的临床疗效，但同样可能面临更多的药物不良反应。目前仍无统一的联合用药方案，当临床医生发现联合用药出现不能耐受的药物不良反应或并未增加疗效时，应及时考虑暂停该方案。

临床问题 8：难治性精神分裂症患者的非药物治疗方法？

推荐意见：对于阳性症状突出或合并有畸张症或明显自杀风险的 TRS 患者可采用改良电休克治疗（MECT）（1B），维持期可以考虑 MECT 联合治疗（2C）。

目前大量的研究数据显示，MECT 是治疗 TRS 或对氯氮平不耐受患者的最有效的增效治疗方法之一，亦被多国指南推荐。meta 分析发现在氯氮平基础上采用 MECT 增效是改善 TRS 的总体症状及阳性症状的最佳组合，且疗效优于单用氯氮平或单用 MECT 治疗。meta 分析发现，MECT 联合氯氮平治疗 TRS 患者的总体应答率为 46%~76%，且在急性期治疗的 1~2 周内，患者的阳性症状、精神状态和一般功能便开始明显改善。约 46%~75% 的患者在 8~9 次治疗内有反应，平均约需 11.3 次 MECT 治疗，联合治疗期间氯氮平的平均治疗剂量为 412.3mg/d。回顾性研究显示，约有 50% 的 TRS 患者在接受 MECT 增效治疗后，其精神症状减轻了 40%，且 6 个月内的复发率显著降低。MECT 与氯氮平以外的抗精神病药物联合治疗也有效，尤其是对有畸张症、显著自杀风险或由于其严重的精神症状需要快速应答的患者。

在 TRS 患者维持期治疗方案中，少量研究提示 TRS 患者在急性期 MECT 治疗后继续采用 MECT 维持治疗可维持患者症状的改善，降低每年的平均住院时长,并有助于患者获得更好的社会功能及生活质量,但在治疗频次和持续时间方面尚无统一的共识。

meta分析及干预性研究显示,重复经颅磁刺激(rTMS),尤其是在频率为1Hz的左颞顶区治疗对于药物抵抗性言语幻听有一定的改善作用。RCT研究显示伏隔核(nucleus accumbens,NAcc)和亚属前扣带皮质(subgenual anterior cingulate cortex,sgACC)靶向的深部脑刺激(deep brain stimulation,DBS)治疗对部分TRS患者有一定改善作用。meta分析显示心理治疗如精神病认知行为治疗(cognitive behavioral therapy for psychosis,CBTp)、家庭治疗等可改善部分TRS患者服药依从性,降低一年内的复发率及再入院率。但上述研究证据等级较低,且多缺乏对远期疗效的评估。

六、抗精神病药物的不良反应与防治

抗精神病药物因其药理作用不同而诱发的不良反应存在差异,可明显影响服药人群的安全性、耐受性与治疗依从性,需及时识别、处理与防治。抗精神病药物常见不良反应如表3-2-4所示,下面主要介绍常见不良反应的预警及处理策略。

(一)锥体外系不良反应

锥体外系不良反应主要包括急性肌张力障碍、静坐不能、类帕金森综合征及迟发性运动障碍等,其发生因药物阻断多巴胺D_2受体所致,可发生在治疗的任何时期,发生风险与药物对D_2受体亲和性大小及内在活性密切相关,表现为与药物治疗剂量相关,因此治疗中应定期监测并权衡药物疗效和不良反应,选择适当的剂量。

1. 急性肌张力障碍 急性肌张力障碍表现为无法控制的肌痉挛,如眼上翻(动眼危象)、头颈向一侧扭转(斜颈)、吞咽困难或吐字不清,个别患者会表现出背部拱起或下颌脱位。常发生于服用抗精神病药物数小时内,若肌内注射或静脉给药,可在数分钟内出现。据估计,在接受FGAs治疗的患者中,多达10%的患者会出现急性肌张力障碍,而在接受SGAs治疗的患者中,急性肌张力障碍发生率可能低于2%。此外,急性肌张力障碍发生的风险因素还包括：年轻、男性、近期使用过可卡因、药物剂量大及肌内注射给药等。

急性肌张力障碍处理：可通过口服或肌注抗胆碱能药物治疗。口服给药时需警惕吞咽困难引起呛咳、误吸的风险。无法吞咽者，可肌内注射或者静脉给药，肌内注射后20分钟或静脉后5分钟内可起效。尽管肌内注射抗胆碱能药被广泛视为抗精神病药物治疗相关急性肌张力障碍的首选治疗方法，但缺少循证证据，并未发现关于抗胆碱能药治疗急性肌张力障碍的RCT研究或meta分析。持续使用抗胆碱能药治疗可以防止肌张力障碍再发，直到对治疗方案做出其他调整将再发风险降至最低。调整治疗方案可考虑在病情允许的情况下，降低抗精神病药物的剂量，或将高剂量FGAs治疗改为SGAs。

临床问题9：如何处理抗精神病药物引起的静坐不能？

推荐意见：添加β受体阻滞剂（如普萘洛尔）（2C）；添加5-HT$_{2A}$受体拮抗剂（如米安色林、米氮平或曲唑酮）（2C）；添加苯二氮䓬类药物（如地西泮、劳拉西泮或氯硝西泮）（2D）；添加维生素B$_6$（2D）。

2. 静坐不能　推荐意见的证据说明：2024年发表的2项网状meta结果显示，对于使用抗精神病药物引起静坐不能的患者，使用5-HT$_{2A}$拮抗剂，包括米安色林、米氮平和曲唑酮（$SMD=-1.07$，$95\%\ CI$：$-1.42\sim-0.71$）和β受体阻滞剂（$SMD=-0.46$，$95\%\ CI$：$-0.85\sim-0.07$）可改善静坐不能的严重程度，但证据质量低；使用苯二氮䓬类药物（$SMD=-1.62$，$95\%\ CI$：$-2.64\sim-0.59$）和维生素B$_6$（$SMD=-0.99$，$95\%\ CI$：$-1.49\sim-0.50$）也可能有益，但证据质量极低。

静坐不能发生时，患者常伴有主观上的不愉快和不安，有活动的强烈渴望或冲动，如坐位时跺脚、不断交叉/分开双腿、倒脚摇摆或不停徘徊等。静坐不能容易被误诊为精神病性激越，并与自杀意念和攻击他人相关。急性静坐不能可发生于开始服药或增加剂量后数小时至数周。迟发性静坐不能发生较迟，在停药后仍可持续。与第二代抗精神病药物相比，第一代抗精神病药物诱发静坐不能的风险更高。接受抗精神病药物治疗的患者中，静坐不能的总体发生率约为10%~30%。

静坐不能的处理：根据药理学和药代动力学特征，降低药物剂量或换用静坐不能风险低的抗精神病药物（如喹硫平或奥氮平），可以减轻静坐不能，但目前没有 RCT 对减少抗精神病药物剂量或更换抗精神病药物进行研究。既往研究表明，加用 5-HT$_{2A}$ 拮抗剂、β 受体阻滞剂、苯二氮䓬类药物和维生素 B$_6$ 可改善静坐不能。鉴于相关研究的证据质量低或极低，且缺乏长期疗效的证据，因此需要权衡临床获益和风险后决定是否使用。抗胆碱能药对静坐不能的疗效不明确，一项 meta 指出比哌立登（biperiden，国内暂未上市）可能相较于安慰剂疗效更佳。

临床问题 10：如何处理抗精神病药物引起的类帕金森综合征？

推荐意见：对于使用抗精神病药物引起类帕金森综合征的患者，建议换用不易引起类帕金森综合征的 SGAs（2C）。

3. 类帕金森综合征　推荐意见的证据说明：一项纳入 9 项随机对照试验的 meta 分析显示，相较于利培酮，奥氮平更少引起抗精神病药物所致的类帕金森综合征（$n=1\,934$，$RR=-0.28$，$95\%\ CI$：$-0.44\sim-0.12$）。

类帕金森综合征包括震颤或强直、运动迟缓（表情减少、语音单调平静、躯体运动缓慢、起动困难）、思维迟缓和流涎等，多见于老年女性，尤其是伴有中枢神经系统器质性损害（如头外伤、卒中等）的患者，易被误诊为抑郁或精神分裂症阴性症状，需仔细鉴别。类帕金森综合征多发生于抗精神病药物开始使用或剂量增加后数天至数周，持续数月，可逆但持续时间长短不一，所有的抗精神病药物均可引起，第一代高于第二代，如氟哌啶醇高达55%，奥氮平发生率为 2.6%。

类帕金森综合征处理：可通过减少药物剂量、换用引起类帕金森综合征风险低的抗精神病药物治疗。减少药物剂量或改用其他抗精神病药物之前，应权衡精神病症状加重的风险。临床实践中，抗胆碱能药物常被用于治疗抗精神病药物相关的帕金森综合征。然而，许多相关研究是在几十年前进行的，这些研究虽表明抗胆碱能药有效，但很少符合系统综述的纳入标准。一项纳入 2 项 RCT 的 meta 分析，比较了安慰剂与抗胆碱能药对抗精神病药物引起的类帕金森综合征的疗效，结果异质性强，难以解释，因此无法从系统综述中得出明确的结论。临床中如果使用抗胆碱能药，应尽可能小剂量、短时期使用。

临床问题 11：如何处理抗精神病药物引起的迟发性运动障碍？

推荐意见：使用囊泡单胺转运体 2（VMAT-2）抑制剂（氘丁苯那嗪、缬苯那嗪）治疗（1B）；换用氯氮平治疗（2C）；加用维生素 B$_6$、银杏叶提取物或金刚烷胺治疗（2C）；加用维生素 E 防止症状恶化（2C）。

4. 迟发性运动障碍　推荐意见的证据说明：2 项关于氘丁苯那嗪的 RCT 研究，招募了多巴胺受体阻滞剂引起的迟发性运动障碍受试者，连续给药 12 周，氘丁苯那嗪的剂量为 12~48mg/d。使用氘丁苯那嗪治疗后，患者的异常不自主运动量表（AIMS）总分显著下降（$SMD=-0.40$, 95% CI: -0.19~-0.62），且应答率（AIMS 减分率超过 50%）显著提高（$RR=2.13$, 95% CI: 1.10~4.12）。对于缬苯那嗪，有 4 项 RCT 研究的数据，每项试验为期 4~6 周，缬苯那嗪剂量为 12.5~100mg/d。使用缬苯那嗪治疗可显著降低 AIMS 总分（$SMD=-0.58$, 95% CI: -0.26~-0.91），并显著提高了应答率（$RR=3.05$, 95% CI: 1.81~5.11）。在 VMAT-2 抑制剂的开放标签延长阶段，两种药物均表现出治疗反应率随着治疗时间的延长而增加。另外，缬苯那嗪治疗中观察到剂量 - 反应关系，剂量为 80mg/d 时获益更大。

一项纳入 16 项 RCT 的 meta 分析显示，对于迟发性运动障碍患者改用氯氮平单药治疗后，迟发性运动障碍（TD）相关量表得分总体显著降低（$n=1\,060$, $SMD=-0.40$, 95% CI: -0.69~-0.11），但证据等级低。

来自中国的 3 项 RCT 研究使用银杏叶提取物治疗迟发性运动障碍患者，为期 12 周，药物剂量 240mg/d。结果提示银杏叶提取物相较于安慰剂可显著降低 TD 严重程度（$n=299$, $SMD=-2.30$, 95% CI: -3.04~-1.55），但证据等级低。2018 年一项 meta 分析结果提示，与安慰剂相比，维生素 B$_6$（$SMD=1.41\pm0.22$；95% CI: 0.98~1.85）和金刚烷胺（$SMD=0.46\pm0.21$；95% CI: 0.05~0.87）能显著减轻 TD 症状。

关于维生素 E 治疗迟发性运动障碍的证据异质性强，疗效不肯定。一项 meta 分析提示相较于服用安慰剂的患者，服用维生素 E 可以防止症状恶化（$n=85$, $RR=0.23$, 95% CI: 0.07~0.76，低质量证据）。

迟发性运动障碍常表现为复杂的、有节奏的、重复的咀嚼运动，舔唇、噘嘴、反复张 / 闭口和伸舌，以及四肢不自主痉挛或舞蹈样运动，严重口面运动异常可致讲话、进食或呼吸困难。常在面对压力下运动症状加重。迟发性运动障碍多见于老年女性或治疗早期即出现急性 EPS 的患者,多在使用抗精神病药物数月或数年后出现,一般在治疗的前 5 年发生率较高,第一代抗精神病药物中平均发生率为 24%~30%,第二代抗精神病药物中也不少见,随着继续治疗,发生风险可持续升高。多数迟发性运动障碍症状在停用致病药物后仍然持续,严重影响患者的心理健康和生存质量。

迟发性运动障碍的处理:在全程的治疗中,医生首先要有监测并预防迟发性运动障碍发生的理念。关于其处理,目前证据提示 VMAT-2 抑制剂(氘丁苯那嗪、缬苯那嗪)治疗有效且耐受性良好,不良反应与安慰剂相当。换用氯氮平单药治疗的证据较充分,换用其他药物或者减量、停用抗精神病药物的研究证据有限。维生素 B_6、维生素 E、银杏叶提取物、金刚烷胺等治疗TD 的研究,证据质量低,临床应用时需充分权衡获益和风险后决定是否使用。基于现有 meta 分析结果,苯二氮䓬类药物与安慰剂在改善 TD 症状方面无显著差异,但受限于证据质量和样本量,这一结论需谨慎解读。考虑到会使 TD 症状恶化,因此不推荐使用抗胆碱能药。有个案报道电休克治疗和深部脑刺激有一定效果。对于局灶性肌张力障碍,靶向受累肌群注射肉毒毒素可通过诱导局部肌肉松弛,缓解症状。需要指出的是,迟发性运动障碍可能存在不同的亚型,其治疗方案也各有差异,这还需要进一步的研究以证实。

(二)代谢综合征

代谢综合征包括腹型肥胖、血糖升高、血脂升高和高血压等,严重影响患者服药依从性,增加心血管疾病和糖尿病发生风险。抗精神病药物可通过多种受体途径,包括拮抗 5- 羟色胺($5-HT_{1A}$、$5-HT_{2A}$、$5-HT_{2C}$)、组胺(H_1)、肾上腺素(α_1、α_2)和毒蕈碱(M_3)等受体,导致食欲增强、体重增加,影响糖脂代谢。第二代抗精神病药物比第一代抗精神病药物更易引起代谢综合征,发生率在 9% 以上。在第二代抗精神病药物中以氯氮平和奥氮平最为突出,超过 50% 的患者服用氯氮平或奥氮平后出现糖脂代谢异常,女性略高于男性;其后是喹硫平、利培酮、氨磺必利;阿立哌唑、布南色林的影响相对较少;齐拉西酮对代谢的影响最小。代谢综合征的发生发展有复杂的影响因素,多重发生机制,处理采用综合性策略,临床应以预防为主。

临床问题 12：如何处理抗精神病药物引起的体重增加？

推荐意见：生活方式干预（如饮食控制、体育锻炼和健康教育等）（1B）；使用二甲双胍治疗（1B）；使用托吡酯治疗（2C）；使用胰高血糖素样肽 1（GLP-1）受体激动剂治疗（2C）。

1. 体重增加　推荐意见的证据说明：2019 年一项 meta 分析比较了针对精神分裂症谱系障碍患者代谢指标的药物和非药物干预措施的疗效，结果提示对体重增加最有效的非药物干预措施是个人生活方式咨询（$SMD=-0.98$）、运动干预（$SMD=-0.96$）和心理教育（$SMD=-0.77$）；最有效的药物干预方式是使用二甲双胍（$SMD=-0.53$）和托吡酯（$SMD=-0.72$）。另一项 meta 分析汇总了 4 项 RCT，2 项使用利拉鲁肽，2 项使用艾塞那肽，结果提示，与对照组相比，GLP-1 受体激动剂治疗可使体重显著下降（$MD=-3.80$，95% CI：$-6.35\sim-1.24$）。

所有患者在用药前要评估发生代谢综合征的风险，合理选用抗精神病药物，并定期监测体重、血糖和血脂，观察动态变化。如患者在开始服用抗精神病药物时就已经偏胖或有代谢方面的问题应尽量选用对代谢影响小的药物。对于高风险人群，建议患者保持合理的饮食结构，适当的体育锻炼和良好的生活习惯。高风险人群在治疗监测中如若体重明显增加（3 个月内较基线体重增加 >7%）或代谢指标达到临界标准，要进行生活方式干预。生活方式干预的内容包括：饮食控制、体育锻炼以及心理教育和行为干预。抗精神病药物治疗方面，可考虑减少抗精神病药物用量、停用其他可导致体重增加的药物（如丙戊酸钠等）、换用体重增加风险较低的药物（如齐拉西酮、布南色林等），或者联合使用阿立哌唑。目前关于减药、停药、换药及联合使用抗精神病药物的研究证据等级低、异质性强，故建议在选择抗精神病药物前充分评估代谢相关不良反应，以预防为主，如需调整药物剂量则需要考虑疾病复发或治疗中断的风险。

当行为训练或换药治疗失败，或肥胖已经对患者构成明显而迫切的躯体风险时，可以选择使用药物进行减重。二甲双胍是目前证据最充分的、可以用于预防和治疗抗精神病药物所致的体重增加的药物。除此以外，临床实践中也有许多其他药物被用于治疗抗精神病药物引起的体重增加，例如托吡酯、GLP-1 受体激动剂、奥利司他、西布曲明和瑞波西汀等，但需要考虑到其证据的有限性和潜在的不良反应。GLP-1 受体激动剂的神经精神安全性证据尚存争议，大规模 RCT 研究及药物警戒分析未提示其与抑郁、自杀等精神事件显著相关，但真实世界队列研究表明，肥胖患者使用后抑郁、焦虑及自杀行为风险显著升高。临床决策时需综合评估代谢获益与潜在精神风险。

临床问题 13：如何处理抗精神病药物引起的血脂异常？

推荐意见：生活方式干预（1B）；使用二甲双胍治疗（1B）；使用托吡酯治疗（1B）；使用 GLP-1 受体激动剂治疗（2C）；使用他汀类药物治疗（2C）。

2. 血脂异常 推荐意见的证据说明：2019 年一项 meta 分析提示托吡酯对甘油三酯（$SMD=-0.68$）和低密度脂蛋白胆固醇（LDL-C）（$SMD=-0.80$）的疗效最好，而二甲双胍对总胆固醇（$SMD=-0.51$）和高密度脂蛋白胆固醇（HDL-C）（$SMD=0.45$）的疗效最好。生活方式干预对甘油三酯、总胆固醇和 LDL-C 均有改善（$SMD=-0.35\sim-0.37$）。一项基于 RCT 研究的 meta 分析，探讨二甲双胍辅助治疗精神分裂症患者因抗精神病药物引起的血脂异常的有效性和安全性，结果提示二甲双胍可以显著降低总胆固醇（$SMD=-0.47$，95% CI：$-0.66\sim-0.29$）、甘油三酯（$SMD=-0.33$，95% CI：$-0.45\sim-0.20$），提高 HDL-C（$SMD=-0.29$，95% CI：$0.02\sim0.57$）水平。2023 年一项关于 GLP-1 受体激动剂的 meta 分析显示，与对照组相比，GLP-1 受体激动剂可显著降低患者甘油三酯、LDL-C 水平。另一项 meta 分析显示瑞舒伐他汀可显著降低抗精神病药物引起的 LDL-C（$SMD=-1.31$，95% CI：$-1.93\sim-0.70$）、胆固醇（$SMD=-2.00$，95% CI：$-2.79\sim-1.21$）和甘油三酯（$SMD=-1.05$，95% CI：$-1.38\sim-0.72$）升高。

约有 2/3 的精神分裂症患者会出现血脂异常，如总胆固醇、甘油三酯、低密度脂蛋白胆固醇水平升高，高密度脂蛋白胆固醇水平降低。建议接受抗精神病药物治疗的患者在用药前及用药后 3 个月化验血脂，此后每年复查一次，尤其是使用氯氮平或奥氮平的患者，最好在治疗的第一年每三个月化验一次血脂，之后每年复查一次。生活方式和饮食干预对治疗血脂异常是安全有效的。临床实践中，换用对血脂影响小的抗精神病药物可能有效，目前并没有相关的随机对照研究。

临床问题 14：如何处理抗精神病药物引起的糖耐量异常？

推荐意见：生活方式干预，尤其是饮食干预和运动（1B）；换用对引起糖耐量异常风险小的抗精神病药物（1B）；使用二甲双胍治疗（1B）；使用 GLP-1 受体激动剂治疗（2C）；使用噻唑烷二酮类降糖药治疗（2C）。

3. 糖耐量异常及糖尿病　推荐意见的证据说明：2019 年一项 meta 分析结果提示将奥氮平换为喹硫平或阿立哌唑（SMD=-0.71）、二甲双胍（SMD=-0.65）、GLP-1 受体激动剂（SMD=-0.39）和饮食干预/运动（SMD=-0.37）可降低血糖水平，而二甲双胍（SMD=-0.75）和罗格列酮（SMD=-0.44）对胰岛素抵抗的改善最大。

对糖耐量异常的患者，建议调整生活方式，尤其是饮食控制。药物干预方面，换用糖尿病风险低的抗精神病药物常常有效，阿立哌唑或齐拉西酮都是可供选择的换药方案，也可考虑联合阿立哌唑治疗。降糖药中，目前证据最充分的是二甲双胍，可以降低空腹血糖和糖化血红蛋白，改善胰岛素抵抗。二甲双胍较常见的不良反应包括恶心、腹胀、腹泻；需注意二甲双胍的罕见不良反应乳酸酸中毒，严重肾功能损害、肝功能衰竭和心力衰竭禁用。噻唑烷二酮类降糖药（如罗格列酮、吡格列酮）可以改善胰岛素抵抗，使用时需关注药物的肝脏毒性和药物可能导致体重增加的风险。一项 RCT 研究通过注射利拉鲁肽干预奥氮平和氯氮平治疗精神症状稳定、处于糖尿病前期且 $BMI \geqslant 27kg/m^2$ 的精神分裂症患者，治疗 16 周后，与安慰剂组相比，利拉鲁肽组的葡萄糖耐量、糖化血红蛋白、空腹血糖水平均显著改善。但使用 GLP-1 受体激动剂时需考虑其潜在精神风险。

当精神分裂症患者出现糖尿病时，应遵循普通人群中糖尿病患者的治疗原则，使用标准的糖尿病治疗，加强生活方式干预，提升糖尿病自我管理。

（三）内分泌系统紊乱

抗精神病药物引起的内分泌相关不良反应包括：高催乳素血症、月经紊乱、性激素水平异常及性功能障碍等。目前认为高催乳素血症是由于抗精神病药物阻断多巴胺对垂体前叶泌乳细胞的抑制作用来增加催乳素分泌。因此，在使用阻断多巴胺受体作用更强的抗精神病药物时，出现高催乳素血症的风险更高，以氨磺必利、舒必利、利培酮、帕利哌酮较多见，其次是鲁拉西酮、奥氮平、齐拉西酮，而氯氮平、喹硫平、阿立哌唑的影响最小。

临床问题 15：如何处理抗精神病药物引起的高催乳素血症？

推荐意见：加用阿立哌唑（1B）；建议换用另一种抗精神病药物（如阿立哌唑等）（2C）；加用多巴胺受体激动剂（2C）；加用大剂量维生素 B_6 治疗（2C）。

1. 高催乳素血症的治疗　推荐意见的证据说明：一项纳入了 31 项单组研究及 RCT 研究的网状 meta 分析结果提示，联合使用阿立哌唑（5mg：$MD=-64.26$，95% CI：$-87.00\sim-41.37$；10mg：$MD=-59.81$，95% CI：$-90.10\sim-29.76$）；>10mg/d：$MD=-68.01$，95% CI：$-97.12\sim-39.72$，证据质量中）、逐渐滴定转换到阿立哌唑（$MD=-74.80$，95% CI：$-134.22\sim-15.99$）、联合使用大剂量维生素 B_6（$MD=-91.84$，95% CI：$-165.31\sim-17.74$）和联合使用多巴胺受体激动剂（如卡麦角林、溴隐亭）（$MD=-40.29$，95% CI：$-57.19\sim-23.39$）可显著降低抗精神病药物引起的高催乳素血症。

高催乳素血症通常表面上看起来是无症状的，但催乳素持续升高与许多不良后果相关，包括乳房发育、溢乳、月经紊乱（闭经）、性功能障碍及骨密度降低引发骨折等。对大多数伴有症状的高催乳素血症的患者而言，可考虑减少抗精神病药物的剂量，或调整为对催乳素影响较小的抗精神病药物，如对多巴胺受体有部分激动活性的药物（如阿立哌唑）。目前研究证据表明在原有治疗方案的基础上加用阿立哌唑可有效治疗抗精神病药物引起的高催乳素血症。对于其他不能耐受阿立哌唑或者必须使用升高催乳素的抗精神病药物的患者，可考虑辅助使用多巴胺受体激动剂或大剂量维生素 B_6，使用时需权衡精神病性症状加重的风险。临床实践中，二甲双胍、芍药甘草汤也被用于治疗高催乳素血症，但研究证据不确定。此外，对于月经紊乱（闭经），可先监测血浆催乳素水平，如是由高催乳素血症所致的月经紊乱，可先降低催乳素水平。此外，既往小样本研究提示二甲双胍可用于治疗抗精神病药物引起的闭经，同时还发现胰岛素抵抗在月经恢复中起着非常重要的作用，中药（如乌鸡白凤丸等）及人工周期等方法均可试用于月经紊乱（闭经）的治疗。

2. 性功能障碍的治疗　大多数精神分裂症患者存在性功能障碍的主诉，抗精神病药物治疗是常见的原因之一。抗精神病药物对性功能的影响可能是通过对肾上腺素能和血清素能受体的作用直接介导的,也可能是通过对催乳素和性激素的影响间接介导的。在服用抗精神病药物之前,可以向患者提供药物相关性功能障碍不良反应的教育,告知他们这些症状可能会出现,但可以得到解决。在治疗性功能障碍之前,必须进行全面评估,以确定最可能的原因。在排除躯体疾病的前提下,可以通过以下方法治疗性功能障碍:①如果考虑是由于高催乳素血症所致,可以参考上述高催乳素血症的处理方法;②磷酸二酯酶抑制剂（例如西地那非和他达拉非等）是治疗勃起功能障碍的有效药物,且耐受性良好;③赛庚啶（5-HT$_2$ 拮抗剂）、金刚烷胺、安非他酮、丁螺环酮 / 坦度螺酮、氯贝胆碱和育亨宾均可不同程度地改善性功能障碍,但使用时应注意药物不良反应及药物间相互作用。

（四）其他不良反应处理

1. 镇静　镇静是抗精神病药物常见的不良反应,这种效应可能与药物对组胺、肾上腺素能和多巴胺受体的拮抗作用有关。镇静作用在治疗初期最为明显,许多患者在持续用药后会对镇静作用产生一定的耐受。镇静及嗜睡是氯氮平治疗中常见的不良反应,可能首次治疗后即发生,并持续于氯氮平治疗全程,呈现剂量依赖性。镇静的处理:可以将每日剂量的大部分在睡前服用,可避免或减轻白天的过度镇静,严重者可以考虑减药。改用镇静作用较弱的抗精神病药物,可能会减轻镇静作用。告诫患者勿驾车、操纵机器或从事高空作业。对于白天嗜睡的患者可尝试使用咖啡。

2. 直立性低血压　直立性低血压是由抗精神病药物的 α 受体阻滞作用所致,与药物剂量相关。严重时,直立性低血压可导致头晕、晕厥或跌倒。需要提醒可能出现直立性低血压的患者,从卧位或坐位到站立时动作要缓慢,在站立前应先在床边坐一分钟。针对直立性低血压的处理策略包括:采取支持性措施（如使用弹力袜、增加饮食中盐和液体的摄入量）;减慢抗精神病药物滴定的速度;减量或分次服用抗精神病药物;以及改用无抗肾上腺素能作用的抗精神病药物。

3. QTc 间期延长　一些抗精神病药物阻滞心脏的钾离子通道可能导致QTc 间期延长。QTc 间期的显著延长与室性心律失常的风险增加有关,例如尖端扭转型室性心动过速（torsades de pointes, TdP）可导致危及生命的后果

（如心室颤动、猝死）。对所有处方抗精神病药物的患者均需进行心电图的检测。在决定选择或更换抗精神病药物时需考虑的因素包括：患者是否正在服用其他已知会延长 QTc 间期的药物；是否存在导致药物血药浓度升高的因素；患者是否有相关心脏疾病史以及与 TdP 风险增加的其他因素。对于存在这些风险因素的患者，如有更安全的药物，则不建议使用有较高 QTc 间期延长风险的抗精神病药物（如齐拉西酮、氨磺必利、氟哌啶醇等）。

4. 恶性综合征　恶性综合征（neuroleptic malignant syndrome，NMS）是一类罕见但是后果严重的不良反应，通常在加用多巴胺拮抗剂 72 小时内出现，主要表现为肌肉僵直、高热和交感神经过度兴奋（包括高血压和心动过速）三联征。此外，NMS 还伴有血清肌酸激酶水平升高（通常至少是正常值上限的 4 倍）、呼吸急促、意识状态改变（如谵妄、昏迷），并缺乏其他可能的病因。使用高效价的 FGAs、抗精神病药物短效肌内注射制剂、较高的药物总剂量或快速增加药物剂量会增加 NMS 发生的风险。治疗 NMS 首先应停用抗精神病药物，监测生命体征并提供支持性治疗。NMS 通常是自限性的，大多数患者在停药一周内即可缓解。一些严重患者可以考虑使用苯二氮䓬类药物（如劳拉西泮）、突触后 D_2 受体激动剂（溴隐亭）和骨骼肌松弛剂（丹曲林）或改良电休克治疗，但这些干预措施均缺乏高质量研究的支持。

5. 抗胆碱能不良反应　抗精神病药物的抗胆碱能效应可产生多种外周不良反应，包括口干、便秘、视物模糊、心动过速、尿潴留等，以及对中枢可能的影响包括学习和记忆受损、反应迟钝、谵妄等。在最初选择抗精神病药物时，应考虑抗精神病药物导致的抗胆碱能作用，尤其是在老年人或可能出现严重抗胆碱能不良反应的躯体疾病患者中（如青光眼等）。抗胆碱能作用通常与剂量有关，因此降低剂量或分次服用可能会改善。必要时，可换用抗胆碱能不良反应少的药物。

6. 氯氮平相关的其他不良反应　氯氮平的常见不良反应包括流涎、癫痫发作、心肌炎、中性粒细胞减少、便秘、肠梗阻、嗜睡，以及少见但严重的对血液系统的影响（粒细胞缺乏症）等。镇静及嗜睡可能氯氮平首次治疗后即发生，持续于氯氮平治疗全程，与氯氮平对组胺受体和多巴胺受体的作用有关，呈现剂量依赖性。可以将每日剂量的大部分在睡前服用，可避免或减轻白天的过度镇静，严重者可以考虑减药。告诫患者勿驾车、操纵机器或从事高空作业。对于白天嗜睡的患者可尝试使用咖啡。流涎是氯氮平治疗中最常见的一种不良反应。其发生呈剂量依赖性，在睡眠时最明显。抗胆碱能药物可以治疗，但因抗胆碱能药物的毒性反应，一般不主张使用。最近研究发现氯氮平不增加唾液流量而是减少吞咽，建议患者侧卧位睡眠，便于口涎流出，防止吸入气管。

氯氮平诱发癫痫较多见。氯氮平可引起脑电图改变，引发剂量相关性癫痫，有癫痫发作史或头部创伤者，危险性更高。以下措施有助于减少氯氮平治疗中的癫痫发作：①监测氯氮平血药浓度；②剂量增加至600mg/d前查脑电图；③使用曾诱发癫痫发作的剂量时，合并抗癫痫药；④如果有癫痫发作，降低药物剂量；⑤咨询神经科医生或寻找氯氮平以外的病因，避免与降低癫痫发作阈的药物合用。注意：合并抗癫痫药的患者需调整精神药物剂量，注意药物相互作用。避免合并使用氯氮平和卡马西平，如果接受卡马西平治疗的患者需要合用氯氮平，最好将卡马西平换成另一种抗癫痫药，以防粒细胞缺乏症发生。同时要根据药物代谢的相互作用适当调整药物剂量。

粒细胞缺乏症的预防及处理：抗精神病药物可以诱发血液系统改变如粒细胞缺乏症，氯氮平较多见。偶尔可见到其他的血液学改变包括白细胞增多、红细胞增多或减少、淋巴细胞减少、白细胞计数降低或中性粒细胞减少，以及非常罕见的血小板减少。粒细胞减少或粒细胞缺乏，常因患者的白细胞数突然降低诱发致命危险，从而引起普遍关注。粒细胞缺乏症的发生率在治疗第一年为0.73%，第二年为0.07%。最常出现在治疗的6~18周，发生风险随年龄而增高，女性患者较多见。

对于接受氯氮平治疗的患者，建议遵循相关监测推荐：基线检查血常规，白细胞计数高于3 500/mm³的患者，可以考虑接受氯氮平治疗；治疗前半年，每1~2周进行白细胞计数监测；6个月后改为每2~4周监测一次，直到停药后一个月。如果患者白细胞计数低于3 000/mm³，或者中性粒细胞低于1 500/mm³，需要监测白细胞分类和计数，每周2次；如果患者白细胞计数低于2 000/mm³，或者中性粒细胞计数低于1 000/mm³，必须停用氯氮平，给予支持疗法，隔离严防感染，重症者给予升白药。如无合并症，一周后白细胞回升,2~3周恢复正常。如果氯氮平治疗期间出现任何发热或感染体征都需即刻查白细胞计数,尤其是在治疗前18周。

接受氯氮平治疗发生粒细胞缺乏症的患者,血液系统恢复正常后若再次使用氯氮平,有再次发生粒细胞缺乏症的风险,而且比前一次出现得更快,引发的剂量更低。建议发生粒细胞缺乏症的患者避免再使用氯氮平治疗。

（司天梅　刘登堂　王传跃　朱刚　郑英君）

第三节　心理治疗

目前的研究总体上支持药物治疗基础上增加心理干预可能使精神分裂症患者获益,有助于预防复发及改善社会功能。精神分裂症患者中证据较多或采用较多的心理治疗有认知行为治疗和支持性心理治疗等。然而,目前有关精神分裂症心理治疗的研究仍存在质和量的不足,需要更多高质量随机对照试验进行验证。

临床问题 16：**精神分裂症的心理治疗利与弊？**

推荐意见：精神分裂症患者在药物治疗基础上推荐接受精神病认知行为治疗（CBTp）（1B）。

证据来源：精神分裂症中认知行为治疗的证据相对较多,有十余项综述和 meta 分析,其中包括两项高质量 meta 分析和三项 Cochrane 的系统综述;有关支持性心理治疗目前没有检索到高质量综述或 meta 分析。

1. 认知行为治疗　认知行为治疗（cognitive behavioral therapy, CBT）在精神分裂症患者中使用的证据相对较多,专门针对精神病性症状的 CBT 模型——CBTp 已被开发用于治疗包括精神分裂症在内的许多精神心理疾病,并被建议作为精神分裂症患者药物治疗基础上的附加疗法。在最近的研究中，CBTp已被用于有阳性症状、阴性症状、精神病风险症状以及共病其他精神疾病（如抑郁障碍、焦虑障碍、药物滥用和创伤后应激障碍）的患者。总体上，CBTp潜在益处远大于潜在危害，CBTp治疗精神分裂症可以减轻核心症状，如阳性症状（中等研究证据强度）；在短期内（如6个月）改善患者的生活质量（低研究证据强度）以及整体、社会和职业功能（中等研究证据强度）。近几年的研究发现，在药物治疗的基础上增加CBTp，可以使接受者的总体症状得到改善，对阳性症状具有低到中等的效应，效应量估计为0.31~0.37。同时辅助CBT减少了1年时的复发率以及因可接受性低、依从性差和无效而退出的比例，并有更好的功能改善。但CBTp对妄想和难治性患者的效果不确定。在无药物治疗情况下的CBT研究数量有限，证据质量较低。

CBTp实施的重点是引导患者为不恰当的认知假设建立自己的替代解释，这种解释更健康、更现实，减少患者的灾难性评估，从而减少同时发生的焦虑和痛苦。整体方法包括发展一种协作性和非评判性的治疗关系，患者学会监控思想、情感、行为和症状之间的关系，评估导致症状的认知、信念和思维过程，制订有益的应对策略并改善功能，同时将行为的自我监测作为任务分配或活动安排的基础。可根据不同的症状选择CBTp的侧重点，对于阳性症状的治疗，CBTp旨在减少与幻觉妄想相关的情绪困扰，增强个人应对策略，使患者能够更有效地管理症状和日常压力。对阴性症状的CBTp治疗旨在改变对症状有明显影响的不合理信念，包括对社会归属感的消极信念、对自己能力的错误判断、对幸福和成功的低期望。治疗方式与抑郁障碍和焦虑障碍的CBT治疗方法相似，包括自动思维识别、证据分析、替代解释创建、认知重构和方案修正等。

CBTp的治疗时间长短不一，文献报道的治疗时间从8周到5年不等，目前尚不清楚延长CBTp治疗持续时间是否会带来更大的益处。但很多因素影响CBTp的疗效，如积极且训练有素的治疗师、认知策略的结构化、是否与社会心理康复相结合是疗效的关键成分。患者的理解力和自知力、文化背景、对治疗的阻抗、疾病的严重程度、药物的不良反应及对治疗的依从性等因素，也成为CBTp疗效的决定因素。工作人员和组织管理者的态度、提供CBTp的人员是否接受适当的培训、使用既定的方法、接受技术指导,治疗精神分裂症患者的经验对 CBTp 取得成效至关重要。

2. 支持性心理治疗　支持性治疗包括旨在维持患者现有情况或帮助患者提升应对能力的任何干预,包括了训练有素的治疗师的干预措施,以及其他不需要培训的干预措施,如"交朋友"。与常规治疗相比,支持性心理治疗在改善整体或社会功能方面未见优势;少数研究表明支持性心理疗法可能在应对技能、依从性和复发方面取得更好的疗效。尽管与支持性心理治疗益处相关的证据有限,由于其实施的便易性,仍可能为患者带来潜在获益。

支持性心理治疗的重点是基于现实和以现在为中心。它通常旨在帮助患者应对症状,提高适应能力,增强自尊心。用来促进这些目标的技巧包括安抚、赞美、鼓励、解释、澄清、重塑、指导、建议,以及使用对话式、非对抗性的沟通方式。积极的治疗联盟也是支持性心理治疗的组成部分,而其他社会心理治疗也可以作为治疗计划的一部分。支持性心理治疗通常与药物管理一起进行,频率从每周一次到每几个月一次不等,取决于患者的需要。传达的信息包括关于诊断、症状、社会心理干预、药物和不良反应的关键信息,以及关于压力和应对、危机计划、早期预警信号、自杀和复发的信息、疾病管理或自我管理策略。

心理治疗的不良反应:目前对心理治疗不良反应的认识有限,研究明显不足,有几个原因:①心理治疗师是治疗的"实施者",需对所有负面影响负责,这可能导致治疗师对积极影响和消极影响存在感知偏见;②对于哪些问题是不良反应目前甚至没有达成共识,不良反应与治疗失败或疾病恶化之间缺乏区分;③没有普遍接受的心理治疗不良反应评估工具,也没有关于如何在临床研究中计划或监测不良反应的规范。心理治疗不仅关注症状,还关注社会行为,因此可能存在比药物治疗更广泛的负面影响,不仅涉及症状,如焦虑或病程的增加,还涉及家庭、职业或生活总体调整的负面变化。部分接受心理治疗的患者会出现不良事件,包括治疗失败和症状恶化、出现新症状、自杀倾向、职业问题或污名化、社交网络的变化或人际关系的紧张、治疗依赖或自我效能的破坏。发生率可因患者特征(易暗示者)、诊断(人格障碍)、患者期望、疾病严重程度、治疗师特征(苛刻)或特殊治疗技术(暴露治疗、自我启示）等而异。由于心理治疗的不良反应是多方面的,有时难以发现,且由于精神分裂症患者的认知或表达障碍,不良反应可能更不易甄别,因此治疗师应当接受识别、评估和记录不良反应的培训,并学习如何在可能的负面后果下计划治疗。所有心理治疗研究中都应该报告不良事件和不良反应,以评估心理治疗的真正风险。

（程字琪）

┃ 第四节　物理治疗 ┃

一、电休克治疗

改良电休克治疗（modified electroconvulsive therapy, MECT）,是传统电休克治疗（ECT）的改进,是指使用静脉麻醉药和肌松剂使患者意识消失后,以一定量电流通过患者头部导致大脑皮质癫痫样放电治疗疾病的一种手段。

MECT通过短暂电流刺激诱发癫痫样放电,重置异常的神经活动模式,并调节大脑中的神经递质平衡,包括多巴胺、5-羟色胺和去甲肾上腺素等。这种调节作用能够有效控制精神分裂症患者的阳性症状。研究发现,MECT不仅能影响大脑的神经递质水平,还对免疫功能产生影响,可能改善患者的炎症状态,例如降低炎症因子IL-6和TNF-α的水平。此外,MECT还能促进神经营养因子（如脑源性神经营养因子BDNF）的增加,促进神经元的生长和修复,并增强神经系统的可塑性,有助于神经回路恢复正常功能,因此对患者的认知和情绪改善有积极影响。同时,MECT也能调节大脑的血流量和代谢活动,进一步改善脑功能。

1. MECT 在精神分裂症急性期治疗中的应用 MECT 作为一种物理治疗手段,不仅能够迅速起效,在抗精神病药物尚未达到治疗血药浓度之前即可发挥作用,同时对心血管、内分泌系统以及肝肾和代谢功能的影响较小。与药物肌内注射相比,MECT 在改善敌对、攻击性、不合作行为方面效果更佳,同时也能减少治疗后的不良反应,在精神分裂症急性期治疗中,MECT 被视为快速控制症状的重要治疗方法。Suzuki 观察了 MECT 对 7 名难治性首发精神分裂症患者的急性期治疗效果,一个疗程后患者 BPRS 和 GAF 评分均显著改善。Gu 等采用电休克疗法治疗精神分裂症患者激越症状,发现 MECT 治疗与 PANSS 总分降低显著相关,能迅速缓解患者激越行为。Cochrane(2019 年)的一项大样本 meta 分析提示常规治疗联合 MECT 可在 8 周内显著提高治疗有效率,降低 BPRS 得分,并提高 GAF 得分。

2. MECT 在精神分裂症巩固和维持期治疗中的应用 Ward 等(2018)通过系统综述发现 MECT 维持治疗可以显著减少复发风险。Mishra 等(2022)通过一项 RCT 研究在 60 名难治性精神分裂症患者中比较了急性期治疗结束后实施为期 6 个月 MECT 维持治疗或氯氮平治疗的效果,发现 MECT 维持治疗能更显著地降低患者的 PANSS 评分,并改善患者的 GAF、CGI 评分。此外,治疗前后的单光子发射计算机断层成像(SPECT)显示 MECT 维持治疗能显著改善患者双侧前额叶和颞叶的血流灌注,其中左外侧颞叶血流灌注与 PANSS 阳性症状量表得分显著相关。关于 MECT 维持治疗的疗程设置,目前尚无统一定论,大部分研究采取了频率缓降的策略,即在急性期治疗后将 MECT 频率从每周一次逐步过渡到每两周一次、每月一次。因此,在维持治疗中,可根据患者病情,以提供维持疗效所需的最低 MECT 频率。

3. MECT 对认知功能的影响 研究证实 MECT 引起精神分裂症患者的记忆损害轻微且短暂。Zheng 等进行的 meta 分析比较了 MECT 和抗精神病药物联用与单用抗精神病药物对精神分裂症患者记忆功能影响的差异,结果显示,在韦氏记忆量表终点记忆评分方面,MECT 结束时的抗精神病药物患者组与联用组相比差异有统计学意义,但此差异在 MECT 结束后 1 周及 2 周已无统计学意义,表明 MECT 引起的记忆损伤是一过性的。有研究显示 MECT 可明显改善患者的执行功能、视觉记忆和信息处理速度等。但最新的系统综述显示，目前仅有证据支持 MECT 对精神分裂症患者的认知功能无显著损害，大部分研究未能证明其对于认知功能的改善作用。

二、新型神经调控治疗

1. 磁抽搐治疗（magnetic seizure therapy，MST） 是通过高能量磁脉冲来刻意诱发抽搐发作达到治疗目的的一种新型神经调控技术。

MST 治疗过程和电休克基本完全相同，只是在诱发抽搐发作这个环节，应用的是磁刺激。刺激频率可以选择低频（25Hz）、中频（50Hz/60Hz）或高频（100Hz），刺激强度使用的设备输出功率都设为100%，通过调整磁刺激持续时间来确定抽搐阈值和诱发抽搐发作的刺激剂量。目前，报道的 MST 每次治疗磁刺激脉冲总数一般在 1 000 个以下，例如 100Hz 刺激时持续时间上限为 10 秒。MST 的直接刺激部位主要局限于刺激线圈下方的大脑皮质，它对海马、间脑等深部脑结构不会产生直接刺激，因此，MST 的优势是认知不良反应比电休克治疗轻。

目前，MST 治疗精神分裂症的临床研究报道还相对缺乏。国内一项随机对照试验比较了 MST 和 MECT 治疗精神分裂症的有效性和安全性，43 例患者接受 10 次 MST 和抗精神病药物治疗，36 例患者接受 10 次 ECT 和抗精神病药物治疗，两组患者在 1 个月干预前后的精神病性症状变化无统计学意义，MST 组在即刻记忆、语言功能和延迟记忆受损等方面显著轻于 MECT 组。

2. 经颅磁刺激（transcranial magnetic stimulation，TMS） 是一种刺激强度在运动阈值水平的大脑皮质刺激技术，以不引起抽搐为前提，患者保持完全清醒状态，无需手术准备、麻醉和监护等。运动阈值，指将刺激线圈放置在大脑拇指运动皮质区时，10 次磁脉冲刺激有 5 次可以诱发对侧拇指出现微弱运动所需要的刺激强度。

重复经颅磁刺激（repetitive TMS，rTMS），以不同频率重复刺激大脑皮质特异性区域,会导致被刺激皮质及其相连神经环路的活动模式出现改变,并进一步引起个体脑功能和行为变化。TMS 的生理机制与引起神经细胞突触长时程增强(long-term potential,LTP)或长时程抑制(long-term depression,LTD)效应进而改变大脑可塑性等有关。刺激频率,分为高频和低频,高频(5Hz 以上)重复刺激提高皮质兴奋性,低频(1Hz 或 1Hz 以下)刺激降低皮质兴奋性。研究者进一步开发了 θ 爆发刺激(theta burst stimulation,TBS),间断 θ 爆发刺激(iTBS)提高皮质兴奋性,持续 θ 爆发刺激(cTBS)降低皮质兴奋性。经颅磁刺激,根据所用刺激线圈不同,还进一步分为脑皮质浅表磁刺激和深部磁刺激(deep TMS,dTMS)。目前,精神分裂症深部磁刺激 dTMS 临床研究报道相对缺乏,其临床疗效证据有待进一步积累。

经颅磁刺激辅助治疗精神分裂症的主要方案和已报道的推荐意见见表 3-4-1。

表 3-4-1　经颅磁刺激辅助治疗精神分裂症

治疗靶症状	TMS 刺激部位	刺激频率和刺激强度	刺激脉冲数和治疗次数	推荐意见
幻听	左侧颞顶区(T3 和 P3 中点)	1Hz,90% 静息运动阈值(RMT)	每次 1 200 个脉冲,治疗 12 次	C 级 可能有效[国际神经生理学联盟(IFCN)]
阴性症状	左侧前额叶背外侧区(F3)	10Hz,110%RMT	每次 1 500 或 2 000 个脉冲,治疗 20 次	B 级 可能有效[国际神经生理学联盟(IFCN)]

(1)幻听:阳性症状中,重复经颅磁刺激(rTMS)临床应用最多的是言语性幻听。干预部位多选择左侧 Wernicke 区或左侧颞顶交界,基于影像导航可以进一步选择语言任务激活区、Heschl 回等。rTMS 刺激频率多选择低频 1Hz 或 cTBS。也有学者尝试应用高频 20Hz 刺激左侧颞顶区或者选择右

侧颞顶区为刺激部位。Hyde 等（2022）的 meta 分析（16 个 RCT，545 例患者）显示，TMS 具有改善言语性幻听的效应，标准化均数差（*SMD*）为 –0.19（95% *CI*：–0.36~–0.02，*P*=0.029）。影响 TMS 改善幻听的因素比较多，临床应用时需要持有谨慎态度。

（2）阴性症状：精神分裂症阴性症状与额叶功能低下有关，对药物治疗不敏感，多数学者应用 TMS 干预左侧前额叶背外侧区（DLPFC），一般选择高频 10Hz 或 20Hz 刺激或 iTBS，治疗疗程一般在 3 周或以上。Hyde 等（2022）的 meta 分析（19 个 RCT，1 029 例患者）显示，TMS 刺激左侧 DLPFC 改善阴性症状效应，*SMD* 为 –0.61（95% *CI*：–0.92~–0.30，*P*<0.001）。Tseng 等（2021）的 meta 分析显示，iTBS 刺激左侧 DLPFC 改善阴性症状的 *SMD* 为 –1.32（95% *CI*：–1.88~–0.76）。虽然这些 meta 分析的效应值比较明显，但是它们纳入的研究之间同质性不高，因此，对其结论应保持谨慎。Wobrock 等（2015）应用高频 rTMS 刺激左侧前额叶改善精神分裂症阴性症状的多中心大样本 RCT 研究（*N*=175），其结果是阴性。

3. 经颅直流电刺激（transcranial direct current stimulation，tDCS） 以微弱直流电（通常 1~2mA）通过置于头皮的两个或者多个电极调节大脑皮质兴奋性。和经颅磁刺激不同的是，tDCS 至少有 2 个刺激部位，1 个阳极和 1 个阴极，它调控神经元细胞膜静息电位，阳极电流可促进神经元去极化从而增强大脑皮质兴奋性，阴极电流的作用则与之相反。tDCS 可以改变局部脑血流量、增加突触可塑性和调节局部皮质间脑网络连接等。

（1）阴性症状：tDCS 干预阴性症状的范式，一般选择阳极刺激左侧 DLPFC，阴极刺激右侧前额叶或者左侧颞顶区，干预 10 次以上。Hyde 等（2022）的 meta 分析（7 个 RCT，267 例患者）显示，tDCS 改善分裂症阴性症状的 *SMD* 为 –0.54（95% *CI*：–0.95~–0.14，*P*=0.009），但所纳入的 RCT 异质性较高。

（2）幻听：tDCS 干预幻听的范式，一般选择阳极刺激左侧前额叶（F3 和 FP1 中点），阴极刺激左侧颞顶区（T7 和 P3 中点），电流密度 0.515（A/m²），每次 20 分钟，不少于 10 次。Hyde 等（2022）meta 分析（7 个 RCT，312 例患者）显示，*SMD* 为 –0.42（95% *CI*：–0.81~–0.02，*P*=0.04）。Kantrowitz 等（2019）的 RCT（89 例患者）提示 tDCS 辅助治疗幻听可能有效，但是疗效

可能受抗精神病药物剂量和认知功能影响,抗精神病药物剂量较低、认知受损程度较低的患者疗效可能更明显。

（3）认知症状:目前,有研究证据支持 tDCS 可能改善分裂症患者认知症状。阳极刺激左侧前额叶,阴极刺激左侧颞顶区或刺激右侧前额叶,刺激10 次或 10 次以上,有可能改善分裂症患者认知症状。Hyde 等（2022）meta分析显示,tDCS 有可能改善精神分裂症患者的注意（*SMD*=-0.30）和工作记忆（*SMD*=-0.38）,但效应值偏弱。

颅外无创新型神经调控技术还包括经颅交流电刺激（tACS）、经颅超声刺激和经皮迷走神经刺激等,它们操作便捷、安全性高,但其临床疗效证据还需进一步积累。

（陆峥　王继军）

─○ **参考文献** ○─

1. BOLAND R, VERDUIN M L, RUIZ P. Kaplan & Sadock's synopsis of psychiatry ［M］. 12th ed. Philadelphia, Pennsylvania：Lippincott Williams & Wilkins, Wolters Kluwer, 2022.

2. ZHU Y, KRAUSE M, HUHN M, et al. Antipsychotic drugs for the acute treatment of patients with a first episode of schizophrenia：a systematic review with pairwise and network meta-analyses［J］. Lancet Psychiatry, 2017, 4（9）：694-705.

3. HUHN M, NIKOLAKOPOULOU A, SCHNEIDER-THOMA J, et al. Comparative efficacy and tolerability of 32 oral antipsychotics for the acute treatment of adults with multi-episode schizophrenia：a systematic review and network meta-analysis［J］. Lancet, 2019, 394（10202）：939-951.

4. KEEPERS G A, FOCHTMANN L J, ANZIA J M, et al. The American Psychiatric Association Practice Guideline for the treatment of patients with schizophrenia［J］. Am J Psychiatry, 2020, 177（9）：868-872.

5. LEUCHT S, CIPRIANI A, SPINELI L, et al. Comparative efficacy and tolerability of 15 antipsychotic drugs in schizophrenia：a multiple-treatments meta-analysis［J］. Lancet, 2013, 382（9896）：951-962.

6. Japanese Society of Neuropsychopharmacology. Japanese Society of Neuropsychophar-

macology："Guideline for Pharmacological Therapy of Schizophrenia"［J］. Neuropsychopharmacol Rep, 2021, 41（3）: 266-324.

7. ZHANG J P, GALLEGO J A, ROBINSON D G, et al. Efficacy and safety of individual second-generation vs. first-generation antipsychotics in first-episode psychosis: a systematic review and meta-analysis［J］. Int J Neuropsychopharmacol, 2013, 16（6）: 1205-1218.

8. GRÜNDER G, HEINZE M, CORDES J, et al. Effects of first-generation antipsychotics versus second-generation antipsychotics on quality of life in schizophrenia: a double-blind, randomised study［J］. Lancet Psychiatry, 2016, 3（8）: 717-729.

9. LEUCHT S, DAVIS J M. Second-generation antipsychotics and quality of life in schizophrenia［J］. Lancet Psychiatry, 2016, 3（8）: 694-695.

10. RIVELLI A, FITZPATRICK V, NELSON M, et al. Real-world predictors of relapse in patients with schizophrenia and schizoaffective disorder in a large health system［J］. Schizophrenia（Heidelb）, 2024, 10（1）: 28.

11. AHMAD I, KHALILY M T, HALLAHAN B. Reasons associated with treatment non-adherence in schizophrenia in a Pakistan cohort［J］. Asian J Psychiatr, 2017, 30: 39-43.

12. PENNAZIO F, BRASSO C, VILLARI V, et al. Current status of therapeutic drug monitoring in mental health treatment: a review［J］. Pharmaceutics, 2022, 14（12）: 2674.

13. National Institute for Health and Care Excellence. NICE Guidelines: Psychosis and schizophrenia in adults: prevention and management［M］. London: National Institute for Health and Care Excellence（NICE）, 2014.

14. Deutsche Gesellschaft für Psychiatrie und Psychotherapie Psychosomatic und Nervenheilkunde e.V.（DGPPN）. S3 Guideline for Schizophrenia［M］. Berlin: Springer, 2019.

15. LEUCHT S, CRIPPA A, SIAFIS S, et al. Dose-response meta-analysis of antipsychotic drugs for acute schizophrenia［J］. Am J Psychiatry, 2020, 177（4）: 342-353.

16. TIIHONEN J, TAIPALE H, MEHTÄLÄ J, et al. Association of antipsychotic polypharmacy vs monotherapy with psychiatric rehospitalization among adults with schizophrenia［J］. JAMA Psychiatry, 2019, 76（5）: 499-507.

17. LONG Y, WU Q, YANG Y, et al. Early non-response as a predictor of later non-response to antipsychotics in schizophrenia: a randomized trial［J］. BMC Med, 2023, 21

（1）：263.

18. SAMARA M T，LEUCHT C，LEEFLANG M M，et al. Early improvement as a predictor of later response to antipsychotics in schizophrenia：a diagnostic test review［J］. Am J Psychiatry，2015，172（7）：617-629.

19. KAHN R S，WINTER van ROSSUM I，LEUCHT S，et al. Amisulpride and olanzapine followed by open-label treatment with clozapine in first-episode schizophrenia and schizophreniform disorder（OPTiMiSE）：a three-phase switching study［J］. Lancet Psychiatry，2018，5（10）：797-807.

20. HOJLUND M，KOHLER-FORSBERG O，GREGERSEN A T，et al. Prevalence，correlates，tolerability-related outcomes，and efficacy-related outcomes of antipsychotic polypharmacy：a systematic review and meta-analysis［J］. Lancet Psychiatry，2024，11（12）：975-989.

21. GALLING B，ROLDAN A，HAGI K，et al. Antipsychotic augmentation vs. monotherapy in schizophrenia：systematic review，meta-analysis and meta-regression analysis［J］. World Psychiatry，2017，16（1）：77-89.

22. TIIHONEN J，MITTENDORFER-RUTZ E，MAJAK M，et al. Real-World effectiveness of antipsychotic treatments in a nationwide cohort of 29 823 patients with schizophrenia［J］. JAMA Psychiatry，2017，74（7）：686-693.

23. TIIHONEN J，TAIPALE H，MEHTALA J，et al. Association of antipsychotic polypharmacy vs monotherapy with psychiatric rehospitalization among adults with schizophrenia［J］. JAMA Psychiatry，2019，76（5）：499-507.

24. ANDREASEN N C，CARPENTER W T，Jr，KANE J M，et al. Remission in schizophrenia：proposed criteria and rationale for consensus［J］. Am J Psychiatry，2005，162（3）：441-449.

25. LIBERMAN R P，KOPELOWICA A. Recovery from schizophrenia：a concept in search of research［J］. Psychiatr Serv，2005，56（6）：735-742.

26. JAASKELAINEN E，JUOLA P，HIRVONEN N，et al. A systematic review and meta-analysis of recovery in schizophrenia［J］. Schizophr Bull，2013，39（6）：1296-1306.

27. SANTESTBAN-ECHARRI O，PAINO M，RICI S，et al. Predictors of functional recovery in first-episode psychosis：a systematic review and meta-analysis of longitudinal studies［J］. Clin Psychol Rev，2017，58：59-75.

28. OLIVARES J M，SERMON J，HEMELS M，et al. Definitions and drivers of relapse in patients with schizophrenia：a systematic literature review［J］. Ann Gen Psychiatry，

2013, 12（1）: 32.

29. MONCRIEFF J, CRELLLIN N E, LONG M A, et al. Definitions of relapse in trials comparing antipsychotic maintenance with discontinuation or reduction for schizophrenia spectrum disorders: a systematic review[J]. Schizophr Res, 2020, 225: 47-54.

30. ROBINSON D, WOERNER M G, ALVIR J M, et al. Predictors of relapse following response from a first episode of schizophrenia or schizoaffective disorder[J]. Arch Gen Psychiatry, 1999, 56（3）: 241-247.

31. MORGAN C, LAPPIN J, HESLIN M, et al. Reappraising the long-term course and outcome of psychotic disorders: the AESOP-10 study[J]. Psychol Med, 2014, 44（13）: 2713-2726.

32. LEUCHT S, LEUCHT C, HUHN M, et al. Sixty Years of Placebo-controlled antipsychotic drug trials in acute schizophrenia: systematic review, bayesian meta-analysis, and meta-regression of efficacy predictors[J]. Am J Psychiatry, 2017, 174（10）: 927-942.

33. ZHU Y, LI C, HUHN M, et al. How well do patients with a first episode of schizophrenia respond to antipsychotics: A systematic review and meta-analysis[J]. Eur Neuropsychopharmacol, 2017, 27（9）: 835-844.

34. THOMPSON A, WINSPER C, MARWAHA S, et al. Maintenance antipsychotic treatment versus discontinuation strategies following remission from first episode psychosis: systematic review[J]. BJPsych Open, 2018, 4（4）: 215-225.

35. KISHI T, IKUTA T, MATSUI Y, et al. Effect of discontinuation v. maintenance of antipsychotic medication on relapse rates in patients with remitted/stable first-episode psychosis: a meta-analysis[J]. Psychol Med, 2019, 49（5）: 772-779.

36. CERASO A, LIN J J, SCHNEIDER-THOMA J, et al. Maintenance treatment with antipsychotic drugs for schizophrenia[J]. Cochrane Database Syst Rev, 2020, 8（8）: CD008016.

37. OSTUZZI G, VITA G, BERTOLINI F, et al. Continuing, reducing, switching, or stopping antipsychotics in individuals with schizophrenia-spectrum disorders who are clinically stable: a systematic review and network meta-analysis[J]. Lancet Psychiatry, 2022, 9（8）: 614-624.

38. TIIHONEN J, TANSKANEN A, TAIPALE H. 20-Year Nationwide Follow-Up Study on discontinuation of antipsychotic treatment in first-episode schizophrenia[J]. Am J Psychiatry, 2018, 175（8）: 765-773.

39. WILS R S, GOTFREDSEN D R, HJORTHOJ C, et al. Antipsychotic medication

and remission of psychotic symptoms 10years after a first-episode psychosis[J]. Schizophr Res, 2017, 182: 42-48.

40. HUI C L M, HONER W G, LEE E H M, et al. Long-term effects of discontinuation from antipsychotic maintenance following first-episode schizophrenia and related disorders: a 10 year follow-up of a randomised, double-blind trial[J]. Lancet Psychiatry, 2018, 5(5): 432-442.

41. CHEN E Y, HUI C L, LAM M M, et al. Maintenance treatment with quetiapine versus discontinuation after one year of treatment in patients with remitted first episode psychosis: randomised controlled trial[J]. BMJ, 2010, 341: c4024.

42. MAYORAL-VAN SON J, De La FOZ V O, MARTINEZ-GARCIA O, et al. Clinical outcome after antipsychotic treatment discontinuation in functionally recovered first-episode nonaffective psychosis individuals: a 3-year naturalistic follow-up study[J]. J Clin Psychiatry, 2016, 77(4): 492-500.

43. UCOK A, KARA I A. Relapse rates following antipsychotic discontinuation in the maintenance phase after first-episode of schizophrenia: Results of a long-term follow-up study[J]. Schizophr Res, 2020, 225: 31-38.

44. TANI H, SUZUKI T, WOLFGANG FLEISCHHACKER W, et al. Clinical characteristics of patients with schizophrenia who successfully discontinued antipsychotics: a literature review[J]. J Clin Psychopharmacol, 2018, 38(6): 582-589.

45. LEUCHT S, TARKY M, KOMOSSA K, et al. Antipsychotic drugs versus placebo for relapse prevention in schizophrenia: a systematic review and meta-analysis[J]. Lancet, 2012, 379(9831): 2063-2071.

46. GAEBEL W, JANNER M, FROMMANN N, et al. First vs multiple episode schizophrenia: two-year outcome of intermittent and maintenance medication strategies[J]. Schizophr Res, 2002, 53(1-2): 145-159.

47. WUNDERINK L, NIEBOER R M, WIERSMA D, et al. Recovery in remitted first-episode psychosis at 7 years of follow-up of an early dose reduction/discontinuation or maintenance treatment strategy: long-term follow-up of a 2-year randomized clinical trial[J]. JAMA Psychiatry, 2013, 70(9): 913-920.

48. TANI H, TAKASU S, UCHIDA H, et al. Factors associated with successful antipsychotic dose reduction in schizophrenia: a systematic review of prospective clinical trials and meta-analysis of randomized controlled trials[J]. Neuropsychopharmacology, 2020, 45(5): 887-901.

49. BOGERS J, HAMBARIAN G, WALBURGH SCHMIDY N, et al. Risk factors for

psychotic relapse after dose reduction or discontinuation of antipsychotics in patients with chronic schizophrenia：a meta-analysis of randomized controlled trials［J］. Schizophr Bull, 2023, 49（1）: 11-23.

50. 中华医学会精神医学分会精神分裂症协作组,中国神经科学学会精神病学基础与临床分会精神分裂症临床研究联盟. 精神分裂症维持治疗中国专家共识（2024）［J］. 中华精神科杂志, 2024, 57（7）: 397-406.

51. SCHNEIDER-THOMA J, CHALKOU K, DORRIES C, et al. Comparative efficacy and tolerability of 32 oral and long-acting injectable antipsychotics for the maintenance treatment of adults with schizophrenia：a systematic review and network meta-analysis［J］. Lancet, 2022, 399（10327）: 824-836.

52. KISHIMOTO T, HAGI K, NITTA M, et al. Long-term effectiveness of oral second-generation antipsychotics in patients with schizophrenia and related disorders：a systematic review and meta-analysis of direct head-to-head comparisons［J］. World Psychiatry, 2019, 18（2）: 208-224.

53. HOJLUND M, KEMP A F, HADDAD P M, et al. Standard versus reduced dose of antipsychotics for relapse prevention in multi-episode schizophrenia：a systematic review and meta-analysis of randomised controlled trials［J］. Lancet Psychiatry, 2021, 8（6）: 471-486.

54. RODOLICO A, SIAFIS S, BIGHELLI I, et al. Antipsychotic dose reduction compared to dose continuation for people with schizophrenia［J］. Cochrane Database Syst Rev, 2022, 11（11）: CD014384.

55. TAIPALE H, TANSKANEN A, LUYKX J J, et al. Optimal doses of specific antipsychotics for relapse prevention in a nationwide cohort of patients with schizophrenia［J］. Schizophr Bull, 2022, 48（4）: 774-784.

56. LEUCHT S, BAUER S, SIAFIS S, et al. Examination of dosing of antipsychotic drugs for relapse prevention in patients with stable schizophrenia：a meta-analysis［J］. JAMA Psychiatry, 2021, 78（11）: 1238-1248.

57. KEKS N, SCHWARTZ D, HOPE J. Stopping and switching antipsychotic drugs［J］. Aust Prescr, 2019, 42（5）: 152-157.

58. MURRU A, HIDALGO D, BERNARDO M, et al. Antipsychotic switching in schizoaffective disorder：a systematic review［J］. World J Biol Psychiatry, 2016, 17（7）: 495-513.

59. TAKEUCHI H, REMINGTON G. Immediate versus wait-and-gradual discontinuation in antipsychotic switching：a meta-analysis［J］. J Psychopharmacol, 2020, 34（8）:

914-919.

60. KISHIMOTO T, HAGI K, KUROKAWA S, et al. Long-acting injectable versus oral antipsychotics for the maintenance treatment of schizophrenia: a systematic review and comparative meta-analysis of randomised, cohort, and pre-post studies[J]. Lancet Psychiatry, 2021, 8(5): 387-404.

61. OKOLI C T C, KAPPI A, WANG T, et al. The effect of long-acting injectable antipsychotic medications compared with oral antipsychotic medications among people with schizophrenia: a systematic review and meta-analysis[J]. Int J Ment Health Nurs, 2022, 31(3): 469-535.

62. OLAGUNJU A T, CLARK S R, BAUNE B T. Long-acting atypical antipsychotics in schizophrenia: a systematic review and meta-analyses of effects on functional outcome[J]. Aust N Z J Psychiatry, 2019, 53(6): 509-527.

63. LIAN L, KIM D D, PROCYSHYN R M, et al. Long-acting injectable antipsychotics for early psychosis: a comprehensive systematic review[J]. PLoS One, 2022, 17(4): e0267808.

64. CORRELL C U, SOLMI M, CROATTO G, et al. Mortality in people with schizophrenia: a systematic review and meta-analysis of relative risk and aggravating or attenuating factors[J]. World Psychiatry, 2022, 21(2): 248-271.

65. LEUCHT S, CRIPPA A, SIAIFS S, et al. Dose-response meta-analysis of antipsychotic drugs for acute schizophrenia[J]. Am J Psychiatry, 2020, 177(4): 342-353.

66. KEEPERS G A, FOCHTMANN L J, ANZIA J M, et al. The American Psychiatric Association Practice Guideline for the treatment of patients with schizophrenia[J]. Am J Psychiatry, 2020, 177(9): 868-872.

67. MALIEPARRD M, NOFZUGER C, PAPALUCA M, et al. Pharmacogenetics in the evaluation of new drugs: a multiregional regulatory perspective[J]. Nat Rev Drug Discov, 2013, 12(2): 103-115.

68. 中国药理学会治疗药物监测研究专业委员会, 中国医师协会精神科医师分会, 中国药理学会药源性疾病学委员会, 等. 中国精神科治疗药物监测临床应用专家共识 (2022年版)[J]. 神经疾病与精神卫生, 2022, 22(8): 601-608.

69. HIEMKE C, BERGEMANN N, CLEMENT H W, et al. Consensus guidelines for therapeutic drug monitoring in neuropsychopharmacology: update 2017[J]. Pharmacopsychiatry, 2018, 51(1-2): 9-62.

70. SCHORETSANITIS G, KANE J M, CORRELL C U, et al. Blood levels to optimize

antipsychotic treatment in clinical practice：a joint consensus statement of the American Society of Clinical Psychopharmacology and the Therapeutic Drug Monitoring Task Force of the Arbeitsgemeinschaft für Neuropsychopharmakologie und Pharmakopsychiatrie［J］. J Clin Psychiatry, 2020, 81（3）: 19cs3649.

71. KANE J M, AGID O, BALDWIN M L, et al. Clinical guidance on the identification and management of treatment-resistant schizophrenia［J］. J Clin Psychiatry, 2019, 80（2）: 18com12123.

72. PENNAZIO F, BRASSO C, VILLARI V, et al. Current status of therapeutic drug monitoring in mental health treatment：a review［J］. Pharmaceutics, 2022, 14（12）: 2674.

73. EVANS W E, RELLING M V. Moving towards individualized medicine with pharmacogenomics［J］. Nature, 2004, 429（6990）: 464-468.

74. EAP C, GRÜNDER G, BAUMANN P, et al. Tools for optimising pharmacotherapy in psychiatry（therapeutic drug monitoring, molecular brain imaging and pharmacogenetic tests）: focus on antidepressants［J］. World J Biol Psychiatry, 2021, 22（8）: 561-628.

75. De LEON J, SCHORETSANITIS G, KANE J M, et al. Using therapeutic drug monitoring to personalize clozapine dosing in Asians［J］. Asia Pac Psychiatry, 2020, 12（2）: e12384.

76. De LEON J. Personalizing dosing of risperidone, paliperidone and clozapine using therapeutic drug monitoring and pharmacogenetics［J］. Neuropharmacology, 2020, 168: 107656.

77. RUAN C J, ZANG Y N, WANG C Y, et al. Clozapine metabolism in East Asians and Caucasians：a pilot exploration of the prevalence of poor metabolizers and a systematic review［J］. J Clin Psychopharmacol, 2019, 39（2）: 135-144.

78. SCHORETSANITIS G, KANE J M, RUAN C J, et al. A comprehensive review of the clinical utility of and a combined analysis of the clozapine/norclozapine ratio in therapeutic drug monitoring for adult patients［J］. Expert Rev Clin Pharmacol, 2019, 12（7）: 603-621.

79. SKOKOU M, KARAVIA E A, DRAKOU Z, et al. Adverse drug reactions in relation to clozapine plasma levels：a systematic review［J］. Pharmaceuticals（Basel）, 2022, 15（7）: 817.

80. NG C H, CHONG S A, LAMBERT T, et al. An inter-ethnic comparison study of clozapine dosage, clinical response and plasma levels［J］. Int Clin Psychopharmacol, 2005, 20（3）: 163-168.

81. MONROY-JARAMILLO N, MARTÍNEZ-MAGAÑA J J, PÉREZ-ALDANA B

E, et al. The role of alcohol intake in the pharmacogenetics of treatment with clozapine[J]. Pharmacogenomics, 2022, 23(6): 371-392.

82. SMITH R L, HASLEMO T, ANDREASSEN O A, et al. Correlation between serum concentrations of N-desmethylclozapine and granulocyte levels in patients with schizophrenia: a retrospective observational study[J]. CNS drugs, 2017, 31(11): 991-997.

83. SCHORETSANITIS G, KUZIN M, KANE J M, et al. Elevated clozapine concentrations in clozapine-treated patients with hypersalivation[J]. Clin Pharmacokinet, 2021, 60(3): 329-335.

84. YADA Y, KITAGAWA K, SAKAMOTO S, et al. The relationship between plasma clozapine concentration and clinical outcome: a cross-sectional study[J]. Acta Psychiatr Scand, 2021, 143(3): 227-237.

85. KITCHEN D, TILL A, XAVIER P. Routine clozapine assay monitoring to improve the management of treatment-resistant schizophrenia. BJPsych Bull, 2022, 46(5): 267-270.

86. THYSSEN A, VERMEULEN A, FUSEAU E, et al. Population pharmacokinetics of oral risperidone in children, adolescents and adults with psychiatric disorders[J]. Clin Pharmacokinet, 2010, 49(7): 465-478.

87. FEKETE S, SCHERF-CLAVEL M, GERLACH M, et al. Dose-corrected serum concentrations and metabolite to parent compound ratios of venlafaxine and risperidone from childhood to old age[J]. Pharmacopsychiatry, 2021, 54(3): 117-125.

88. TAURINES R, FEKETE S, PREUSS-WIEDENHOFF A, et al. Therapeutic drug monitoring in children and adolescents with schizophrenia and other psychotic disorders using risperidone[J]. J Neural Transm(Vienna), 2022, 129(5-6): 689-701.

89. GREENWOOD-SMITH C, LUBMAN D I, CASTLE D J. Serum clozapine levels: a review of their clinical utility[J]. J Psychopharmacol, 2003, 17(2): 234-238.

90. VERDOUX H, QUILES C, De LEON J. Risks and benefits of clozapine and lithium co-prescribing: a systematic review and expert recommendations[J]. Schizophr Res, 2023, 268: 233-242.

91. GOETZ M P, SANGKUHL K, GUCHELAAR H J, et al. Clinical Pharmacogenetics Implementation Consortium(CPIC) guideline for CYP2D6 and tamoxifen therapy[J]. Clin Pharmacol Therapeut, 2018, 103(5): 770-777.

92. DILLI BATCHA J S, RAJU A P, MATCHA S, et al. Factors influencing pharmacokinetics of tamoxifen in breast cancer patients: a systematic review of population pharmacokinetic models[J]. Biology(Basel), 2022, 12(1): 51.

93. VARNAI R, SZABO I, TZRLOS G, et al. Pharmacogenomic biomarker information

differences between drug labels in the United States and Hungary: implementation from medical practitioner view[J]. Pharmacogenomics J, 2020, 20(3): 380-387.

94. PETROVIĆ J, PEŠIĆ V, LAUSCHKE V M. Frequencies of clinically important CYP2C19 and CYP2D6 alleles are graded across Europe[J]. Eur J Hum Genet, 2020, 28 (1): 88-94.

95. ZANGER U M, SCHWAB M. Cytochrome P450 enzymes in drug metabolism: regulation of gene expression, enzyme activities, and impact of genetic variation[J]. Pharmacol Ther, 2013, 138(1): 103-141.

96. GARCIA-BARCELO M, CHOW L Y, CHIU H F, et al. Genetic analysis of the CYP2D6 locus in a Hong Kong Chinese population[J]. Clin Chem, 2000, 46(1): 18-23.

97. CAUDLE K E, SANGKUHL K, WHIRL-CARRILLO M, et al. Standardizing CYP 2D6 genotype to phenotype translation: consensus recommendations from the Clinical Pharmacogenetics Implementation Consortium and Dutch Pharmacogenetics Working Group [J]. Clin Transl Sci, 2020, 13(1): 116-124.

98. KRAVTSOV V V, FILIPPOV I A, VAIMAN E E, et al.[Pharmacogenetic aspects of the dopaminergic system in clozapine pharmacodynamics][J]. Zh Nevrol Psikhiatr Im S S Korsakova, 2020, 120(7): 134-141.

99. ARRANZ M J, GONZALEZ-RODRIGUEZ A, PEREZ-BLANCO J, et al. A pharmacogenetic intervention for the improvement of the safety profile of antipsychotic treatments[J]. Transl Psychiatry, 2019, 9(1): 177.

100. ISLAM F, HAIN D, LEWIS D, et al. Pharmacogenomics of clozapine-induced agranulocytosis: a systematic review and meta-analysis[J]. Pharmacogenomics J, 2022, 22 (4): 230-240.

101. CORPONI F, FABBRI C, BORIANI G, et al. Corrected QT interval prolongation in psychopharmacological treatment and its modulation by genetic variation[J]. Neuropsychobiology, 2019, 77(2): 67-72.

102. LU J Y, TIWARI A K, FREEMAN N, et al. Liver enzyme CYP2D6 gene and tardive dyskinesia[J]. Pharmacogenomics, 2020, 21(15): 1065-1072.

103. TSERMPINI E E, REDENŠEK S, DOLŽAN V. Genetic factors associated with tardive dyskinesia: from pre-clinical models to clinical studies[J]. Front Pharmacol, 2022, 12: 834129.

104. BOUDMAN C A, BENGESSER S A, AITCHISON K J, et al. Review and consensus on pharmacogenomic testing in psychiatry[J]. Pharmacopsychiatry, 2021, 54

（1）：5-17.

105. LÁZARO-MUÑOZ G, SABATELLO M, HUCKINS L, et al. International society of psychiatric genetics ethics committee: issues facing us[J]. Am J Med Genet B Neuropsychiatr Genet, 2019, 180（8）：543-554.

106. INGELMAN-SUNDBERG M. Pharmacogenetics of cytochrome P450 and its applications in drug therapy: the past, present and future[J]. Trends Pharmacol Sci, 2004, 25（4）：193-200.

107. WALDEN L M, BRANDL E J, TIWARI A K, et al. Genetic testing for CYP2D6 and CYP2C19 suggests improved outcome for antidepressant and antipsychotic medication[J]. Psychiatry Res, 2019, 279：111-115.

108. KARAMPERIS K, KOROMINA M, PAPANTONIOU P, et al. Economic evaluation in psychiatric pharmacogenomics: a systematic review[J]. Pharmacogenomics J, 2021, 21（4）：533-541.

109. LUVSANTSEREN S, WHIRL-CARRILLO M, SANGKUHL K, et al. Variant interpretation in current pharmacogenetic testing[J]. J Pers Med, 2020, 10（4）：204.

110. BALDELLI S, CHELI S, MONTRASIO C, et al. Therapeutic drug monitoring and pharmacogenetics of antipsychotics and antidepressants in real life settings: a 5-year single centre experience[J]. World J Biol Psychiatry, 2021, 22（1）：34-45.

111. JAVELOT H, RANGONI F, WEINER L, et al. High-dose quetiapine and therapeutic monitoring[J]. Eur J Hosp Pharm, 2019, 26（5）：285-287.

112. McCUTCHEON R, BECK K, D'AMBROSIO E, et al. Antipsychotic plasma levels in the assessment of poor treatment response in schizophrenia[J]. Acta Psychiatr Scand, 2018, 137（1）：39-46.

113. JÜRGENS G, ANDRESEN S E, RASMUSSEN H B, et al. Effect of routine cytochrome P450 2D6 and 2C19 genotyping on antipsychotic drug persistence in patients with schizophrenia: a randomized clinical trial[J]. JAMA Netw Open, 2020, 3（12）：e2027909-e2027909.

114. BRASSO C, CISOTTO M, GHIRARDINI C, et al. Accuracy of self-reported adherence and therapeutic drug monitoring in a psychiatric emergency ward[J]. Psychiatry Res, 2021, 305：114214.

115. 中国药理学会治疗药物监测研究专业委员会, 中国药学会医院药学专业委员会, 中国药学会循证药学专业委员会, 等. 治疗药物监测结果解读专家共识[J]. 中国医院药学杂志, 2020, 40（23）：2389-2395.

116. HOWES O D, McCUTCHEON R, AGID O, et al. Treatment-resistant

schizophrenia: Treatment Response and Resistance in Psychosis (TRRIP) working group consensus guidelines on diagnosis and terminology [J]. Am J Psychiatry, 2017, 174 (3): 216-229.

117. SISKIND D, ORR S, SINHA S, et al. Rates of treatment-resistant schizophrenia from first-episode cohorts: systematic review and meta-analysis [J]. Br J Psychiatry, 2022, 220 (3): 115-120.

118. DEMJAHA A, LAPPIN J M, STAHL D, et al. Antipsychotic treatment resistance in first-episode psychosis: prevalence, subtypes and predictors [J]. Psychol Med, 2017, 47 (11): 1981-1989.

119. WIMBERLEY T, STOVRING H, SORENSEN H J, et al. Predictors of treatment resistance in patients with schizophrenia: a population-based cohort study [J]. Lancet Psychiatry, 2016, 3 (4): 358-366.

120. CORRELL C U, HOWES O D. Treatment-resistant schizophrenia: definition, predictors, and therapy options [J]. J Clin Psychiatry, 2021, 82 (5): MY20096AH1C.

121. LEGGE S E, DENNISON C A, PARDI Ñ AS AF, et al. Clinical indicators of treatment-resistant psychosis [J]. Br J Psychiatry, 2020, 216 (5): 259-266.

122. CHAN S K W, CHAN H Y V, HONER W G, et al. Predictors of treatment-resistant and clozapine-resistant schizophrenia: a 12-year follow-up study of first-episode schizophrenia-spectrum disorders [J]. Schizophr Bull, 2021, 47 (2): 485-494.

123. 司天梅, 于欣. 难治性精神分裂症的研究进展 [J]. 中华精神科杂志, 2018, 51 (3): 157-162.

124. SHAH P, IWATA Y, BROWN E E, et al. Clozapine response trajectories and predictors of non-response in treatment-resistant schizophrenia: a chart review study [J]. Eur Arch Psychiatry Clin Neurosci, 2020, 270 (1): 11-22.

125. CHESNERY E, GOODWIN G M, FAZEL S. Risks of all-cause and suicide mortality in mental disorders: a meta-review [J]. World Psychiatry, 2014, 13 (2): 153-160.

126. WALKER E R, McGEE R E, DRUSS B G. Mortality in mental disorders and global disease burden implications [J]. JAMA Psychiatry, 2015, 72 (4): 334-341.

127. TIIHONEN J, LÖNNQVIST J, WAHLBECK K, et al. 11-year follow-up of mortality in patients with schizophrenia: a population-based cohort study (FIN11 study) [J]. Lancet, 2009, 374 (9690): 620-627.

128. FRYDECKA D, BESZŁEJ J A, GOŚCIMSKI P, et al. Profiling cognitive impairment in treatment-resistant schizophrenia patients [J]. Psychiatry Res, 2016, 235: 133-138.

129. IASEVOLI F, GIORDANO S, BALLETTA R, et al. Treatment resistant schizophrenia is associated with the worst community functioning among severely-ill highly-disabling psychiatric conditions and is the most relevant predictor of poorer achievements in functional milestones[J]. Prog Neuropsychopharmacol Biol Psychiatry, 2016, 65: 34-48.

130. De BARTOLOMEIS A, BALLETTA R, GIORDANO S, et al. Differential cognitive performances between schizophrenic responders and non-responders to antipsychotics: correlation with course of the illness, psychopathology, attitude to the treatment and antipsychotics doses[J]. Psychiatry Res, 2013, 210(2): 387-395.

131. KENNEDY J L, ALTAR C A, TAYLOR D L, et al. The social and economic burden of treatment-resistant schizophrenia[J]. Int Clin Psychopharmacol, 2014, 29(2): 63-76.

132. VENTRIGLIO A, GENTILE A, BONFITTO I, et al. Suicide in the early stage of schizophrenia[J]. Front Psychiatry, 2016, 7: 116.

133. SEPPÄLÄ A, PYLVÄNÄINEN J, Lehtiniemi H, et al. Predictors of response to pharmacological treatments in treatment-resistant schizophrenia: a systematic review and meta-analysis[J]. Schizophr Res, 2021, 236: 123-134.

134. Japanese Society of Neuropsychopharmacology. Japanese Society of Neuropsychopharmacology: Guideline for pharmacological therapy of schizophrenia[J]. Neuropsychopharmacol Rep, 2021, 41(3): 266-324.

135. Deutsche Gesellschaft Für Psychiatrie Und Psychotherapie P U N E. S3 Guideline for Schizophrenia. Abbreviated version(English)Deutsche Gesellschaft für Psychiatrie und Psychotherapie, Psychosomatik und Nervenheilkunde e. V.(DGPPN). S3 Guideline for schizophrenia. AWMF register No. 038-009. Abbreviated version(English), 2019[S/OL]. Version 1.0.(2019-12-29)[2025-07-28]. https://www.awmf.org/leitlinien/detail/ll/038-009.html.

136. American Psychiatric Association. The American Psychiatric Association practice guideline for the treatment of patients with schizophrenia[M]. 3rd ed. Washington, DC: American Psychiatric Association, 2021.

137. VERMEULEN J M, Van ROOIJEN G, Van De KERKHOF M P J, et al. Clozapine and long-term mortality risk in patients with schizophrenia: a systematic review and meta-analysis of studies lasting 1.1–12.5 years[J]. Schizophr Bull, 2019, 45(2): 315-329.

138. SISKIND D, McCARTNEY L, GOLDSCHLAGER R, et al. Clozapine vs. first-and second-generation antipsychotics in treatment-refractory schizophrenia: systematic

review and meta-analysis[J]. Br J Psychiatry, 2016, 209 (5): 385-392.

139. MASUDA T, MISAWA F, TAKASE M, et al. Association with hospitalization and all-cause discontinuation among patients with schizophrenia on clozapine vs other oral second-generation antipsychotics[J]. JAMA Psychiatry, 2019, 76 (10): 1052-1062.

140. LAND R, SISKIND D, McARDLE P, et al. The impact of clozapine on hospital use: a systematic review and meta-analysis[J]. Acta Psychiatr Scand, 2017, 135 (4): 296-309.

141. OKHUIJSEN-PFEIFERR C, STERK A Y, HORN I M, et al. Demographic and clinical features as predictors of clozapine response in patients with schizophrenia spectrum disorders: a systematic review and meta-analysis[J]. Neurosci Biobehav Rev, 2020, 111: 246-252.

142. SHAH P, IWATA Y, PLITMAN E, et al. The impact of delay in clozapine initiation on treatment outcomes in patients with treatment-resistant schizophrenia: a systematic review[J]. Psychiatry Res, 2018, 268: 114-122.

143. YOSHIMURA B, YADA Y, SO R, et al. The critical treatment window of clozapine in treatment-resistant schizophrenia: secondary analysis of an observational study [J]. Psychiatry Res, 2017, 250: 65-70.

144. HIEMKE C, BERGEMANN N, CLEMENT H W, et al. Consensus guidelines for therapeutic drug monitoring in neuropsychopharmacology: update 2017[J]. Pharmacopsychiatry, 2018, 51 (1-02): e1.

145. PERRY P J, MILLER D D, ARNDT S V, et al. Clozapine and norclozapine plasma concentrations and clinical response of treatment-refractory schizophrenic patients[J]. Am J Psychiatry, 1991, 148 (2): 231-235.

146. RAJKUMAR A P, POONKUZHALI B, KURUVILLA A, et al. Clinical predictors of serum clozapine levels in patients with treatment-resistant schizophrenia[J]. Int Clin Psychopharmacol, 2013, 28 (1): 50-56.

147. SISKIND D, SISKIND V, KISELY S. Clozapine response rates among people with treatment-resistant schizophrenia: data from a systematic review and meta-analysis[J]. Can J Psychiatry, 2017, 62 (11): 772-777.

148. De BERARDIS D, FORNARO M, ANASTASIA A, et al. When clozapine fails: augmentation strategies in the management of clozapine-resistant schizophrenia[M].[s.l.]: Springer Singapore, 2018: 349-367.

149. ROERIG J L. Clozapine augmentation strategies[J]. Ment Health Clin, 2019, 9 (6): 336-348.

150. HOTHAM J E, SIMPSON P J, BROOMAN-WHITE R S, et al. Augmentation of clozapine with amisulpride: an effective therapeutic strategy for violent treatment-resistant schizophrenia patients in a UK high-security hospital[J]. CNS Spectr, 2014, 19(5): 403-410.

151. BARNES T, LEESON V, PATON C, et al. Amisulpride augmentation of clozapine for treatment-refractory schizophrenia: a double-blind, placebo-controlled trial[J]. Ther Adv Psychopharmacol, 2018, 8(7): 185-197.

152. ZHU M H, LIU Z J, HU Q Y, et al. Amisulpride augmentation therapy improves cognitive performance and psychopathology in clozapine-resistant treatment-refractory schizophrenia: a 12-week randomized, double-blind, placebo-controlled trial[J]. Mil Med Res, 2022, 9(1): 59.

153. GENC Y, TANER E, CANDANSAYAR S. Comparison of clozapine-amisulpride and clozapine-quetiapine combinations for patients with schizophrenia who are partially responsive to clozapine: a single-blind randomized study[J]. Adv Ther, 2007, 24(1): 1-13.

154. BARNES T R, LEESON V C, PATON C, et al. Amisulpride augmentation in clozapine-unresponsive schizophrenia (AMICUS): a double-blind, placebo-controlled, randomised trial of clinical effectiveness and cost-effectiveness[J]. Health Technol Assess, 2017, 21(49): 1-56.

155. SHILOH R, ZEMISHLANY Z, AIZENBERG D, et al. Sulpiride augmentation in people with schizophrenia partially responsive to clozapine. a double-blind, placebo-controlled study[J]. Br J Psychiatry, 1997, 171: 569-573.

156. JOSIASSEN R C, JOSEPH A, KOHEGYI E, et al. Clozapine augmented with risperidone in the treatment of schizophrenia: a randomized, double-blind, placebo-controlled trial[J]. Am J Psychiatry, 2005, 162(1): 130-136.

157. WEINER E, CONLEY R R, BALL M P, et al. Adjunctive risperidone for partially responsive people with schizophrenia treated with clozapine[J]. Neuropsychopharmacology, 2010, 35(11): 2274-2283.

158. BIOQUE M, PARELLADA E, GARCÍA-RIZO C, et al. Clozapine and paliperidone palmitate antipsychotic combination in treatment-resistant schizophrenia and other psychotic disorders: a retrospective 6-month mirror-image study[J]. Eur Psychiatry, 2020, 63(1): e71.

159. ZINK M, KUWILSKY A, KRUMM B, et al. Efficacy and tolerability of ziprasidone versus risperidone as augmentation in patients partially responsive to

clozapine: a randomised controlled clinical trial [J]. J Psychopharmacol, 2009, 23 (3): 305-314.

160. WANG J, OMORI I M, FENTON M, et al. Sulpiride augmentation for schizophrenia [J]. Schizophr Bull, 2010, 36 (2): 229-230.

161. TIIHONEN J, TAIPALE H, MEHTALA J, et al. Association of antipsychotic polypharmacy vs monotherapy with psychiatric rehospitalization among adults with schizophrenia [J]. JAMA Psychiatry, 2019, 76 (5): 499-507.

162. KAMEI H. Polypharmacy management of antipsychotics in patients with schizophrenia [J]. Medicina, 2022, 58 (11): 1584.

163. FLEISCHHACKER W W, HEIKKINEN M E, OLIÉ J P, et al. Effects of adjunctive treatment with aripiprazole on body weight and clinical efficacy in schizophrenia patients treated with clozapine: a randomized, double-blind, placebo-controlled trial [J]. Int J Neuropsychopharmacol, 2010, 13 (8): 1115-1125.

164. CIPRIANI A, ACCORDINI S, NOSÉ M, et al. Aripiprazole versus haloperidol in combination with clozapine for treatment-resistant schizophrenia: a 12-month, randomized, naturalistic trial [J]. J Clin Psychopharmacol, 2013, 33 (4): 533-537.

165. BARBUI C, ACCORDINI S, NOSÉ M, et al. Aripiprazole versus haloperidol in combination with clozapine for treatment-resistant schizophrenia in routine clinical care: a randomized, controlled trial [J]. J Clin Psychopharmacol, 2011, 31 (3): 266-273.

166. WATRAS M, TAYLOR D. A therapeutic interaction between cimetidine and clozapine: case study and review of the literature [J]. Ther Adv Psychopharmacol, 2013, 3 (5): 294-297.

167. LU M L, LANE H Y, CHEN K P, et al. Fluvoxamine reduces the clozapine dosage needed in refractory schizophrenic patients [J]. J Clin Psychiatry, 2000, 61 (8): 594-599.

168. SZEGEDI A, ANGHELESCU I, WIESNER J, et al. Addition of low-dose fluvoxamine to low-dose clozapine monotherapy in schizophrenia: drug monitoring and tolerability data from a prospective clinical trial [J]. Pharmacopsychiatry, 1999, 32 (4): 148-153.

169. CHETTY M, MURRAY M. CYP-mediated clozapine interactions: how predictable are they? [J]. Curr Drug Metab, 2007, 8 (4): 307-313.

170. KOPONEN H J, LEINONEN E, LEPOLA U. Fluvoxamine increases the clozapine serum levels significantly [J]. Eur Neuropsychopharmacol, 1996, 6 (1): 69-71.

171. MICO U, BRUNO A, PANDOLFO G, et al. Duloxetine as adjunctive treatment to clozapine in patients with schizophrenia [J]. Int Clin Psychopharmacol, 2011, 26 (6): 303-

310.

172. SIWEK M, WOJTASIK-BAKALARZ K, KRUPA A J, et al. Brexpiprazole-pharmacologic properties and use in schizophrenia and mood disorders [J]. Brain Sci, 2023, 13 (3): 397.

173. VEERMAN S R, SCHULTE P F, DEIJEN J B, et al. Adjunctive memantine in clozapine-treated refractory schizophrenia: an open-label 1-year extension study [J]. Psychol Med, 2017, 47 (2): 363-375.

174. VEERMAN S R, SCHULTE P F, SMITH J D, et al. Memantine augmentation in clozapine-refractory schizophrenia: a randomized, double-blind, placebo-controlled crossover study [J]. Psychol Med, 2016, 46 (9): 1909-1921.

175. DURSUN S M, GARDNER D M, BIRD D C, et al. Olanzapine for patients with treatment-resistant schizophrenia: a naturalistic case-series outcome study [J]. Can J Psychiatry, 1999, 44 (7): 701-704.

176. MELTZER H Y, BOBO W V, ROY A, et al. A randomized, double-blind comparison of clozapine and high-dose olanzapine in treatment-resistant patients with schizophrenia [J]. J Clin Psychiatry, 2008, 69 (2): 274-285.

177. PETERSEN A B, ANDERSEN S E, CHRISTENSEN M, et al. Adverse effects associated with high-dose olanzapine therapy in patients admitted to inpatient psychiatric care [J]. Clin Toxicol (Phila), 2014, 52 (1): 39-43.

178. GANNON L, REYNOLDS J, MAHON M, et al. High-dose olanzapine in treatment-resistant schizophrenia: a systematic review [J]. Ther Adv Psychopharmacol, 2023, 13: 20451253231168788.

179. DONG S, SCHNEIDER-THOMA J, BIGHELLI I, et al. A network meta-analysis of efficacy, acceptability, and tolerability of antipsychotics in treatment-resistant schizophrenia [J]. Eur Arch Psychiatry Clin Neurosci, 2024, 274 (4): 917-928.

180. VOLAVKA J, CZOBOR P, SHEITMAN B, et al. Clozapine, olanzapine, risperidone, and haloperidol in the treatment of patients with chronic schizophrenia and schizoaffective disorder [J]. Am J Psychiatry, 2002, 159 (2): 255-262.

181. LINDENMAYER J P, CITROME L, KHAN A, et al. A randomized, double-blind, parallel-group, fixed-dose, clinical trial of quetiapine at 600 versus 1200mg/d for patients with treatment-resistant schizophrenia or schizoaffective disorder [J]. J Clin Psychopharmacol, 2011, 31 (2): 160-168.

182. HONER W G, MacEWAN G W, GENDRON A, et al. A randomized, double-blind, placebo-controlled study of the safety and tolerability of high-dose quetiapine in

patients with persistent symptoms of schizophrenia or schizoaffective disorder[J]. J Clin Psychiatry, 2012, 73 (1): 13-20.

183. TIIHONEN J, TAIPALE H, MEHTÄLÄ J, et al. Antipsychotic polypharmacy vs monotherapy with psychiatric rehospitalization among adults with schizophrenia[J]. JAMA Psychiatry, 2019, 76 (5): 499-507.

184. CARNAHAN R M, LUND B C, PERRY P J, et al. Increased risk of extrapyramidal side-effect treatment associated with atypical antipsychotic polytherapy[J]. Acta Psychiatr Scand, 2006, 113 (2): 135-141.

185. CORRELL C U, FREDERICKSON A M, KANE J M, et al. Does antipsychotic polypharmacy increase the risk for metabolic syndrome?[J]. Schizophr Res, 2007, 89 (1-3): 91-100.

186. CHAKOS M H, GLICK I D, MILLER A L, et al. Special section on CATIE baseline data: baseline use of concomitant psychotropic medications to treat schizophrenia in the CATIE trial[J]. Psychiatr Serv, 2006, 57 (8): 1094-1101.

187. National Collaborating Centre for Mental Health (UK). Psychosis and schizophrenia in adults: treatment and management[M]. London: National Institute for Health and Care Excellence (UK), 2014.

188. 穆小梅, 王秀梅, 牛慧明, 等. 奥氮平与氨磺必利联合用药方案治疗难治性精神分裂症的临床价值评价[J]. 中国全科医学, 2019, 22 (S2): 258-259.

189. SUZUKI T, UCHIDA H, WATANABE K, et al. Effectiveness of antipsychotic polypharmacy for patients with treatment refractory schizophrenia: an open-label trial of olanzapine plus risperidone for those who failed to respond to a sequential treatment with olanzapine, quetiapine and risperidone[J]. Hum Psychopharmacol, 2008, 23 (6): 455-463.

190. KOTLER M, STROUS R D, REZNIK I, et al. Sulpiride augmentation of olanzapine in the management of treatment-resistant chronic schizophrenia: evidence for improvement of mood symptomatology[J]. Int Clin Psychopharmacol, 2004, 19 (1): 23-26.

191. WADA M, NODA Y, IWATA Y, et al. Dopaminergic dysfunction and excitatory/inhibitory imbalance in treatment-resistant schizophrenia and novel neuromodulatory treatment[J]. Mol Psychiatry, 2022, 27 (7): 2950-2967.

192. YHE T, CORRELL C U, YANG F C, et al. Pharmacological and nonpharmacological augmentation treatments for clozapine-resistant schizophrenia: a systematic review and network meta-analysis with normalized entropy assessment[J]. Asian J Psychiatr, 2023, 79:

103375.

193. LALLY J, TULLY J, ROBERTSON D, et al. Augmentation of clozapine with electroconvulsive therapy in treatment resistant schizophrenia: a systematic review and meta-analysis[J]. Schizophr Res, 2016, 171 (1-3): 215-224.

194. WANG G, ZHENG W, LI X B, et al. ECT augmentation of clozapine for clozapine-resistant schizophrenia: a meta-analysis of randomized controlled trials[J]. J Psychiatr Res, 2018, 105: 23-32.

195. ZHENG W, CAO X L, UNGVARI G S, et al. Electroconvulsive therapy added to non-clozapine antipsychotic medication for treatment resistant schizophrenia: meta-analysis of randomized controlled trials[J]. PLoS One, 2016, 11 (6): e0156510.

196. SINCLAIR D J, ZHAO S, QI F, et al. Electroconvulsive therapy for treatment-resistant schizophrenia[J]. Cochrane Database Syst Rev, 2019, 3 (3): CD011847.

197. DAVARINEJAD O, HENDSI K, SHAHI H, et al. A pilot study on daily intensive ECT over 8 days improved positive and negative symptoms and general psychopathology of patients with treatment-resistant schizophrenia up to 4 weeks after treatment[J]. Neuropsychobiology, 2019, 77 (2): 83-91.

198. CHAN C Y W, ABDIN E, SEOW E, et al. Clinical effectiveness and speed of response of electroconvulsive therapy in treatment-resistant schizophrenia[J]. Psychiatry Clin Neurosci, 2019, 73 (7): 416-422.

199. SANGHANI S N, PETRIDES G, KELLNER C H. Electroconvulsive therapy (ECT) in schizophrenia: a review of recent literature[J]. Curr Opin Psychiatry, 2018, 31 (3): 213-222.

200. GROVER S, SAHOO S, RABHA A, et al. ECT in schizophrenia: a review of the evidence[J]. Acta Neuropsychiatr, 2019, 31 (3): 115-127.

201. MISHRA B R, AGRAWAL K, BISWAS T, et al. Comparison of acute followed by maintenance ECT vs clozapine on psychopathology and regional cerebral blood flow in treatment-resistant schizophrenia: a randomized controlled trial[J]. Schizophr Bull, 2022, 48 (4): 814-825.

202. THARYAN P, ADAMS C E. Electroconvulsive therapy for schizophrenia[J]. Cochrane Database Syst Rev, 2005 (2): CD000076.

203. YOUN T, JEONG S H, KIM Y S, et al. Long-term clinical efficacy of maintenance electroconvulsive therapy in patients with treatment-resistant schizophrenia on clozapine[J]. Psychiatry Res, 2019, 273: 759-766.

204. LÉVY-RUEFF M, GOUREVITCH R, LÔO H, et al. Maintenance electroconvulsive

therapy: an alternative treatment for refractory schizophrenia and schizoaffective disorders [J]. Psychiatry Res, 2010, 175 (3): 280-283.

205. SLOTEMA C W, BLOM J D, Van LUTTERVELD R, et al. Review of the efficacy of transcranial magnetic stimulation for auditory verbal hallucinations [J]. Biol Psychiatry, 2014, 76 (2): 101-110.

206. XIE Y, GUAN M, CAI Y, et al. Impact of low-frequency repetitive transcranial magnetic stimulation on functional network connectivity in schizophrenia patients with auditory verbal hallucinations [J]. Psychiatry Res, 2023, 320: 114974.

207. CORRIPIO I, ROLDÁN A, SARRÓ S, et al. Deep brain stimulation in treatment resistant schizophrenia: a pilot randomized cross-over clinical trial [J]. EBioMedicine, 2020, 51: 102568.

208. TODOROVIC A, LAL S, DARK F, et al. CBTp for people with treatment refractory schizophrenia on clozapine: a systematic review and meta-analysis [J]. J Ment Health, 2023, 32 (1): 321-328.

209. BIGHELLI I, RODOLICO A, GARCÍA-MIERES H, et al. Psychosocial and psychological interventions for relapse prevention in schizophrenia: a systematic review and network meta-analysis [J]. Lancet Psychiatry, 2021, 8 (11): 969-980.

210. SCHATZBERG A F, NEMEROFF C B. The American Psychiatric Association publishing textbook of psychopharmacology [M]. 6th ed. Washington: American Psychiatric Pub, 2024.

211. SATTERTJWAOTE T D, WOLF D H, ROSENHECK R A, et al. A meta-analysis of the risk of acute extrapyramidal symptoms with intramuscular antipsychotics for the treatment of agitation [J]. J Clin Psychiatry, 2008, 69 (12): 1869-1879.

212. FURUKAWA Y, IMAI K, TAKAHASHI Y, et al. Comparative efficacy and acceptability of treatment strategies for antipsychotic-induced akathisia: a systematic review and network meta-analysis [J]. Schizophr Bull, 2024: sbae098.

213. EROLYMOS C, BARAZER R, YON D K, et al. Drug efficacy in the treatment of antipsychotic-induced akathisia: a systematic review and network meta-aAnalysis [J]. JAMA Netw Open, 2024, 7 (3): e241527.

214. KISHIMOTO T, HAGI K, NITTA M, et al. Long-term effectiveness of oral second-generation antipsychotics in patients with schizophrenia and related disorders: a systematic review and meta-analysis of direct head-to-head comparisons [J]. World Psychiatry, 2019, 18 (2): 208-224.

215. HONER W G, MacEWAN G W, GENDRON A, et al. A randomized, double-

blind, placebo-controlled study of the safety and tolerability of high-dose quetiapine in patients with persistent symptoms of schizophrenia or schizoaffective disorder[J]. J Clin Psychiatry, 2012, 73 (1): 13-20.

216. DICKENSON R, MOMCILOVIC S, DONNELLY L. Anticholinergics vs placebo for neuroleptic-induced parkinsonism[J]. Schizophr Bull, 2017, 43 (1): 17.

217. SOLMI M, PIGATO G, KANE J M, et al. Treatment of tardive dyskinesia with VMAT-2 inhibitors: a systematic review and meta-analysis of randomized controlled trials [J]. Drug Des Devel Ther, 2018, 12: 1215-1238.

218. MENTZEL T Q, Van Der SNOEK R, LIEVERSE R, et al. Clozapine monotherapy as a treatment for antipsychotic-induced tardive dyskinesia: a meta-analysis[J]. J Clin Psychiatry, 2018, 79 (6): 17r11852.

219. ZHENG W, XIANG Y Q, NG C H, et al. Extract of Ginkgo biloba for tardive dyskinesia: meta-analysis of randomized controlled trials[J]. Pharmacopsychiatry, 2016, 49 (3): 107-111.

220. ARTUKOGLU B B, LI F, SZEJKO N, et al. Pharmacologic treatment of tardive dyskinesia: a meta-analysis and systematic review[J]. J Clin Psychiatry, 2020, 81 (4): 19r12798.

221. SOARES-WEISER K, MAAYAN N, BERGMAN H. Vitamin E for antipsychotic-induced tardive dyskinesia[J]. Cochrane Database Syst Rev, 2018, 17 (1): CD000209.

222. XU H, QIN H, CHEN S, et al. Vitamin E in the treatment of tardive dyskinesia: a meta-analysis[J]. Int Clin Psychopharmacol, 2022, 37 (2): 60-66.

223. BERGMAN H, BHOOPATHI P S, SOARES-WEISER K. Benzodiazepines for antipsychotic-induced tardive dyskinesia[J]. Cochrane Database Syst Rev, 2018, 20 (1): CD000205.

224. JINNAH H A, FACTOR S A. Diagnosis and treatment of dystonia[J]. Neurol Clin, 2015, 33 (1): 77-100.

225. JEON S W, KIM Y K. Unresolved issues for utilization of atypical antipsychotics in schizophrenia: antipsychotic polypharmacy and metabolic syndrome[J]. Int J Mol Sci, 2017, 18 (10): 2174.

226. VANCAMPFORT D, FIRTH J, CORRELL C U, et al. The impact of pharmacological and non-pharmacological interventions to improve physical health outcomes in people with schizophrenia: a meta-review of meta-analyses of randomized controlled trials[J]. World Psychiatry, 2019, 18 (1): 53-66.

227. PAPOULIAS D, MICHAILIDIS T, DIMOSIARI A, et al. Effect of glucagon-

like peptide-1 receptor agonists on cardio-metabolic risk factors among obese/overweight individuals treated with antipsychotic drug classes: an updated systematic review and meta-analysis of randomized controlled trials [J]. Biomedicines, 2023, 11 (3): 669.

228. MIZUNO Y, SUZUKI T, NAKAGAWA A, et al. Pharmacological strategies to counteract antipsychotic-induced weight gain and metabolic adverse effects in schizophrenia: a systematic review and meta-analysis [J]. Schizophr Bull, 2014, 40 (6): 1385-1403.

229. De GIORGI R, GHENCIULESCU A, DZIWIZE O, et al. An analysis on the role of glucagon-like peptide-1 receptor agonists in cognitive and mental health disorders [J]. Nature Ment Health, 2025, 3: 354-373.

230. KORNELIUS E, HUANG J Y, LO S C, et al. The risk of depression, anxiety, and suicidal behavior in patients with obesity on glucagon like peptide-1 receptor agonist therapy [J]. Sci Rep, 2024, 14 (1): 24433.

231. JIANG W L, CAI D B, YIN F, et al. Adjunctive metformin for antipsychotic-induced dyslipidemia: a meta-analysis of randomized, double-blind, placebo-controlled trials [J]. Transl Psychiatry, 2020, 10 (1): 117.

232. ZHENG W, YANG W, ZHANG Q E, et al. Meta-analysis of the efficacy and safety of adjunctive rosuvastatin for dyslipidemia in patients with schizophrenia [J]. Shanghai Arch Psychiatry, 2018, 30 (1): 4-11.

233. SMITH R C, JIN H, LI C, et al. Effects of pioglitazone on metabolic abnormalities, psychopathology, and cognitive function in schizophrenic patients treated with antipsychotic medication: a randomized double-blind study [J]. Schizophr Res, 2013, 143 (1): 18-24.

234. LARSEN J R, VEDTOFTE L, JAKOBSEN M S L, et al. Effect of liraglutide treatment on prediabetes and overweight or obesity in clozapine- or olanzapine-treated patients with schizophrenia spectrum disorder: a randomized clinical trial [J]. JAMA Psychiatry, 2017, 74 (7): 719-728.

235. LU Z, SUN Y, ZHANG Y, et al. Pharmacological treatment strategies for antipsychotic-duced hyperprolactinemia: a systematic review and network meta-analysis [J]. Transl Psychiatry, 2022, 12 (1): 267.

236. ZHENG W, YANG X H, CAI D B, et al. Adjunctive metformin for antipsychotic-related hyperprolactinemia: a meta-analysis of randomized controlled trials [J]. J Psychopharmacol, 2017, 31 (5): 625-631.

237. BACCONI L, GRESSIER F. Efficacy and tolerance of PDE-5 in the treatment of erectile dysfunction in schizophrenic patients: a literature review [J]. Encephale, 2017, 43 (1): 55-61.

238. BIGHELLI I, RODOLICO A, GARCÍA-MIERES H, , et al. Psychosocial and psychological interventions for relapse prevention in schizophrenia: a systematic review and network meta-analysis[J]. Lancet Psychiatry, 2021, 8 (11): 969-980.

239. SOLMI M, CROATTO G, PIVA G, et al. Efficacy and acceptability of psychosocial interventions in schizophrenia: systematic overview and quality appraisal of the meta-analytic evidence[J]. Mol Psychiatry, 2023, 28 (1): 354-368.

240. GUAIANA G, ABBATECOLA M, AALI G, et al. Cognitive behavioural therapy (group)for schizophrenia[J]. Cochrane Database Syst Rev, 2022, 7 (7): CD009608.

241. BIGHELLI I, ÇIRAY O, SALAHUDDIN N H, et al. Cognitive behavioural therapy without medication for schizophrenia[J]. Cochrane Database Syst Rev, 2024, 2 (2): CD015332.

242. MAYER S F, CCRCORAN C, KENNEDY L, et al. Cognitive behavioural therapy added to standard care for first-episode and recent-onset psychosis[J]. Cochrane Database Syst Rev, 2024, 3 (3): CD015331.

243. GAZDAG G, UUGVARI G S. Electroconvulsive therapy: 80 years old and still going strong[J]. World J Psychiatry, 2019, 9 (1): 1-6.

244. ROJAS M, ARIZA D, ORTEGA A, et al. Electroconvulsive therapy in psychiatric disorders: a narrative review exploring neuroendocrine-immune therapeutic mechanisms and clinical iImplications[J]. Int J Mol Sci, 2022, 23 (13): 6918.

245. SZOTA A M, KOWALEWSKA B, CWIKLINSKA-JURKOWSKA M, et al. The influence of electroconvulsive therapy (ECT)on brain-derived neurotrophic factor (BDNF) plasma level in patients with schizophrenia-a systematic review and meta-analysis[J]. J Clin Med, 2023, 12 (17): 5728.

246. WANG W, PU C, JIANG J, et al. Efficacy and safety of treating patients with refractory schizophrenia with antipsychotic medication and adjunctive electroconvulsive therapy: a systematic review and meta-analysis[J]. Shanghai Arch Psychiatry, 2015, 27 (4): 206-219.

247. WEISS A, HUSSAIN S, NG B, et al. Royal Australian and New Zealand College of Psychiatrists professional practice guidelines for the administration of electroconvulsive therapy[J]. Aust N Z J Psychiatry, 2019, 53 (7): 609-623.

248. KEEPERS G A, FOCHTMANN L J, ANZIA J M, et al. The American Psychiatric Association Practice Guideline for the treatment of patients with schizophrenia[J]. Am J Psychiatry, 2020, 177 (9): 868-872.

249. SUZUKI K, AWATA S, TAKANO T, et al. Improvement of psychiatric symptoms

after electroconvulsive therapy in young adults with intractable first-episode schizophrenia and schizophreniform disorder [J]. Tohoku J Exp Med, 2006, 210 (3): 213-220.

250. GU X, ZHENG W, GUO T, et al. Electroconvulsive therapy for agitation in schizophrenia: metaanalysis of randomized controlled trials [J]. Shanghai Arch Psychiatry, 2017, 29 (1): 1-14.

251. WARD H B, SZABO S T, RAKESH G. Maintenance ECT in schizophrenia: a systematic review [J]. Psychiatry Res, 2018, 264: 131-142.

252. MISHRA B R, AGRAWAL K, BISWAS T, et al. Comparison of acute followed by maintenance ECT vs clozapine on psychopathology and regional cerebral blood flow in treatment-resistant schizophrenia: a randomized controlled trial [J]. Schizophr Bull, 2022, 48 (4): 814-825.

253. ZHENG W, TONG G, UNGVARI G S, et al. Memory impairment following electroconvulsive therapy in Chinese patients with schizophrenia: meta-analysis of randomized controlled trials [J]. Perspect Psychiatr Care, 2018, 54 (2): 107-114.

254. TOR P C, YING J, HO N F, et al. Effectiveness of electroconvulsive therapy and associated cognitive change in schizophrenia: a naturalistic, comparative study of treating schizophrenia with electroconvulsive therapy [J]. J ECT, 2017, 33 (4): 272-277.

255. VUKSAN CUSA B, KLEPAC N, JAKSIC N, et al. The effects of electroconvulsive therapy augmentation of antipsychotic treatment on cognitive functions in patients with treatment-resistant schizophrenia [J]. J ECT, 2018, 34 (1): 31-34.

256. VACCARINO S R, VACCAIRNO A L. Cognitive effects of electroconvulsive therapy in schizophrenia: a systematic review [J]. J Clin Psychiatry, 2024, 85 (2): 23r15045.

257. JIANG J, LI J, XU Y, et al. Magnetic seizure therapy compared to electroconvulsive therapy for schizophrenia: a randomized controlled trial [J]. Front Psychiatry, 2021, 12: 770647.

258. LEFAUCHEUR J P, ALEMAN A, BAEKEN C, et al. Evidence-based guidelines on the therapeutic use of repetitive transcranial magnetic stimulation (rTMS): an update (2014–2018)[J]. Clin Neurophysiol, 2020, 131: 474-528.

259. HYDE J, CARR H, KELLEY N, et al. Efficacy of neurostimulation across mental disorders: systematic review and meta-analysis of 208 randomized controlled trials [J]. Mol Psychiatry, 2022, 27 (6): 2709-2719.

260. TSENG P T, ZENG B S, HUNG C M, et al. Assessment of noninvasive brain stimulation interventions for negative symptoms of schizophrenia: a systematic review and

network meta-analysis［J］. JAMA Psychiatry, 2022, 79（8）: 770-779.

261. WOBROCK T, GUSE B, CORDES J, et al. Left prefrontal high-frequency repetitive transcranial magnetic stimulation for the treatment of schizophrenia with predominant negative symptoms: a sham-controlled, randomized multicenter trial［J］. Biol Psychiatry, 2015, 77（11）: 979-88.

262. 唐睿, 宋洪文, 孔卓, 等. 经颅直流电刺激治疗常见神经精神疾病的临床应用专家共识［J］. 中华精神科杂志, 2022, 55（5）: 327-382.

263. KANTROWITZ J K, SEHATPOUR P, AVISSAR M, et al. Significant improvement in treatment resistant auditory verbal hallucinations after 5 days of double-blind, randomized, sham controlled, fronto-temporal, transcranial direct current stimulation（tDCS）: a replication/extension study［J］. Brain Stimul, 2019, 12（4）: 981-991.

第四章

特殊人群治疗

4

特殊人群治疗

| 第一节 儿童、青少年精神分裂症 |

儿童通常指 12 岁及以下，青少年通常指 13~17 岁，因此 13 岁之前发病的精神分裂症称为儿童期精神分裂症（COS），13~17 岁发病的精神分裂症称为青少年期精神分裂症。精神分裂症较低的发病年龄常常与更严重的阴性症状、更多的复发和住院治疗、更差的社会/职业功能有关。因此，儿童青少年起病的精神分裂症患者，如未及时治疗，往往预后不佳。

美国儿童和青少年精神病学学会（AACAP）推荐儿童青少年精神分裂症的诊断使用与成人相同的标准。全面的诊断评估包括与儿童或青少年及其家人进行面谈，评估既往病史和所有可用的辅助信息，明确精神病性症状的特征（包括现况精神检查、病程），以及潜在影响因素（如重大发育问题、情绪障碍、创伤或药物滥用的历史）。推荐使用专为青少年设计的包括精神病模块的结构化诊断访谈［如简明国际神经精神障碍交谈检查表-儿童青少年版（MINI-Kid）］以提高诊断准确性，考虑到儿童青少年的临床症状会随着时间的推移发生改变，因此要定期重新评估诊断。

需要考虑的鉴别诊断包括：伴有精神病性症状的心境障碍、广泛性发育障碍、创伤后应激障碍、抽动障碍和强迫障碍等。另外，通过采集病史、体格检查、神经影像学、脑电图和实验室检查等排除其他医学状况，尤其是遗传代谢类疾病、神经系统炎症及肿瘤等。

一、治疗原则

鉴于儿童青少年时期的躯体情况和心理状态,患者的治疗应遵循以下原则:①建立治疗联盟,提高患者依从性;②治疗宜考虑结合多种治疗手段的综合治疗;③药物治疗应从较低剂量起始,按照个体化原则逐渐加量;④关注不良反应,特别是需要长期服药的患者;⑤注意其他躯体和精神疾病的共病,及时评估、处理并适时调整。

二、药物治疗

(一)抗精神病药物的选择

抗精神病药物是精神分裂症的主要治疗方式,但儿童青少年正处于生长发育的特殊阶段,药物治疗需要兼顾疗效、安全性和可接受性等诸多因素。目前的研究已证明 SGAs 的疗效及安全性,正逐渐成为治疗儿童青少年精神分裂症的主要药物。

在药物治疗中,应遵循单一用药原则,非必要不建议联用抗精神病药物。同时儿童青少年对药物不良反应更敏感,因此需要低剂量起始、缓慢滴定,尽管青少年的药物代谢可能更快,但仍不推荐使用超高剂量。美国 FDA 批准治疗儿童青少年精神分裂症的抗精神病药物有阿立哌唑、布瑞哌唑、鲁拉西酮、奥氮平、帕利哌酮、喹硫平和利培酮,除帕利哌酮的年龄下限延至 12 岁,这些药物被批准的患者年龄范围均是 13~17 岁。目前我国国家药品监督管理局批准用于治疗儿童青少年精神分裂症患者的药物有阿立哌唑(13~17 岁)、利培酮(13~17 岁)和帕利哌酮(12~17 岁),其余抗精神病药物在 18 岁及以下儿童青少年中的安全有效性尚未确立。因多数药物仍属于超说明书用药,使用应当谨慎,只有明确对患者有较好获益/风险比时考虑,并且尽量有其他证据支持,如美国 FDA 批准;使用前需要获取患者家属知情同意,及时沟通、记录和做好潜在不良反应的预案,定期随访评估疗效及不良反应。

儿童青少年可能会存在药代动力学和药效学的特殊性，个体差异也可能影响抗精神病药物的治疗反应，增加对可能的不良反应的易感性。因此，抗精神病药物的选择应该根据国内说明书标注的适龄信息使用，并考虑每种药物可能的利弊，包括代谢不良反应（如体重增加和糖尿病）、锥体外系不良反应（如静坐不能、急性肌张力障碍、迟发性运动障碍）、心血管不良反应（如 QT 间期延长）、内分泌不良反应（如催乳素增高）及其他不良反应（如不愉快的主观体验、与其他药物的相互作用）等。

（二）抗精神病药物的疗效

在儿童青少年精神分裂症的抗精神病药物选择中，由于人群限制，针对儿童青少年的疗效与安全性研究明显不足，高质量综述显著缺乏，显示了该领域临床研究的迫切性。

抗精神病药物长效针剂（LAIs），近年来临床中也开始用于儿童青少年精神分裂症的治疗，但多数属于超说明书使用。基于少量的研究表明，LAIs具有良好的有效性和可接受的安全性和耐受性，儿童青少年精神分裂症患者如存在自知力和依从性差、合并物质使用障碍等，应仔细权衡利弊并获取知情同意后，方可考虑按照规范使用抗精神病药物的长效针剂。

（三）儿童青少年期应关注的抗精神病药物的常见不良反应

在儿童青少年精神分裂症患者药物治疗中，不良反应发生及特征和成人相似，详见第三章第二节，不同药物的不良反应特征也不同，针对 21 种抗精神病药物在儿童和青少年中的安全性的大规模系统 meta 分析显示，药物安全性相对最好的是鲁拉西酮，最差的是奥氮平。受关注较多的药物不良反应主要有以下几个方面。

1. 镇静　有证据表明大多数抗精神病药物具有镇静作用，因此应考虑镇静对儿童青少年社会功能尤其学业的影响。相对来说，阿立哌唑、布南色林等镇静作用较弱，而奥氮平、喹硫平、齐拉西酮等的镇静作用较强。

2. 体重增加和代谢紊乱　过度的体重增加，可能会导致血脂异常、糖尿病、高血压、睡眠呼吸暂停、多囊卵巢综合征等疾病。加拿大儿童抗精神病药物有效性和安全性监测联盟（CAMESA）制定了儿童和青少年的代谢监测建议，建议监测包括体格检查和神经系统检查、身体测量［身高、体重、体重指数（BMI）和腰围]、血压和血液检查（空腹血糖、胰岛素、胆固醇、甘油三酯、肝酶、淀粉酶、催乳素和促甲状腺激素水平）。研究发现，体重增加风险最高的是奥氮平，其次是氯氮平、喹硫平，由于奥氮平所致的体重增加高风险，不建议将奥氮平用作为儿童青少年精神分裂症治疗的一线药物。长期服用阿立哌唑的患者也报道有体重增加，鲁拉西酮、齐拉西酮较少引起明显的体重增加。

3. 催乳素升高　青春后期患者使用抗精神病药物很容易出现催乳素升高，这与体内多巴胺 D_2 受体密度较低有关。氟哌啶醇、氨磺必利、利培酮、帕利哌酮、奥氮平、阿塞那平、鲁拉西酮、舍吲哚与催乳素水平显著升高相关，而阿立哌唑可能与催乳素降低有关。

4. 其他　部分抗精神病药物引起的 QT 间期延长较安慰剂明显，包括舍吲哚、齐拉西酮、阿塞那平、利培酮、奥氮平、喹硫平等；而鲁拉西酮、布瑞哌唑相对低于安慰剂。儿童青少年患者在抗精神病药物治疗过程中，还可能存在锥体外系不良反应、迟发性运动障碍、抽搐或脑电图异常以及肝肾毒性等不良反应，需密切监测和记录服药后的变化以便及时干预。

需要指出的是，目前抗精神病药物的安全性和有效性在儿童青少年精神分裂症患者中的资料仍非常有限，并且大部分研究观察的是短期使用，证据质量评级多数为"很低"或"低"，因此在选择抗精神病药物时要充分考虑它们在不良反应与安全性方面的差异。

三、非药物治疗

（一）心理治疗

除了药物治疗，心理行为干预是儿童青少年精神分裂症患者的重要治疗方案。具体的心理干预包括认知行为治疗、家庭治疗、教育支持计划、患者教育、认知矫正和社交技能训练等。此外，还需要增加家属对疾病、治疗选择和预后的了解，并制订应对患者症状的策略。

尽管对儿童青少年精神分裂症患者进行社会心理治疗的研究很少，目前有限的研究表明药物治疗联合心理干预可能会带来更好的认知功能以及更好的社会心理结果,但对儿童青少年精神分裂症患者使用任何心理治疗方式的总体有效性还有待验证。

（二）物理治疗

研究表明改良电休克治疗（MECT）对儿童和青少年也是一种耐受性良好的治疗方式,一篇系统综述表明54%的青少年精神分裂症谱系障碍患者获得了积极的临床反应（阳性和阴性症状量表评分减少20%或更多）。由于证据尚不足,建议将MECT作为药物治疗（包括氯氮平使用）后的最后手段。

非侵入性脑刺激包括经颅磁刺激（TMS）和经颅直流电刺激（tDCS）,已被提议作为精神障碍的干预策略。有研究显示TMS和tDCS治疗均改善了成人精神分裂症患者的阴性症状,tDCS还能有效提高精神分裂症患者的注意力和工作记忆。但目前这些治疗手段还缺乏在儿童青少年中的疗效与安全性证据。

四、其他需要注意的问题

（一）危机和危险行为的处理

当患者出现任何可能危及生命的症状,例如自杀行为或严重攻击行为时应尽快去往精神卫生机构就诊,且必须在治疗计划中优先考虑控制风险,必要时应由经过专业培训的医生对患者进行快速镇静和保护性约束。一些儿童青少年精神分裂症患者可能会受益于辅助药物治疗,如心境稳定剂、抗抑郁药和苯二氮䓬类药物,以减轻相关症状,如激越、情绪不稳定、抑郁、焦虑、攻击性等。若以上治疗后患者仍具有很高的自伤、自杀以及攻击风险,则可考虑使用氯氮平、MECT治疗,但应做好严密的不良反应监测。

（二）社会康复

儿童青少年精神分裂症的首要治疗目标是促进和维持功能恢复,最大限度地提高生活质量和适应功能,减轻和消除症状。临床实践中通常以症状缓解为核心,后续的社会功能恢复需要医生、家庭、学校和社会共同努力,儿童青少年的康复尤其需要家长、学校与社会的共同参与,以尽可能改善功能。医疗卫生服务中需要对患者的服药情况、药物不良反应及健康状态进行监测；精神分裂症家庭中患者和家属冲突较为常见，家属需要了解疾病特点，鼓励患者和家属不断优化沟通方式，改善家庭关系；对处于义务教育学龄的儿童和青少年患者，鼓励他们与学校和教育机构保持联络，以确保持续提供教育；对那些超过义务教育学龄并希望就业的患者，可提供必要的职业技能训练和支持性就业的相关信息，促进社会康复。

五、儿童青少年精神分裂症治疗的要点

基于伦理原因，儿童青少年期抗精神病药物使用的证据强度有限，因此应遵循单一用药原则，非必要不建议联用抗精神病药物。

儿童青少年对药物不良反应更敏感，因此需要低剂量起始、缓慢加量，并密切关注不良反应，并兼顾药物长期不良反应对儿童青少年躯体的影响。

考虑到心理社会因素的影响，对儿童青少年精神分裂症的治疗宜采用药物和非药物的综合治疗方法。

（程宇琪）

第二节　老年期精神分裂症

国际晚发精神分裂症小组于 2000 年达成共识，建议将精神分裂症分为早发型（即发病年龄在 40 岁之前）、晚发型（即发病年龄在 40~60 岁）和极晚发型精神分裂症样精神病（即发病年龄在 60 岁之后）。该共识强调了患者发病时的年龄，而老年期精神分裂症强调的是患者人群的年龄阶段，主要分为两种情况：一是年轻时期发病（早发型），持续到老年；二是起病年龄比较晚，在老年期首次发病（晚发和极晚发型精神分裂症）。老年期精神分裂

症患者的终生患病率在 0.5%~1% 之间。

老年期精神分裂症患者的临床症状存在异质性。慢性早发型精神分裂症患者的常见症状是非特异性的残留症状，如无欲、退缩、缄默等，而幻觉和妄想则较为少见。国际精神分裂症研究（ISoS）对全球 18 个精神分裂症患者队列进行了评估，发现 54% 的患者（平均年龄 51 岁）无症状或有非致残性残留症状。北美的两项研究报告称，早发型精神分裂症患者的症状缓解率接近 50%，而荷兰的一项以覆盖区域为基础的研究（包括晚发型患者）报告称，症状缓解率为 29%。一项包括 104 名 55 岁及以上的早发型精神分裂症患者的纵向随访数据（平均 51 个月）研究分析表明，只有 25% 的患者在两次评估中均处于缓解状态，35% 的患者在两次评估中均未获得缓解，25% 的患者从缓解转为未缓解，16% 的患者从未缓解转为缓解。老年期并不是一个静止期，缓解状态也会有相当大的波动。

与早发型精神分裂症相比，晚发型精神分裂症与其临床特征上基本相似，都有大多数精神分裂症症状，但也存在一些细微差别，包括：女性居多、药物使用率和精神分裂症家族史较低、早期社会心理功能较好等，而阳性和阴性症状在两种亚型中的严重程度则存在争议。极晚发型精神分裂症的特点是女性诊断率远高于男性，被害妄想发生率较高，幻视、幻触和幻嗅发生率较高，遗传负荷较低，阴性症状或思维障碍发生较少，标准死亡率可能较高，主要原因是合并躯体疾病和意外事故的发生率较高。

老年精神分裂症患者抑郁症状的发生率较高。一项针对生活在荷兰社区的老年精神分裂症患者（平均年龄为 67 岁）的研究发现，抑郁症状的检出率为 47.5%。老年精神分裂症患者在一般认知和特定认知领域表现出认知功能缺陷。与慢性早发型精神分裂症患者相比，晚发型精神分裂症患者在多项认知测试（如言语和工作记忆、音位言语流利性、处理速度测试、抽象/认知灵活性和数字跨度任务）中的表现较好。神经影像学研究发现，极晚发型精神分裂症患者的白质高密度更为严重，而且可能更容易在发病后 5~10 年的时间患上痴呆症，提示极晚发型精神分裂症可能是脑血管疾病与某些尚未完全明了的易感因素相互作用的结果，可能是神经退行性认知障碍的前驱阶段。然而，这种痴呆倾向究竟是该亚型的真实特征，还是最初的误诊，目前还存在争议。

一、诊断和鉴别诊断

老年期精神分裂症的诊断需符合 DSM-5 或 ICD-11 中的标准,并排除由物质滥用或躯体疾病直接引起的症状。约一半的老年患者存在继发性病因,因此全面评估至关重要。诊断时应从患者及其家属获取详细病史,并进行体格检查、神经系统检查及认知评估。进一步辅助检查包括头 MRI 或 CT、全血细胞计数、肝肾功能、电解质、甲状腺功能、维生素 B_{12}、叶酸水平、毒理学筛查、梅毒、人类免疫缺陷病毒(HIV)以及自身免疫指标,以明确诊断。神经心理学测试也有助于明确精神病性症状的病因。

在鉴别诊断方面,需与谵妄、阿尔茨海默病、血管性痴呆和抑郁障碍等疾病区分开来。例如,谵妄通常表现为急性发作和波动性病程,伴有知觉和思维的显著变化。在神经认知障碍中,阿尔茨海默病占一半以上,其精神行为症状则多见于中晚期,最常见的妄想包括盗窃、被害、嫉妒以及被遗弃等,可通过详细的病程记录、临床表现及辅助检查加以区分。路易体痴呆(LBD)的临床症状主要包括进行性记忆丧失、幻视、帕金森综合征、认知波动以及快速眼动睡眠行为障碍等。30%~80% 路易体痴呆患者在整个病程中会出现精神症状,幻视是诊断 LBD 的标准之一,而精神分裂症患者则以听幻觉为主,因此,早期出现视幻觉,在伴或不伴有临床意义的认知功能下降时,应警惕 LBD 的发生。对于抑郁障碍,患者在抑郁严重阶段表现出与心境相协调的精神病性症状,妄想比幻觉更常见,其中内疚妄想、无价值妄想、虚无主义和躯体妄想居多,可能会出现贬损或贬低的幻听。

二、治疗原则

老年期精神分裂症患者由于自身生理变化的特点,包括肾小球滤过率下降、肝代谢能力降低、心脏输出量减少等变化,会影响药物的吸收、分布、代谢和排泄,药物耐受性降低,延长药物作用时间以及提高患者对药物的敏感性,最终影响临床疗效和药物不良反应,因此需要遵循用药原则、谨慎用药。由于老年期精神分裂症的特殊性,需遵循以下治疗原则：①以控制阳性症状为主,进一步改善阴性症状和认知障碍,最终恢复功能；②"低起点,慢加量,个体化"的用药原则；③尽量避免合并用药,减少药物相互作用；④避免随意减药、停药和加药；⑤根据躯体共病及药物不良反应谨慎斟酌,合理选择用药,保证患者安全。

三、药物治疗

到目前为止,针对老年期精神分裂症患者进行药物治疗的研究较少,现有的证据支持 SGAs 作为老年期精神分裂症的推荐用药。一项来自欧洲的研究显示,大约 80% 的老年精神分裂症患者选择了利培酮,低剂量利培酮能有效减少老年精神分裂症患者的阳性症状和不良反应,同时利培酮的长效注射针剂已获得美国 FDA 批准,可用于治疗老年精神分裂症患者,但由于其药代动力学清除率和对肝、肾或心脏功能等存在的可能风险,美国 FDA 建议以较低的起始剂量滴定。APA 指南建议,老年精神分裂症患者开始服用的剂量通常是成人起始剂量的 1/4~1/2,然后逐渐增加剂量。2004 年,美国康奈尔大学老年精神病学研究所和康奈尔大学威尔医学院对老年患者（65 岁或以上）使用抗精神病药物进行了调查并给出意见：首先推荐是利培酮（1.25~3.5mg/d）,其次是喹硫平（100~300mg/d）、奥氮平（7.5~15mg/d）和阿立哌唑（15~30mg/d）。

Krause 等研究显示,在改善总体症状和阴性症状等方面,奥氮平优于氟哌啶醇,而且奥氮平的停药率低于利培酮。与奥氮平相比,利培酮和氟哌啶醇更易升高血催乳素水平。针对抗帕金森药物的使用频次,氟哌啶醇高于奥氮平,而利培酮与奥氮平无显著差异。对于其他抗胆碱能作用较弱的 SGAs,如阿立哌唑及齐拉西酮,也可用于治疗老年精神分裂症。2022 年发表在 *Lancet Psychiatry* 上的一项研究显示,氨磺必利在治疗老年精神分裂症患者的疗效方面高于安慰剂,但在改善阴性症状方面,二者无显著差异,氯氮平在老年精神分裂症患者中的疗效并不优于其他抗精神分裂症药物。

在老年患者中,若合并有抑郁症状,推荐使用 SSRIs 抗抑郁药,若患者合并有焦虑、失眠等症状,可联合苯二氮䓬类药物,但应根据患者自身情况,合理选择用药种类和剂量,监测联合治疗的相互作用,氯硝西泮因其半衰期较长,肌松作用强,容易导致患者跌倒,因此尽可能不用。

四、非药物治疗

与年轻人相比,老年人更容易受到药物不良反应的影响,部分(20%~40%)老年人对抗精神病药物治疗没有充分反应,MECT 可能对老年慢性精神分裂症的治疗有效,但尚未进行随机对照试验,关于 MECT 治疗疗效的预测因素仍然缺乏共识。在治疗过程中,MECT 常与抗精神病药物联合使用,比单独治疗更有效。到目前为止,还没有研究评估经颅磁刺激或深部脑刺激对老年精神分裂症患者的影响。

老年期精神分裂症的心理治疗研究证据不足。认知行为治疗被认为是提高社会生活水平,获得应对困难情况、解决当前问题的认知方式,以及发展神经认知障碍代偿能力的最重要的干预方式。有研究表明,针对认知缺陷的认知矫正疗法、针对社会交往困难的社交技能疗法以及针对社会关系、精神病和情绪问题的认知行为治疗都取得了良好的效果。

认知行为社交技能训练是一项每周 36 节课的团体治疗计划,结合了认知行为治疗、社交技能训练和问题解决训练,能够使 45 岁以上的精神分裂症成人患者的洞察力、社交活动频率和整体功能得到改善,参与者报告在治疗结束后 1 年维持功能改善。功能适应技能培训是一项为期 24 周的功能技能课程,针对日常功能的 6 个领域(药物管理、社交技能、沟通技巧、组织和规划、交通和财务管理),增强了 40 岁以上精神分裂症成年人的日常生活技能和社交技能。在 3 个月的随访中,仍然维持着治疗获益。这两种干预措施被美国药物滥用和心理健康服务局(SAMHSA)认为是具有循证依据的。这些方法需要在临床实践中得到更多的实施。尚未对妄想障碍和精神病性抑郁进行非药物干预研究。

老年精神分裂症患者有更多的社会心理需求,实施高频率的社会心理干预可以改善其适应功能。一项社会康复和综合医疗保健计划（Helping Older People Experience Success）使得 183 名患有严重精神疾病的老年人（其中一半以上被诊断为精神分裂症谱系）的社交技能、社会心理和社区功能、阴性症状和自我效能感指标有所改善。使用移动设备可提高社会心理干预技术在社区环境中的传播。

五、老年期精神分裂症治疗的要点

老年期精神分裂症患病率较高，临床症状存在异质性，需与其他类型的精神障碍相鉴别，提高诊断效率；老年期精神分裂症推荐治疗药物为 SGAs，遵循"低起点，慢加量"的服药原则，初始剂量通常是成人的 1/4~1/2，然后逐渐增加剂量；老年期精神分裂症药物耐受性低，可联合物理治疗和心理治疗，提高临床治愈率，促进社会功能恢复。

（宋学勤）

第三节　妊娠期、围产期和哺乳期女性精神分裂症

目前世界上有超过 750 万人的育龄期妇女（15~49 岁）患有精神分裂症，由于我国庞大的人口基数，妊娠期或哺乳期使用抗精神病药物的人群数远大于其他国家。妊娠期精神疾病是先天畸形、死胎和新生儿死亡的独立危险因素。精神疾病有可能给儿童带来各种不良后果。许多患者为了减轻症状或预防复发，在妊娠期或哺乳期需使用抗精神病药物，抗精神病药物可以通过胎盘或乳汁使胎儿或新生儿出现一些不良反应，如过度镇静、新生儿运动障碍、新生儿黄疸，甚至胎儿死亡的个案报告。但停药可能导

致疾病复发,且无论是否用药,在妊娠后期和产后早期,疾病的复发风险都会增加。因此妊娠期或哺乳期使用抗精神病药物要充分考虑获益和潜在风险。

一、治疗原则

关于药物选择、剂量和持续时间的决定,临床医生应仔细权衡精神症状的严重程度、状态和合并症,以及药物暴露导致不良后果的潜在风险,将妊娠期间服用抗精神病药物的获益和风险充分告知患者及家属,并且应当让患者及家属尽可能参与决策。精神病性症状严重或复发风险高的女性,应当考虑妊娠期服药,但建议使用最低有效剂量,药物种类尽可能少(不管是同时使用还是先后使用)。物理治疗也应在临床医生和患者及家属充分沟通后,评估物理治疗对围产期妇女及胎儿的风险获益比后使用,且治疗前后应对患者及胎儿的可能不良反应进行严密监测,并做好相应的应急预案。此外,对于围产期妇女患者的社会心理支持十分必要,症状严重的患者,可以考虑结合心理治疗。

二、药物治疗

临床问题 17: 妊娠期哪些抗精神病药物可以使用?

推荐意见: 对于症状控制不佳的孕妇,推荐使用最小剂量的第二代抗精神病药物维持治疗(2B)。

在过去几十年里,妊娠期抗精神病药物的使用有所增加,尽管还没有一种精神药物被美国 FDA 批准在妊娠期间使用,但已有的证据表明在妊娠期使用抗精神病药物没有明显的禁忌证。对于新诊断精神分裂症的孕妇,临床医生有必要权衡产前暴露于药物的潜在风险和获益与未经治疗的疾病的潜在风险,除非利大于弊,否则在妊娠早期(孕 3 个月内)尽量避免所有药物,因为胎儿神经管发育的关键时期是受孕后 17~30 天,心脏和大血管的大部分形成发生在受孕后 4~9 周；而如果确有临床需要，应在妊娠期间尽早启动抗精神病治疗。另外，大约 50% 的精神分裂症患者妊娠是计划外的，妊娠后突然终止治疗会导致严重的并发症，考虑继续目前有效的药物，而不是换药，以减少胎儿暴露的药物种类。

抗精神病药物的安全性是临床医生选择药物种类或决定是否换药的重要因素，需考虑到的与产前暴露相关的风险包括：致畸风险、新生儿毒性风险和长期神经精神后遗症风险。精神科常用药物的妊娠安全性曾参考 2008 年美国 FDA 出版的《美国 FDA 妊娠期药物安全性分级》，但 2015 年美国 FDA 由于该分类的局限性弃用了原 FDA 妊娠药物安全分级，要求采用循证的风险和获益信息替换原有的五字母药品分类。美国麻省总医院妇女精神卫生中心等机构的研究者建立了"国家第二代抗精神病药物妊娠登记处"，共招募了 487 名女性，其中 303 名受试者完成了研究，其年龄介于 18~45 岁之间，包括 214 名孕早期暴露于第二代抗精神病药物者及 89 名对照。结果显示，暴露组与对照组在重大致畸方面绝对风险并无显著差异（1.4% *vs.* 1.1%）。最近一项 meta 分析表明，没有强有力的证据证明产前暴露于任何抗精神病药物，特别是第二代抗精神病药物，与儿童先天畸形之间存在关联。

当妇女在妊娠期间服用的药物通过胎盘进入胎儿体内时，就会出现新生儿适应不良综合征（poor neonatal adaptation syndrome，PNAS），包括神经系统异常，如紧张不安、肌张力亢进或低下、震颤、睡眠困难、高音调 / 频繁哭泣、激越 / 易激惹、肌阵挛等；呼吸系统异常，如呼吸过快、呼吸窘迫等；消化系统异常，如喂养困难等。2023 年美国麻省总医院使用美国妊娠期精神药物使用登记处的前瞻性数据，分析了 193 名产前暴露于 SGAs 的婴儿的 PNAS 风险，研究表明，暴露于 SGAs 的婴儿中 PNAS 的估计风险约为 30%，而发生至少 2 种 PNAS 表现的新生儿比例只有 7.3%。即便发生了 PNAS，大部分病例也是轻微且一过性的，通常只需对症治疗即可治愈。

此外，关于新生儿长期神经精神后遗症风险的系统研究较少。一项 meta 分析表明，宫内暴露于抗精神病药物的婴儿在出生后 6 个月内存在短暂的运动发育延迟，相对风险为 1.36，随着时间的推移，这些缺陷逐渐自发消失。但同时有个案也报告了利培酮相关的言语延迟（1 例）、氯氮平相关的言语延迟（1 例）、利培酮和齐拉西酮相关的异常行为发育（1 例），以及奥氮平、氯氮平或利培酮暴露后出现运动发育受损。

妊娠期间使用抗精神病药物与孕妇患妊娠期糖尿病的风险增加有关，尽管迄今为止的研究仍然高度异质性，而且具体药物类别的证据仍然不足。妊娠期糖尿病会导致不良妊娠结局，如先兆子痫、剖宫产、新生儿低血糖和巨大儿，因此，妊娠期糖尿病的风险是临床医生选择药物种类的一个重要考虑因素。一项来自美国的大规模前瞻性队列研究表明，与妊娠开始前停药的女性相比，继续使用奥氮平或喹硫平的女性发生妊娠期糖尿病的风险中度增加，二者校正后的相对危险度分别为 1.61（95% CI：1.13~2.29）、1.28（95% CI：1.01~1.62），且奥氮平存在累积剂量 - 反应关系，而在阿立哌唑 0.82（95% CI：0.50~1.33）、齐拉西酮 0.76（95% CI：0.29~2.00）和利培酮 1.09（95% CI：0.70~1.70）中没发现这种效应。因此，孕妇应定期体检，常规监测妊娠糖尿病，尤其是使用奥氮平与喹硫平的患者，必要时换用低代谢风险药物。

迄今为止的数据不支持氯氮平具有致畸性、增加死胎、流产或胎儿疾病的风险，或增加分娩并发症或早产的风险。但有限的证据表明，持续使用氯氮平对妊娠期母婴有明显不良影响，氯氮平暴露导致婴儿低出生体重率增加，婴儿在出生后 1 分钟时的 APGAR 评分较高，但在 5 分钟时的评分差异无统计学意义。对于妊娠期耐药的孕妇，应对每一个患者单独进行严格的风险 / 获益分析，继续使用氯氮平时，应密切监测围产期母亲和婴儿。

妊娠期间孕妇体内药物代谢和清除发生变化，包括酶活性增加（CYP2D6、CYP2C9 和 CYP3A4）或降低（CYP1A2 和 CYP2C19），以及肾血流量和肾小球滤过率增加。由于缺乏对妊娠期间抗精神病药物血浆水平变化过程的大规模研究，且个体间（母体和胎儿）药理学特性的差异较大，建议每月进行药物浓度监测，应根据妊娠前有效的药物血浆水平进行剂量调整，以尽可能低的剂量适应不同的妊娠阶段、代谢水平以及临床症状。在妊娠晚期接触抗精神病药物的新生儿在分娩后有发生 EPS 和 / 或戒断症状的风险，产科医师应保持警惕。精神分裂症患者产后精神症状复发风险高，需要继续维持原来的药物治疗，已停药者需重新开始药物治疗。

由于抗精神病药物可通过乳汁影响母乳喂养的婴儿，故哺乳期抗精神病药物的使用应综合考虑对患者及婴儿的获益与风险，尽量避免母乳喂养。目前国内抗精神病药物说明书上均建议哺乳期禁用抗精神病药物。

三、物理治疗及心理治疗

（一）改良电休克治疗

根据中国医师协会神经调控专业委员会电休克与神经刺激学组等发表的改良电休克治疗专家共识（2019 版），改良电休克治疗（modified electroconvulsive therapy，MECT）虽然对患有精神疾病的孕妇是一项安全有效的治疗手段，但考虑到对孕妇及胎儿的潜在不良影响最小化，MECT 仅适用于需急迫缓解精神症状的情况：严重自杀倾向、急性精神症状导致孕妇不能照顾自己或可能伤害到他人、孕妇对药物治疗缺乏疗效。MECT 治疗中需要密切关注胎儿情况，过程需有产科医生评估，并在有能力处理产科及新生儿并发症的医疗机构进行 MECT。

（二）重复经颅磁刺激治疗

虽然最新的系统综述并未发现重复经颅磁刺激治疗（repetitive transcranial magnetic stimulation，rTMS）对胎儿的不良影响，但考虑到磁场可能带来的不良反应，孕妇使用 rTMS 治疗前需充分评估患者的风险获益比，对处于妊娠期的患者及操作人员推荐距离工作中的线圈≥60cm。

（三）心理治疗

对于围产期妇女的社会心理支持十分必要，包括调动家庭和社会提供心理援助，指导患者正确应对残留症状，增强治疗依从性。对于症状严重的患者，可以考虑结合心理治疗。Cochrane 的 meta 分析提示药物治疗结合认知行为治疗可以减轻精神分裂症患者的精神症状，改善心理社会功能。尽管现有证据表明心理治疗对一般孕妇人群的焦虑抑郁症状有效，但目前缺乏妊娠期精神分裂症患者心理治疗的研究证据，需谨慎探索并开展更多高质量研究以验证其有效性。

四、妊娠期、围产期和哺乳期女性精神分裂症治疗的要点

由于医学伦理的因素,妊娠期使用抗精神病药物的安全性无明确的高质量的循证医学证据。

除非利大于弊,否则在妊娠前3个月应尽量避免所有药物;对于已服用抗精神病药物而打算妊娠的女性,如病情控制好且复发风险低考虑停药妊娠;精神病性症状严重或复发风险高的女性,应当考虑妊娠期服药。

（吴仁容）

│ 第四节 精神分裂症共病的治疗 │

一、治疗原则

精神分裂症的共病治疗需考虑精神分裂症疾病本身和其他共病的问题,采用包括药物治疗、心理治疗和社会支持等综合治疗方法。药物治疗应根据患者的具体情况进行个体化的选择和调整。社会心理治疗措施包括动机访谈、认知行为治疗、行为契约管理/强化干预、接纳与承诺疗法等,可以帮助患者改变不良的行为和思维模式,提高自我管理能力,增强社会支持和适应能力。共病躯体疾病的精神分裂症患者使用抗精神病药物时应低剂量起始,缓慢加量,避免多种抗精神病药物合用,根据药物的不良反应尽可能减少高风险抗精神病药物的使用;在积极治疗共病的同时,调整抗精神病药物的频率和剂量应该更加谨慎,并且在最初治疗阶段每周复查相关躯体指标;采用一体化治疗模式,降低住院负担,节约医疗成本,增强治疗效果,

使患者有更好的治疗依从性和治疗效果，并与社区医疗保健团队在预防、筛查、治疗和随访中密切合作。

二、精神分裂症共病其他精神行为障碍

精神分裂症的临床表现错综复杂，其与多种疾病的共病更是为其边界和病因的理解增添了难度。抑郁障碍、焦虑障碍、物质滥用等是精神分裂症常见的共患疾病，这些共病反过来又进一步扰乱了疾病的临床表现。例如，抑郁可能引发继发性阴性症状，惊恐发作可能助长妄想，而大麻滥用则可能加重阳性症状和认知症状。反之，在急性精神病复发期间出现的抑郁症状，通常会随着阳性症状的改善而缓解，但在"精神病后"阶段可能再度出现，进而对疾病的长期发展造成不良影响。

精神分裂症患者在其确诊前后也表现出不同共病特征。Chenyue Lu 等人的大样本分析发现，不同性别和年龄段的患者呈现出独特的共病模式。例如，焦虑、创伤后应激障碍（PTSD）、酒精和物质滥用等问题在患者确诊前更为常见。性别分析显示，女性患者更易患 2 型糖尿病、阻塞性睡眠呼吸暂停和进食障碍，容易出现药物相关不良反应。而男性患者则更易出现急性肾衰竭、横纹肌溶解和发育迟缓的共病问题。分年龄段来看，青少年和年轻成人易出现行为障碍、失眠等问题；中年患者更易出现呼吸、肾脏和感染相关疾病；老年患者则面临更高的痴呆、谵妄和败血症风险。

精神分裂症患者中抑郁障碍的患病率大约为 40%，不同疾病阶段有所变化。在超高风险（UHR）和精神分裂症的早期阶段，抑郁的发生率很高，情绪不稳定性也很常见，其与患者的偏执思维、幻觉妄想密切相关。卡尔加里精神分裂症抑郁量表（Calgary Depression Scale for Schizophrenia，CDSS）被广泛用于评估精神分裂症中的抑郁症状。临床上，提高对情绪症状的有效治疗关注对于改善患者预后和支持预防工作至关重要。目前针对精神分裂症中抑郁治疗的证据缺乏，主要是由于研究不足，而非缺乏疗效证据。在英国国家卫生与临床优化研究所（NICE）关于精神分裂症的最新指南更新中，建议使用认知行为治疗（CBT）和抗抑郁药改善抑郁症状。

精神分裂症患者合并物质滥用的终生患病率约为 50%，为普通人群的 3~5 倍。美国 NIMH 抗精神病药物临床疗效项目 CATIE 数据显示，60% 的精神分裂症患者正在使用精神活性物质，37% 的患者符合物质使用障碍诊断，最常滥用的成瘾物质是烟草、酒精、可卡因及大麻。精神分裂症共病物质使用障碍（substance use disorders，SUDs）常伴有临床诊断不足、治疗欠完善和管理复杂的特点，有四种理论用于解释其共病可能机制，具体如下，①共同的遗传学基础：精神分裂症和物质使用障碍有共同的病理生理学基础，一级亲属符合酒精等物质滥用诊断的精神分裂症患者较其他患者具有更高的物质滥用风险。②素质 - 应激模型（diathesis-stress model）：遗传易感性与慢性物质使用相互作用，最终导致精神分裂症的发病。③自我治疗（self-medication）假说：比如患者使用烟草等精神活性物质以应对 EPS 和阴性症状等，但目前缺乏确切证据。④环境风险因素：二者可能具有交叉的环境因素，如某些诱发因素、应激、创伤、早期暴露等因素；与疾病相关的社会隔离、职业和社会功能受损，进一步增加了物质滥用的风险。

英国精神药理学协会（BAP）和世界生物精神病学会联合会（WFSBP）的指南中有提及对于精神分裂症合并物质使用障碍患者的治疗建议。BAP 推荐使用氯氮平治疗持续性物质滥用的患者，但这一建议仅基于病例报告、自然调查或回顾性病例，尚未经过全面的审阅与评估。WFSBP 的指南也推荐将氯氮平纳入对物质使用障碍患者的推荐治疗方案之一，尤其对于酒精使用障碍的患者，同时出于对患者依从性的考虑，其他抗精神病药物（包括 LAIs）也可纳入选择方案。加拿大和西班牙的一些学者建议用氯氮平治疗共病酒精使用障碍的精神分裂症患者。一篇纳入 19 个临床随机试验的系统综述表明，氯氮平和利培酮在降低对物质使用的依赖和渴求方面显示出一定优势，而奥氮平、氯氮平和利培酮在改善临床症状方面相较其他药物具有更显著的效果。目前尚不清楚氯氮平是否通过更好地治疗难治性患者的精神症状而改善了这些结果，或者与其他抗精神病药物相比具有额外的"反渴求"效果。对于精神分裂症合并物质使用障碍（SUDs）的患者，需要权衡氯氮平起始治疗的潜在益处。虽然氯氮平对共病 SUDs 有一定的疗效，但安全性方面存在的担忧包括：存在阿片类药物和酒精等镇静剂的情况下，氯氮平会增加抑郁、晕厥相关风险，降低可卡因代谢，以及因服药依从性差导致的严重精神病症状。此外，在开始使用氯氮平之前，始终需要考虑较高的代谢合并症以及便秘、过度镇静、吞咽问题和流涎等不良反应的发生风险。

除了药物治疗之外，各种心理社会干预措施也能部分辅助治疗。这些措施包括使用动机访谈帮助患者寻找改变的动机；使用认知行为治疗帮助患者通过改善应对策略来适应自己的行为；使用行为契约管理对患者停止服用药物时进行奖励；以及对患者及其家属、照料者进行心理教育，进行团体和个人技能培训等。

吸烟会影响抗精神病药物的代谢，包括吩噻嗪类、氟哌啶醇、氯氮平、奥氮平等。吸烟摄入的多环芳烃（苯并芘、苯并芴、苯并蒽）会诱导细胞色素P450（CYP）同工酶的活性，包括CYP2D6、CYP3A4和CYP1A2等。2014年的一项meta分析显示，与吸烟的精神分裂症患者相比，不吸烟的患者在达到相同血药浓度时，奥氮平的剂量可减少30%，而氯氮平的剂量则可减少50%。因此精神分裂症患者在戒烟的过程中需适当减少药物的剂量并监测血药浓度。尤其值得注意的是，氯氮平使用者在戒烟过程中出现肌张力减退、嗜睡或锥体外系症状加重等不良反应时，更应加强血药浓度监测与剂量调整。

目前主要的戒烟的措施包括：尼古丁替代治疗、药物治疗、社会心理干预和行为干预等，其中药物治疗主要包括安非他酮、伐尼克兰等。药物治疗帮助患者进行戒烟只是精神疾病患者戒烟的生物-心理-社会方法的一部分，社会心理戒烟治疗也同样重要。主要的社会心理戒烟方法包括：认知行为策略、动机访谈、接纳与承诺疗法、行为契约管理/强化干预、5A（即询问、建议、评估、协助、安排）、简短的动机和教育干预等。非侵入性脑刺激在精神分裂症患者共病烟草滥用的治疗中有一定前景。2019年国际神经生理学联盟（IFCN）重复经颅磁刺激（rTMS）临床治疗循证指南将HF-rTMS（10Hz/20Hz）刺激左侧DLPFC列为对物质成瘾（烟瘾）C级推荐。2020年，美国FDA批准H4线圈用于治疗吸烟成瘾。

三、精神分裂症共病躯体疾病

精神分裂症患者在疾病早期就显示出躯体合并症的高风险，最常见的疾病包括：①代谢、内分泌和营养相关疾病，如肥胖、血脂异常或糖尿病等；②循环系统疾病，如高血压、缺血性心脑血管疾病等。共病躯体疾病的精神分裂症患者的综合治疗策略应包括预防策略、筛查及治疗环节，并与社区医疗保健机构进行紧密协作。

1. 存在已知代谢内分泌危险因素的患者　对存在如糖尿病家族史、血脂异常、吸烟及服用奥氮平或氯氮平等代谢内分泌危险因素的患者，在服药1个月后便应进行糖尿病风险评估，而后3~6个月进行一次后续评估。建议所有患者都接受口服葡萄糖负荷试验，因为该检测方法具有最高的灵敏度，尽管目前尚未得到广泛应用。空腹血糖敏感性较低，但仍被推荐使用。对于行为紊乱、不配合的患者，糖化血红蛋白（HbA1c）水平的检测可作为实用性的替代方法。

对糖耐量异常的患者，换用致糖尿病风险低的抗精神病药物可显著改善血糖异常（详见第三章）。此外建议使用标准的抗糖尿病治疗，考虑到精神分裂症患者肥胖发生率高，能降低体重的口服降糖药物对于此类患者较为合适。二甲双胍在多个方面改善抗精神病药物所致的代谢不良反应有良好效果，可作为众多干预方案的首要选择。基于胰岛素效应的治疗，胰高血糖素样肽1（GLP-1）受体激动剂是可能对精神分裂症患者具有特殊作用的新型药物；吡格列酮在治疗糖尿病方面有特殊优势，但需注意其潜在的肝脏毒性。

2. 存在心血管疾病风险的患者　精神分裂症患者预期寿命较普通人群缩短15~25年，其中心血管疾病（CVD）等躯体共病是主要死因。精神分裂症患者罹患CVD的常见风险因素包括共性遗传因素、代谢综合征、生活方式的改变、吸烟、抗精神病药物的不良反应等。对于共病CVD的精神分裂症患者，在开始使用抗精神病药物之前应了解患者既往病史及详细的用药史，并完善基线心电图。对于QTc间期显著延长（>500毫秒，或与基线相比延长>60毫秒）的患者，其发生尖端扭转性室性心律失常的风险较高，需要转换药物（或减少剂量），并进行血电解质水平测定，必要时完善心肌酶相关检查。除此之外，应尽可能处方低剂量的治疗药物，同时避免药物合用。

许多抗精神病药物与心电图的改变相关，包括QTc间期延长、心房纤颤、高尖P波、T波改变及传导阻滞等，其中QTc间期延长是致命的尖端扭转性室性心律失常的危险因素。QTc 间期延长的风险在原有心脏病的基础上显著增加,主要包括先天性长 QT 综合征、冠状动脉疾病、充血性心力衰竭、缺血性心肌病、心肌炎、心动过缓、心肌梗死以及左心室肥大等状况。因此,对于上述心脏疾病患者,应优先选用心脏毒性较低且对 QTc 间期影响较小的抗精神病药物。目前已有的证据中,阿立哌唑、鲁拉西酮暂无 QTc 间期延长的报道;氯氮平、奋乃静、奥氮平、帕利哌酮、利培酮、舒必利仅在超量使用时发生严重 QTc 间期延长,或临床正常剂量时平均仅有轻度延长(小于10ms);氨磺必利、氯丙嗪、氟哌啶醇、喹硫平、齐拉西酮等药物在正常临床剂量时能使 QTc 间期延长 10 毫秒以上。在抗精神病药物的使用,特别是加量过程中建议定期进行心电图监测。

3. 其他躯体共病问题　在使用抗精神病药物的患者群体中,有 1/3 的病例出现至少 1 项肝脏功能异常。然而,针对共病肝脏疾病的患者使用抗精神病药物的临床研究相对有限,应尽量遵守以下原则:①尽可能少用药;②最初使用时应较低剂量起始,对于已知首过效应大的药物,需使用低剂量,如氟哌啶醇;③大部分抗精神病药物广泛经肝脏代谢,需要尽可能低剂量使用,舒必利、氨磺必利、帕利哌酮只有很少部分或者完全不经肝脏代谢;④延长增加剂量的间隔时间,因肝功能损害时,大部分药物的半衰期会延长,因而达到稳态血药浓度的时间也会延长;⑤避免使用能引起强镇静作用的药物,因可能诱发肝性脑病;⑥避免使用容易引起便秘的药物,因可能诱发肝性脑病;⑦避免使用已知有肝毒性的药物,如氯丙嗪;⑧选择低风险药物:氟哌啶醇(低剂量)、舒必利 / 氨磺必利(若肾功能正常无需减量)、帕利哌酮,并且在最初用药时每周监测肝功能。

共病肾功能损害的患者使用药物时需慎重考虑,因其排泄药物及代谢产物的能力会降低,影响药物的药代动力学特性(吸收、分布、代谢、排泄),并且许多抗精神病药物都具有肾毒性,会加重肾功能损害。目前来说,抗精神病药物无明确最优选择,应尽量做到:①用药种类应该尽可能少,能够一定程度上避免药物间的相互作用和不良反应;②避免使用长效药物(如长效注射剂),一旦肾功能改变,用药剂量及频率可能很难调整;③避免使用经肾脏广泛清除的药物——舒必利和氨磺必利;④禁止使用抗胆碱能作用强的药物,因为可能引起尿潴留;⑤第一代抗精神病药物中推荐氟哌啶醇常规剂量,2~6mg/d,在 GFR10~50ml/min 时,使用剂量同肾功能正常者,GFR<10ml/min 时,低剂量起始,肾衰竭患者慎用。第二代抗精神病药物中奥氮平推荐证据稍多,但要警惕患者是否合并糖尿病等代谢障碍。除此之外需要注意,抗精神病药物应低剂量起始,缓慢加量;监测不良反应,镇静、意识模糊、直立性低血压等常见不良反应;确诊的肾衰竭患者常伴随电解质紊乱,所以尽可能避免使用已知能延长 QTc 间期的抗精神病药物。

四、精神分裂症共病其他疾病治疗的要点

共病物质滥用的患者在进行个体化的选择和调整药物之外,需重视心理治疗和社会支持等综合治疗方法。

共病躯体疾病的患者使用抗精神病药物时应低剂量起始,缓慢加量,避免多种抗精神病药物合用,根据药物的不良反应尽可能减少高风险抗精神病药物的使用;在积极治疗共病的同时,调整抗精神病药物的频率和剂量应该更加谨慎,并且积极复查躯体监测指标。

（吴仁容）

───◦ 参考文献 ◦───

1. IMMONEN J, JÄÄSKELÄINEN E, KORPELA H, et al. Age at onset and the outcomes of schizophrenia: a systematic review and meta-analysis[J]. Early Interv Psychiatry, 2017, 11(6): 453-460.

2. HARVYE P D, ISNER E C. Cognition, social cognition, and functional capacity in early-onset schizophrenia[J]. Child Adolesc Psychiatr Clin N Am, 2020, 29(1): 171-182.

3. LECOMTE T, ABIDI S, GARCIA-ORTEGA I, et al. Canadian treatment guidelines on psychosocial treatment of schizophrenia in children and youth[J]. Can J Psychiatry, 2017, 62(9): 648-655.

4. KRAUSE M, ZHU Y, HUHN M, et al. Efficacy, acceptability, and tolerability of antipsychotics in children and adolescents with schizophrenia: a network meta-analysis[J].

Eur Neuropsychopharmacol, 2018, 28（6）: 659-674.

5. BAEZA I, FORTEA A, IIZARBE D, et al. What role for long-acting injectable antipsychotics in managing schizophrenia spectrum disorders in children and adolescents? A systematic review[J]. Paediatr Drugs, 2023, 25（2）: 135-149.

6. SOLMI M, FORNARO M, OSTINELLI E G, et al. Safety of 80 antidepressants, antipsychotics, anti-attention-deficit/hyperactivity medications and mood stabilizers in children and adolescents with psychiatric disorders: a large scale systematic meta-review of 78 adverse effects[J]. World Psychiatry, 2020, 19（2）: 214-232.

7. PRINGSHEIM T, PANAGIOTOPOULOS C, DAVIDSON J, et al. Evidence-based recommendations for monitoring safety of second-generation antipsychotics in children and youth[J]. J Can Acad Child Adolesc Psychiatry, 2011, 20（3）: 218-233.

8. DATTA S S, DARUVALA R, KUMAR A. Psychological interventions for psychosis in adolescents[J]. Cochrane Database Syst Rev, 2020, 7（7）: CD009533.

9. DøSSING E, PAGSBERG A K. Electroconvulsive therapy in children and adolescents: a systematic review of current literature and guidelines[J]. J ECT, 2021, 37（3）: 158-170.

10. HOWARD R, RABINS P V, SEEMAN M V, et al. Late-onset schizophrenia and very-late-onset schizophrenia-like psychosis: an international consensus[J]. Am J Psychiatry, 2000, 157（2）: 172-178.

11. STUHEC M. Antipsychotic treatment in elderly patients on polypharmacy with schizophrenia[J]. Curr Opin Psychiatry, 2022, 35（5）: 332-337.

12. HARRISON G, HOPPER K, CRAIG T, et al. Recovery from psychotic illness: a 15- and 25-year international follow-up study[J]. Br J Psychiatry, 2001, 178: 506-517.

13. MEESTERS P D, COMIJS H C, De HAAN L, et al. Symptomatic remission and associated factors in a catchment area based population of older patients with schizophrenia [J]. Schizophr Res, 2011, 126（1-3）: 237-244.

14. LEUGN W W, BOWIE C R, HARVEY P D. Functional implications of neuropsychological normality and symptom remission in older outpatients diagnosed with schizophrenia: a cross-sectional study[J]. J Int Neuropsychol Soc, 2008, 14（3）: 479-488.

15. BANKOLE A, COHEN C I, VAHIA I, et al. Symptomatic remission in a multiracial urban population of older adults with schizophrenia[J]. Am J Geriatr Psychiatry, 2008, 16（12）: 966-973.

16. COHEN C I, IQBAL M. Longitudinal study of remission among older adults with schizophrenia spectrum disorder[J]. Am J Geriatr Psychiatry, 2014, 22（5）: 450-458.

17. CONVERT H, VÉDIE C, PAULIN P. Schizophrénie tardive ou délires chroniques（Late-onset schizophrenia or chronic delusion）[J]. Encephale, 2006, 32（6 Pt 1）: 957-961.

18. CHEN L, SELVENDRA A, STEWART A, et al. Risk factors in early and late onset schizophrenia[J]. Compr Psychiatry, 2018, 80: 155-162.

19. ABOU KASSM S, LIMOSIN F, NAJA W, et al. Late-onset and nonlate-onset schizophrenia: a comparison of clinical characteristics in a multicenter study[J]. Int J Geriatr Psychiatry, 2021, 36（8）: 1204-1215.

20. COHEN C I, MEESTERS P D, ZHAO J. New perspectives on schizophrenia in later life: implications for treatment, policy, and research[J]. Lancet Psychiatry, 2015, 2（4）: 340-350.

21. MEESTERS P D, COMIJS H C, SONNENBERG C M, et al. Prevalence and correlates of depressive symptoms in a catchment-area based cohort of older community-living schizophrenia patients[J]. Schizophr Res, 2014, 157（1-3）: 285-291.

22. Van ASSCHE L, MORRENS M, LUYTEN P, et al. The neuropsychology and neurobiology of late-onset schizophrenia and very-late-onset schizophrenia-like psychosis: a critical review[J]. Neurosci Biobehav Rev, 2017, 83: 604-621.

23. VAHIA I V, PALMER B W, DEPP C, et al. Is late-onset schizophrenia a subtype of schizophrenia?[J]. Acta Psychiatr Scand, 2010, 122（5）: 414-426.

24. SACHDEV P, BRODATY H. Quantitative study of signal hyperintensities on T2-weighted magnetic resonance imaging in late-onset schizophrenia[J]. Am J Psychiatry, 1999, 156（12）: 1958-1967.

25. HANSSEN M, Van Der WERF M, VERKAAIK M, et al. Comparative study of clinical and neuropsychological characteristics between early- late and very-late-onset schizophrenia-spectrum disorders[J]. Am J Geriatr Psychiatry, 2015, 23（8）: 852-862.

26. PALMER B W, BONDI M W, TWAMLEY E W, et al. Are late-onset schizophrenia spectrum disorders neurodegenerative conditions? Annual rates of change on two dementia measures[J]. J Neuropsychiatry Clin Neurosci, 2003, 15（1）: 45-52.

27. KIM K, JEON H J, MYUNG W, et al. Clinical approaches to late-onset psychosis[J]. J Pers Med, 2022, 12（3）: 381.

28. DEVANAND D P, JESTE D V, STROUP T S, et al. Overview of late-onset psychoses[J]. Int Psychogeriatr, 2024, 36（1）: 28-42.

29. 赵靖平, 郑英君, 张鸿燕, 等. 精神分裂症防治指南[M]. 2 版. 北京: 中华医学会, 2015.

30. TAMPI R R, YOUNG J, HOQ R, et al. Psychotic disorders in late life: a narrative

review［J］. Ther Adv Psychopharmacol, 2019, 9: 2045125319882798.

31. COHEN C I, FREEMAN K, GHONEIM D, et al. Advances in the conceptualization and study of schizophrenia in later life: 2020 update［J］. Clin Geriatr Med, 2020, 36（2）: 221-236.

32. ZOLK O, GREINER T, SCHNEIDER M, et al. Antipsychotic drug treatment of schizophrenia in later life: results from the European cross-sectional AMSP study［J］. World J Biol Psychiatry, 2021, 23（5）: 374-386.

33. MOUAFFAK F, FERRERI F, BOURGIN-DUCHESNAY J, et al. Dosing antipsychotics in special populations of patients with schizophrenia: severe psychotic agitation, first psychotic episode and elderly patients［J］. Expert Opin Pharmacother, 2021, 22（18）: 2507-2519.

34. KEEPERS G A, FOCHTMANN L J, ANZIA J M, et al. The American psychiatric association practice guideline for the treatment of patients with schizophrenia［J］. Am J Psychiatry, 2020, 177（9）: 868-872.

35. ALEXOPOULOS G S, STREIM J, CCARPENTER D, et al. Using antipsychotic agents in older patients［J］. J Clin Psychiatry, 2004, 65（Suppl 2）: 5-99.

36. KRAUSE M, HUHN M, SCHNEIDER-THOMA J, et al. Antipsychotic drugs for elderly patients with schizophrenia: a systematic review and meta-analysis［J］. Eur Neuropsychopharmacol, 2018, 28（12）: 1360-1370.

37. KHAN W U, RAJJI T K. Schizophrenia in later life: patient characteristics and treatment strategies［J］. Psychiatr Times, 2019, 36（3）: 14-16.

38. LEUCHT S, CHAIMANI A, KRAUSE M, et al. The response of subgroups of patients with schizophrenia to different antipsychotic drugs: a systematic review and meta-analysis［J］. Lancet Psychiatry, 2022, 9（11）: 884-893.

39. 喻东山. 老年精神分裂症的药物治疗［J］. 临床精神医学杂志, 2004, 14（5）: 304-306.

40. KUMAGAYA D, HALLIDAY G. Acute electroconvulsive therapy in the elderly with schizophrenia and schizoaffective disorder: a literature review［J］. Australas Psychiatry, 2019, 27（5）: 472-476.

41. SEPPÄLÄ T T, LOUHIJA U M, APPELBERG B, et al. Comparison between clinical diagnosis and CSF biomarkers of Alzheimer disease in elderly patients with late onset psychosis: Helsinki Old Age Psychosis Study（HOPS）［J］. Am J Geriatr Psychiatry, 2014, 22（9）: 908-916.

42. GRANHOLM E, MCQUAID J R, MCCLURE F S, et al. Randomized controlled

trial of cognitive behavioral social skills training for older people with schizophrenia: 12-month follow-up [J]. J Clin Psychiatry, 2007, 68 (5): 730-737.

43. PATTERSON T L, MAUSBACH B T, MCKIBBIN C, et al. Functional adaptation skills training (FAST): a randomized trial of a psychosocial intervention for middle-aged and older patients with chronic psychotic disorders [J]. Schizophr Res, 2006, 86 (1-3): 291-299.

44. MUESER K T, PRATT S I, BARTELS S J, et al. Randomized trial of social rehabilitation and integrated health care for older people with severe mental illness [J]. J Consult Clin Psychol, 2010, 78 (4): 561-573.

45. DEPP C A, MAUSBACH B, GRANHOLM E, et al. Mobile interventions for severe mental illness: design and preliminary data from three approaches [J]. J Nerv Ment Dis, 2010, 198 (10): 715-721.

46. SOLMI M, SEITIDIS G, MAVRIDIS D, et al. Incidence, prevalence, and global burden of schizophrenia - data, with critical appraisal, from the Global Burden of Disease (GBD) 2019 [J]. Mol Psychiatry, 2023, 28 (12): 5319-5327.

47. COHEN L S, VIGUERA A C, MCINERNEY K A, et al. Reproductive safety of second-generation antipsychotics: current data from the massachusetts general hospital national pregnancy registry for atypical antipsychotics [J]. Am J Psychiatry, 2016, 173 (3): 263-270.

48. WANG Z, BRAUER R, MNA K K C, et al. Prenatal exposure to antipsychotic agents and the risk of congenital malformations in children: a systematic review and meta-analysis [J]. Br J Clin Pharmacol, 2021, 87 (11): 4101-4123.

49. VIGUERA A C, MCELHENY S A, CAPLIN P S, et al. Risk of poor neonatal adaptation syndrome among infants exposed to second-generation atypical antipsychotics compared to antidepressants: results from the national pregnancy registry for psychiatric medications [J]. J Clin Psychiatry, 2023, 84 (1): 22m14492.

50. POELS E M P, SCHRIJVER L, KAMPERMAN A M, et al. Long-term neurodevelopmental consequences of intrauterine exposure to lithium and antipsychotics: a systematic review and meta-analysis [J]. Eur Child Adolesc Psychiatry, 2018, 27 (9): 1209-1230.

51. DABBERT D, HEINZE M. Follow-up of a pregnancy with risperidone microspheres [J]. Pharmacopsychiatry, 2006, 39 (6): 235.

52. KARAKULA H, SZAJER K, SPILA B, et al. Clozapine and pregnancy: a case history [J]. Pharmacopsychiatry, 2004, 37 (6): 303-304.

53. MENDHEKAR D N. Possible delayed speech acquisition with clozapine therapy during pregnancy and lactation[J]. J Neuropsychiatry Clin Neurosci, 2007, 19(2): 196-197.

54. KIRCHHEINER J, BERGHÖFER A, BOLK-WEISCHEDL D. Healthy outcome under olanzapine treatment in a pregnant woman[J]. Pharmacopsychiatry, 2000, 33(2): 78-80.

55. WICHMAN C L. Atypical antipsychotic use in pregnancy: a retrospective review [J]. Arch Women's Ment Health, 2009, 12(1): 53-57.

56. PARK Y, HERNANDEZ-DIAZ S, BATEMAN B T, et al. Continuation of atypical antipsychotic medication during early pregnancy and the risk of gestational diabetes[J]. Am J Psychiatry, 2018, 175(6): 564-574.

57. BEEX-OOSTERHUIS M M, Van GOOL A R, HEERDINK E R, et al. Clozapine treatment during pregnancy and the postpartum period: a systematic literature review[J]. J Clin Psychiatry, 2021, 83(1): 21r13952.

58. THANIGAIVEL R, BRETAG-NORRIS R, AMOS A, et al. A systematic review of maternal and infant outcomes after clozapine continuation in pregnancy[J]. Int J Psychiatry Clin Pract, 2022, 26(2): 178-182.

59. KONSTANTINOU G N, VIGOD S N, MEHTA S, et al. A systematic review of non-invasive neurostimulation for the treatment of depression during pregnancy[J]. J Affect Disord, 2020, 272: 259-268.

60. BARNICOT K, MICHAEL C, TRIONE E, et al. Psychological interventions for acute psychiatric inpatients with schizophrenia-spectrum disorders: a systematic review and meta-analysis[J]. Clin Psychol Rev, 2020, 82: 101929.

61. ZENG G, NIU J, ZHU K, et al. Effects of non-pharmacological interventions on depressive and anxiety symptoms in pregnant women: a systematic review and network meta-analysis[J]. EClinicalMedicine, 2024, 79: 103011.

62. LU C, JIN D, PALMER N, et al. Large-scale real-world data analysis identifies comorbidity patterns in schizophrenia[J]. Transl Psychiatry, 2022, 12(1): 154.

63. UPTHEGROVE R, MARWAHA S, BIRCHWOOD M. Depression and schizophrenia: cause, consequence, or trans-diagnostic issue?[J]. Schizophr Bull, 2017, 43(2): 240-244.

64. 赵敏. 物质依赖与精神疾病的共病问题[J]. 中国药物滥用防治杂志, 2013, 19(4): 187-189.

65. SAGUD M, MIHALJEVIC PELES A, PIVAC N. Smoking in schizophrenia: recent

findings about an old problem［J］. Curr Opin Psychiatry, 2019, 32（5）: 402-408.

66. SWARTZ M S, WAGNER H R, SWANSON J W, et al. Substance use in persons with schizophrenia: baseline prevalence and correlates from the NIMH CATIE study［J］. J Nerv Ment Dis, 2006, 194（3）: 164-172.

67. VOLKOW N D. Substance use disorders in schizophrenia-clinical implications of comorbidity［J］. Schizophr Bull, 2009, 35（3）: 469-472.

68. KRAUSE M, HUHN M, SCHNEIDER-THOMA J, et al. Efficacy, acceptability and tolerability of antipsychotics in patients with schizophrenia and comorbid substance use: a systematic review and meta-analysis［J］. Eur Neuropsychopharmacol, 2019, 29（1）: 32-45.

69. TSUDA Y, SARUWATARI J, YASUI-FURUKORI N. Meta-analysis: the effects of smoking on the disposition of two commonly used antipsychotic agents, olanzapine and clozapine［J］. BMJ Open, 2014, 4（3）: e004216.

70. PEARSALL R, SMITH D J, GEDDES J R. Pharmacological and behavioural interventions to promote smoking cessation in adults with schizophrenia and bipolar disorders: a systematic review and meta-analysis of randomised trials［J］. BMJ Open, 2019, 9（11）: e027389.

71. SISKIND D J, WU B T, WONG T T, et al. Pharmacological interventions for smoking cessation among people with schizophrenia spectrum disorders: a systematic review, meta-analysis, and network meta-analysis［J］. Lancet Psychiatry, 2020, 7（9）: 762-774.

72. SPANAKIS P, PECKHAM E, YOUNG B, et al. A systematic review of behavioural smoking cessation interventions for people with severe mental ill health-what works?［J］. Addiction, 2022, 117（6）: 1526-1542.

73. AZAD M C, SHOESMITH W D, AI MAMUN M, et al. Cardiovascular diseases among patients with schizophrenia［J］. Asian J Psychiatr, 2016, 19: 28-36.

第五章

精神分裂症的预防和康复

第五章

精神分裂症的预防和康复

第一节 精神分裂症的预防

一、概述

科学对人类疾病认识的准确性,可通过干预手段的有效性予以衡量,分为三个维度:其一,干预手段仅能缓解患者的临床症状,却无法改变患者病程的发展轨迹,例如左旋多巴用于治疗帕金森病;其二,干预手段虽不具治愈性,但能够预防病程进展,像抗凝药治疗脑血管病、抗癫痫药治疗癫痫便是如此;其三,干预手段具有治愈性或预防性,例如通过手术切除肿瘤、利用疫苗预防病毒感染等。同样,我们也能从这三个维度来考量对精神分裂症认识的准确性。

从预防层面来看,精神分裂症的预防分为三个阶段,即预防首次精神病发作、缩短精神病未治疗时间以及预防功能残疾。一系列针对精神分裂症首次精神病发作的研究,极大地更新了我们对精神分裂症预防的认知。首次精神病发作,是患者大脑内病理变化积累所引发的首次临床症状表现。McGlashan 和 Wyatt 等学者的研究成果让我们认识到:精神病首次发作具有危害性,对大脑有毒性作用;若在首次发作时及时治疗,部分患者能够实现完全缓解与康复;而若精神病未治疗时间(duration of untreated psychosis,DUP)过长,不仅患者会对治疗产生抵抗,预后也会更差。鉴于此,不少国家和地区已开展缩短 DUP 以改善精神分裂症预后的尝试,并取得了初步成效。

在首次精神病性发作前,80%~90% 的精神分裂症患者会经历一段前驱期,且他们常常前往专业机构寻求帮助,这类人群属于临床高危人群。对于他们,干预目标在于预防其"转化"为精神病性障碍,可通过干预亚阈值症状,降低发展为更严重疾病的风险,减少发病概率或延缓发病时间。对临床高危人群的识别与干预,有力地推动了基于患者病期的个体化最佳治疗理念的广泛传播。同时,鉴于遗传因素在精神分裂症发病中占据重要地位,精神分裂症患者的亲属亦被称为遗传高危人群。对于这部分人群,需要进行密切随访并给予心理支持。一旦他们出现显著的功能下降,成为临床高危人群,便应按照临床高危人群的管理方式进行处理。

二、精神病遗传高危人群的研究进展及管理策略

(一)精神病遗传高危人群研究的历史

精神病遗传高危人群是指具有精神分裂症遗传风险的个体,目前的研究多在严重精神障碍(severe mental illness,SMI)患者的子女中开展。第一项关于精神分裂症遗传高危人群的研究在 20 世纪 50 年代启动,目的是在患者的子女中确定与精神分裂症发病相关的病因。哥本哈根高危人群队列项目始于 1962 年,该研究发现精神分裂症的遗传背景、围产期创伤及不稳定的育儿环境是导致精神分裂症发病的主要影响因素。过去的二十年间,关于遗传高危人群的研究已重新成为热点。

分子遗传学的重大进步使我们可以使用基于全基因组关联研究的多基因风险评分(polygenic risk scores,PRS)来直接评估精神分裂症的遗传风险。SMI 患者的子女更容易生活在家庭冲突多、家庭结构不稳定或父母离异的家庭中,这可能导致他们对精神疾病更易感。其他不利的社会生活环境,如经济地位偏低、不良的社会关系等,均可能增加遗传高危人群罹患精神疾病的风险。许多环境因素可能相互作用,并存在一定的累积效应。研究表明,SMI 患者的子女罹患任一种 SMI 的风险为非患者父母组的 2.5 倍。当父母一方家系中有精神分裂症患者时,其一级亲属患精神分裂症的风险为一般人群的 7.69 倍;当父母双方家系中均有精神分裂症患者时,其一级亲

属患精神分裂症的风险为一般人群的 11.11 倍。

（二）遗传高危人群的临床和病理表现

遗传高危人群在儿童期就常常出现相关的精神病理表现，且诊断儿童期精神和行为障碍的可能性也更高。遗传高危人群在积极情绪维度和适应性方面表现欠佳，这也与其更容易出现内化行为问题（如焦虑、情绪障碍）及外化行为问题（如多动障碍、对立违抗障碍、品性障碍）相关。

遗传高危人群的早期认知功能损害可能是精神分裂症发病的危险因素。总体来说，遗传高危人群在认知功能方面的表现处于正常对照组与临床高危组之间。与对照组相比，其在言语能力、视觉记忆和注意力方面表现出更低的水平。

神经影像学研究证据表明大脑结构和功能连接的异常可能是精神分裂症遗传风险的生物标志。然而，由于研究方法的差异，大量的研究结果缺乏可复制性，目前尚不清楚这些异常是否有疾病特异性，仍需进一步研究以明确大脑结构和功能的早期异常是否可预测精神分裂症的发病。

（三）遗传高危人群的早期干预措施

1999 年澳大利亚的国家精神健康促进与预防行动计划首次提到识别精神疾病遗传高危群体的需求，并为更好地服务于该群体，于 2004 年发布了《精神疾病患者子女的服务指导原则和方案》。2006 年爱尔兰开始关注精神疾病遗传高危人群，并在 2011 年发布《关于儿童福利与保护的国家指导》中明确了针对精神疾病高危人群的服务具体内容。2010 年挪威立法要求所有卫生工作者积极识别遗传高危人群的需求并提供相应服务。我国针对精神疾病遗传高危人群服务的政策最早在 2019 年发布的《儿童青少年心理健康行动方案（2019—2022 年）》中提及，其中明确指出"对精神疾病患者的子女开展家庭关爱教育，辅助成长"。北京大学第六医院于 2018 年开展关爱精神疾病患者家庭项目（Care for Family，CAFF），是国内首个为严重精神障碍患者家庭及其未成年子女提供公益志愿及专业服务的项目，目前已服务七万余 SMI 患者家庭。

目前多数研究认为对遗传高危人群使用药物治疗弊大于利，因此对于该群体的干预措施集中在社会心理学干预上。目前的研究已证明，家庭干预能够提高患病父母的育儿技能、改善其家庭关系，进而改善遗传高危人群的情绪和行为问题。现阶段比较成熟的家庭干预项目包括："Let's Talk about children""Family Talk""Child Talks""Kids with Confidence""Care for Family"等,均已被证明在增强患者的家庭支持系统、改善遗传高危人群的心理健康水平方面取得一定的成效。

社会支持对高危人群同样重要,在改善其不良结局方面发挥着关键的保护作用。社会支持项目是一种利用同伴环境促进个人成长的预防干预措施,目前已被证明对遗传高危人群有肯定的积极影响。这些项目通常采取优势取向,关注儿童青少年的优势与应对方式,培养他们的一般生活技能和应对技能,增强他们对心理健康和精神疾病的理解,帮助他们构建社会支持网络。

McGorry 和 Nelson 提出的 SMI 分期模型将 SMI 的发展轨迹分为多个阶段,其中 0.5 期强调阳性精神疾病家族史带来的风险,即遗传高危人群。在阳性家族史的背景下,1a 期,即诊断为造成困扰的其他精神障碍也是未来罹患 SMI 的重要预测因素。因此这一阶段的纳入对选择遗传高危人群开展早期干预的时机具有重要意义(图 5-1-1)。未来还需要更多的遗传高危人群相关研究,为临床实践提供依据。

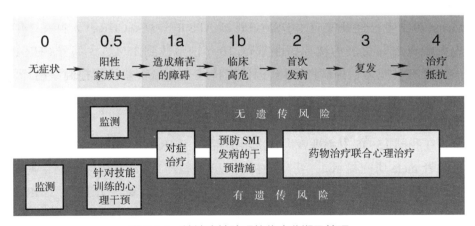

图 5-1-1　精神病性障碍的临床分期及管理

三、精神病临床高危综合征人群的研究进展及管理策略

临床问题 18：如何对精神病临床高危综合征人群进行管理？

推荐意见：临床上，需要及时准确识别精神病临床高危综合征，密切临床随访观察 2 年以上，及时识别精神病转化。针对预防精神病临床高危综合征的精神病转化，可以试用认知行为治疗，不建议长期使用抗精神病药物（ Ib ）。

（一）精神病临床高危综合征的概念

1996 年，Yung 等学者正式提出精神病临床高危综合征（ clinical high-risk syndrome for psychosis，CHR-P ），它对精神分裂症早期识别和干预起到了巨大促进作用，有利临床识别窗口的前移。精神病临床高危人群，主要指最近 1 年内开始出现精神病性症状的青少年和早期成年者，他们的现实检验能力相对完整，年龄 19 岁左右，男性比例稍高，他们进一步发展为精神病性障碍的风险较高。DSM-5 定义的"阈下精神病综合征（ attenuated psychosis syndrome，APS ）"，是精神病临床高危综合征中最常见类型。最近，Mensi 等学者已经证实应用 DSM-5 诊断 APS 的效度。CHR-P 人群在 2 年内大概有 20% 进展为精神病性障碍，10 年内可达到 35%。大部分 CHR-P 虽然没有进展为精神病性障碍，但他们持续表现出较差的精神健康结局。目前，也有部分生物学标志例如额叶部分脑区皮质变薄等，可以辅助预测哪些高危人群更容易出现精神病转化。

在我国 15~45 岁心理咨询首次求助者中，CHR-P 检出率约为 4.2%。国外学者 meta 研究提示，一般人群中时点患病率为 1.7%，在精神卫生专业机构求助的青少年中可达到 19.2%。全球已至少有 100 多个专门针对 CHR-P 的临床诊所。

（二）精神病临床高危综合征的诊断

1. 排除精神病性发作　在诊断 CHR-P 时，首先必须排除目前或既往存在精神病性发作（ psychosis episode ）。精神病性发作诊断标准，需要同时满足以下（ 1 ）与（ 2 ）所述标准。

（1）阳性症状的表现,达到精神病性症状水平。异常思维内容、猜疑/被害观念,或者伴有妄想信念的夸大观念;达到幻觉程度的知觉异常;言语前后不连贯或令人难以理解。

（2）在符合（1）标准的症状中,至少有一个症状出现已经超过1个月,并且以平均至少每周4次、每天1小时的频率呈现;或者症状具有严重解体性或者危险性。

以上精神病性发作标准,也是CHR-P是否进展为精神病性障碍的重要诊断依据。

2. DSM-5诊断标准 DMS-5提出的阈下精神病综合征（attenuated psychosis syndrome,APS）,主要指阈下阳性症状综合征。具体诊断标准如下。

（1）妄想、幻觉和言语紊乱,至少一种症状以阈下形式存在,患者有相对完整的现实检验能力。

（2）症状必须在过去1个月内每周至少出现一次。

（3）症状必须在过去1年中开始出现或加重。

（4）症状导致的痛苦或功能损害程度足以引起临床关注。

（5）症状无法通过其他精神障碍更好地解释,包括具有精神病特征的抑郁障碍或双相障碍,不能归因于某种物质的生理效应或其他医学疾病。

（6）既往从未符合任何精神病性障碍标准。

3. 精神病风险综合征结构式访谈 McGlashan等学者提出的"精神病风险综合征结构式访谈（Structured Interview for Psychosis-risk Syndromes,SIPS）",将CHR-P分为三个亚型。

（1）轻微阳性症状综合征:是指在不长一段时间内（多指定为1年内,或者最近1年内轻微阳性症状严重程度比1年前有进行性加重）出现轻微阳性症状,如幻觉、多疑/被害观念、怪异思维等,但程度比精神病性症状轻,主要体现在对这些异常体验和思维具有较完整的现实检验能力,有自知力。

操作标准:患者轻微阳性症状出现在过去1年内（或者症状严重程度在最近1年有显著加重）,轻微阳性症状对患者日常造成困扰,但未达到精神病性严重程度（即对症状保有自知力）,轻微阳性症状出现频率在过去的1

个月中必须平均至少每周 1 次。

（2）短暂间歇性精神病性综合征：指症状严重程度符合精神病性程度，但持续时间非常短暂，出现频率至少 1 个月 1 次，持续时间 1 天至少有几分钟。

操作标准：患者近期出现症状，达到精神病性严重程度，但累计持续总时间不超过 16 小时。

（3）遗传风险和功能恶化综合征：指具有精神病性谱系障碍遗传风险或 / 和人格特质，并且出现近期总体功能（包括学习、工作、生活、家庭和个人等多方面）显著下降。

遗传风险操作标准：存在 1 名患有精神病性谱系障碍一级亲属（父母或亲兄弟姐妹）；或者患者本人符合分裂型人格障碍诊断标准（年满 18 岁）/ 人格特质（未满 18 岁）。

功能恶化操作标准：患者过去 1 个月功能水平与过去 12 个月中最佳功能水平相比，出现 30% 及以上下降（即一般总体功能量表得分下降 30% 以上）。

CHR-P 早期识别，需要注意排除或仔细考虑两种情况来明确与其他精神障碍之间的界限，简称"双检验"。检验一：时间检验。由于 CHR-P 本身是带有时间条件的概念，在诊断时，一定要强调时间顺序。如果 CHR-P 症状在其他精神障碍之前出现，或者在其他精神障碍完全缓解之后出现（例如，既往有抑郁发作，目前无明显情绪症状，但出现明显的弱化阳性症状），则认为其符合时间条件。如果是与其他精神障碍同时出现（伴随症状），则需要进行第二个检验来明确是否符合标准。检验二：解释检验。目的是区分该症状更具有精神病性障碍的特征，还是更具有其他精神障碍的特征。如果该症状可以更适合用其他障碍进行解释，则不符合 CHR-P 特征。例如，抑郁发作患者出现牵连观念，觉得周围人对他 / 她有大量负性评价，评价与其情绪状态明显相关，则不应将这种牵连观念认定为 CHR-P 的轻微阳性症状。建议对该症状进行纵向随访观察。

（三）精神病临床高危综合征管理策略

1. 干预原则　国际上针对 CHR-P 人群干预方案，仍未形成共识。多数专家建议仍比较保守,停留在"严密监测"阶段。CHR-P 转化,指从临床高危状态转化为首次精神病发作状态。全球范围内,早期研究报道 2~3 年内 CHR-P 精神病转化率为 30% 左右,我国报告的 2 年转化率为 27.5%。2 年内,CHR-P 精神病转化风险比较高,因此,对 CHR-P 的临床密切随访至少应该维持 2 年。其间一旦确认精神病转化,就立即开始系统抗精神病药物治疗。

对具体预防性干预,存在分歧的最主要原因,是大部分 CHR-P 人群可能并不进展,过早使用药物或有创干预有过度治疗之嫌。与精神病性障碍的治疗原则不同,针对 CHR-P 人群干预目标是预防疾病发生,对干预策略有更高要求,需要同时满足"最大化干预效果"和"最小化损伤效应"。目前,符合此要求的早期干预手段主要有心理治疗、认知训练和营养支持等。

2. 抗精神病药物使用 临床高危人群中,国外处方抗精神病药物的比例在 23% 左右,而国内处方抗精神病药物的比例达到 70% 以上,有过度使用倾向。Raballo(2023)等的 meta 分析研究发现,554 名基线接受抗精神病药物的 CHR-P 亚组,在为期 12~72 个月的随访中,他们的精神病转化率持续高于 1 851 名基线未接受抗精神病药物的 CHR-P 亚组(RR=1.56,95% CI:1.32~1.85,P<0.000 1)。我国精神病临床高危人群 3 年随访精神病转化率,未接受抗精神病药物治疗亚组和接受抗精神病药物治疗亚组分别为 17.7% 和 26.9%,也支持慎用抗精神病药物。

针对 CHR-P 的阈下阳性症状,患者因阳性症状明显影响功能的情况下,作为对症处理,可以低剂量和短暂使用抗精神病药物。但是,不少国际指南均不建议长时间使用抗精神病药物来预防 CHR-P 的精神病性发作,参见表 5-1-1。

表 5-1-1 国际指南关于精神病临床高危综合征人群中抗精神病药物的使用建议

指南名称	年份	一线治疗	抗精神病药物使用
NICE 指南 (英国国家卫生与临床优化研究所指南)	2016	认知行为治疗	不要使用抗精神病药物

续表

指南名称	年份	一线治疗	抗精神病药物使用
EPA 指南 （欧洲精神病学协会指南）	2015	认知行为治疗	如果心理治疗无效或弱化精神病性症状进一步恶化，使用低剂量第二代抗精神病药物
ACG 指南 （澳大利亚临床指南）	2016	认知行为治疗	只在以下情形下使用抗精神病药物：①显著的阳性症状持续1周以上；②阳性症状虽然较轻或短暂，但是与自伤或攻击风险相关
CTG 指南 （加拿大临床指南）	2017	个体化认知行为治疗（或同时整合家庭干预），治疗共病障碍	确认心理治疗无效后，低剂量短暂使用第二代抗精神病药物。
Emilia-Romagna 指南 （意大利临床指南）	2023	认知行为治疗	出现功能损害和心理社会干预无效后才能考虑使用抗精神病药物

3. 非药物干预　关于 CHR-P 的干预预防手段，被研究报道的非药物治疗方法有心理治疗、神经调控治疗和脑营养补充剂等。有系统综述提出认知行为治疗（cognitive behavior therapy，CBT）可以降低 CHR-P 精神病转化率，但是，纳入的研究同质性较低、样本量偏小，对其结论仍要保持谨慎。目前，关于 CBT 干预，还缺乏大样本多中心 RCT 研究。对于 ω-3 不饱和脂肪酸干预，虽然早期小样本研究结果令人兴奋，但是 McGorry 等学者后来实施的大样本多中心 RCT 并未证实它的预防效果。国内有学者应用 20Hz 经颅磁刺激刺激左侧顶下小叶降低临床高危人群 1 年内的精神病转化率。总的来说，CHR-P 的预防性干预技术仍在研发过程中。

4. 综合管理建议　国内部分专家撰写的"中国精神病临床高危综合征早期识别和干预专家共识"，对于精神病临床高危综合征的管理，提出以下建议。

积极识别和临床诊断 CHR-P。精神卫生诊疗机构设立针对 CHR 人群的风险识别和干预服务，开展就诊绿色通道，增强对这一群体临床识别和随访管理力度,促进精神病性障碍防治关口前移。

试用 DSM-5 "阈下精神病综合征"进行临床诊断,按照 CHR-P 概念标准结合结构化访谈工具,开展标准化评估,评估人员需接受评估工具使用的规范化培训,提高识别准确性和规范性。

不建议在中国普通人群中进行 CHR-P 筛查,建议先行完善早期筛查和转诊服务路径。CHR-P 标准,建议局限在具有专业精神心理服务资质的医疗机构应用,以服务临床人群为主,且评估和诊断人员需要具备相应资质。

对 CHR-P 人群进行发病风险预测是国际上常见方法,建议临床医生采用科学合理的风险预测模型,需要风险预测的 CHR-P 个体严格按照预测模型需要的预测变量完成相应评估或检测,并由专业人员对风险评估结果给出合理解释和相应建议。

长期动态监测和随访,是 CHR-P 人群诊疗服务的最基本要求。选择特殊风险干预时,既要考虑科学性,也要兼顾可行性。科学性是指基于循证证据前提下,对个体风险特征进行检测评估,基于检测结果选择相应措施,开展个体化干预。

建议临床医生在评估干预效果时,要重视症状动态变化,早期关注患者功能变化,从症状、认知、功能等多维度评价干预疗效,并针对现阶段问题及时调整干预内容。

明确精神病发作是实现治疗模式快速转换的前提条件。临床医生需要掌握两种状态的关键区别,自知力水平和精神病性症状持续时间。一旦确认精神病性症状严重程度和持续时间达到精神病首次发作标准,应立即开展系统抗精神病药物治疗。

(司天梅　王继军)

第二节 精神分裂症的康复

一、概述

康复是指综合协调地应用各种措施，最大限度地恢复和发挥患者、伤残者的身体、心理、社会、职业、娱乐、教育和周围环境相适应方面的潜能。精神康复致力于复原和完整的社区整合，以提高那些由于各种精神障碍而严重妨碍其享受有意义生活的精神障碍患者的生活质量。

19世纪初，法国精神科医生皮内尔提出应该采用人道主义原则来对待精神障碍患者，开启了人们对于精神障碍患者生活质量改善的关注。20世纪50年代，欧美国家精神卫生界进行了影响深远的非住院化运动，即"去机构化运动"，主张帮助精神障碍患者在社区中尽可能按照正常的方式生活，从而推动了精神疾病社区康复服务工作的发展。20世纪70年代西方国家逐步发展出过渡性社区精神康复服务设施（中途宿舍、日间看护中心、庇护工厂等），后期开始风行各种家庭干预与心理教育措施的研究。20世纪80年代在社区广泛推行各种技能训练、个案管理、辅助就业措施和求职俱乐部等。2004年，中国政府启动了"686项目"，目标是建立全国重性精神疾病社区防治和康复管理的工作机制和网络，社区精神卫生服务广泛开展。2013年5月1日，《中华人民共和国精神卫生法》出台，我国精神疾病社区康复工作进入规范化发展阶段。

精神康复的目标为提升患者的功能及生活满意度，评估患者当前的状态和应对生活所需的技能和支持，是在正常化的环境中（指日常生活场景）为患者提供基于需求本位的各类精神健康服务，强调患者的主体性与主导性。

精神分裂症的康复是一个多维度的概念,目前尚无统一标准,至少应综合考虑三个领域:症状缓解、功能改善和主观感受。既往研究显示,只有13.5%的精神分裂症患者符合康复标准且表现稳定。影响精神分裂症康复的变量可分为三类:与疾病相关(神经认知功能、社会认知、元认知、阴性症状、功能水平等),与个人资源相关(心理弹性、参与服务的动机等),与社会环境相关(内化的病耻感、社会支持等)。精神分裂症康复的实施需要根据每位患者的具体需求制订综合性干预,其基本原则如下。

1. 症状消除和功能康复同步 精神分裂症的康复应该始于患者接受医疗服务的第一时间,在症状缓解的同时关注功能改善,要在治疗联盟的基础上,在控制症状与保持功能之间找到"平衡点"。

2. 以患者为中心的"医院-社区-家庭"一体化 精神分裂症的康复需要以患者为中心采取资源整合模式,多学科团队包括医生、护士、社工、心理师、职业治疗师、志愿者、家属等共同参与,提高患者康复动机及技能,改善家庭和社会支持系统。

3. 基于评估的精神康复 精神分裂症的康复强调基于功能评估的干预,注重真实生活情境中的能力评估和训练。主要包括症状维度(精神和躯体)、功能维度(自我生活照料、人际交往、工作和学习功能等)、生存状态维度(主要涉及患者的内心体验方面,如自尊、耻感、自我效能、生活质量、生活满意度、归属感和生命价值感等)、环境维度(家庭环境、社会支持、医疗资源和卫生政策等)。功能评估的方法包括自评、知情者报告、临床访谈、现实世界观察、真实情景操作评估等。

4. 加强行政部门的合作 在坚持政府(卫生健康、民政、残联、公安、财政等部门)主导,社会参与的基本原则下,加快推动形成以家庭为基础、机构为支撑、"社会化、综合性、开放式"的精神障碍社区康复服务网络。

精神分裂症的康复根据实施场所可以分为医院康复、社区康复和家庭康复等,根据技术类型可以分为独立生活技能训练、心理健康教育、认知训练、心理治疗、个案管理、同伴支持等。本节旨在提供不同场所中康复技术的循证推荐,为精神分裂症的康复实施提供科学依据,以期在不同地区发展出本土化的康复模式。

二、院内康复

临床问题 19：如何实施精神分裂症的院内康复？

推荐意见：推荐自我管理技能和以复元为中心的干预措施改善社会功能（1B）。推荐心理教育减少精神分裂症复发（1B）。推荐社交技能训练改善精神分裂症患者的阴性症状（1B）。推荐认知矫正治疗改善精神分裂症患者的认知功能（1B）。推荐认知行为治疗（CBT）用于改善阳性及阴性症状，减少复发、改善社会功能（1B）。

（一）自我管理技能和以复元为中心的干预措施

1. 目的　①疾病管理与康复促进：增强个人权能，使患者能够管理自己的疾病，处理症状，减少复发可能性和对服务的依赖，改善生活质量以及社会和职业功能。②综合干预与提升：解决患有严重精神疾病（包括精神分裂症）个体的共同发生的医疗状况，激活患者，改善与健康相关的生活质量，促进患者的复元、希望和赋权。

2. 流程

（1）培训实施：自我管理培训通常在小组环境中进行，每次时长为45~90 分钟，干预次数从 7 到 48 次不等。一般由临床医生主持会议，不过也存在同伴主持的情况。培训过程中，会向患者传达疾病相关知识，包括症状、治疗方法等，引导患者制订个性化治疗计划，教导患者如何监测自身症状，鼓励患者坚持治疗。例如，患者可能需要记录自己每天的情绪状态、睡眠情况等症状表现，根据这些记录调整治疗计划和生活方式。

（2）以复元为中心的干预措施：培养与患者个人目标、需求和优势有关的自我决定为重点。包括自我管理技能发展，如进一步提升自我监测和应对症状的能力；心理教育，加深患者对疾病和自身的理解；基于同伴的干预，让患者从同伴经验中学习。同时，还包括允许参与者分享经验并获得支持、学习和实践成功策略、确定并采取步骤实现个人目标的组成部分和活动。例如，组织患者小组讨论，让患者分享自己在追求个人目标过程中的困难和经验，共同探讨解决方案，鼓励患者制订具体的行动计划并付诸实践。

（3）干预的核心要素：自我管理涵盖多个方面，包括提供疾病及治疗信息和教育，合作制订个性化治疗计划，发展自我监测症状技能和支持坚持治疗策略。2002年对精神分裂症等严重精神障碍的干预措施分析确定了四个关键因素：①提供心理教育；②行为调整促进药物依从性；③制订复发预防计划；④教授针对持续症状的应对策略。近年来又纳入对患者定义的复元和个人目标的关注。

3. 注意事项　①分类不明确：目前没有普遍接受的自我管理分类，这可能影响对干预措施的准确理解和应用。不同的研究者或机构可能对自我管理有不同的侧重点和理解，导致在实践中可能出现方法不一致的情况。②培训效果差异：干预次数和主持人员不同可能导致效果差异。虽然有证据表明参加至少10次自我管理干预会议的患者效果更好，但不同研究对于再入院患者的干预效果证据不一。因此，需要进一步研究确定最佳的干预次数和主持方式，以确保干预效果的稳定性和一致性。③个体差异考虑：患者个体差异较大，包括疾病严重程度、认知功能、个人目标和需求等方面。在实施自我管理和以复元为中心的干预措施时，需要充分考虑这些个体差异，对干预方案进行个性化调整，以满足不同患者的需求。

4. 效果及依据　Melanie Lean 等（2019）进行了一项系统综述和 meta 分析，共纳入 37 项 RCT，涉及 5 790 名参与者。自我管理干预结合常规治疗（TAU），干预内容包括疾病知识教育、早期复发迹象识别、应对技能训练等。结果显示：①症状改善方面，自我管理干预在治疗结束时对总症状有小幅度改善（$SMD=-0.43$, 95% CI: $-0.63\sim-0.22$），在随访时效果更为显著（$SMD=-0.88$, 95% CI: $-1.19\sim-0.57$）；②复发率方面，自我管理对再入院次数无显著影响，但在随访时对再入院次数的平均值有显著降低（$SMD=-0.92$, 95% CI: $-1.63\sim-0.21$）；③功能恢复方面，自我管理在治疗结束时对功能有中等程度的改善（$SMD=-0.56$, 95% CI: $-0.85\sim-0.28$），在随访时效果增强（$SMD=-0.90$, 95% CI: $-1.34\sim-0.45$）；④生活质量方面，自我管理在治疗结束时对生活质量有小幅度改善（$SMD=-0.23$, 95% CI: $-0.37\sim-0.10$），在随访时效果维持（$SMD=-0.25$, 95% CI: $-0.37\sim-0.12$）。⑤主观康复方面，自我管理对自我评估的康复和自我效能方面有显著影响,治疗结束时中等效果($SMD=-0.62$, 95% CI: $-1.03\sim-0.22$),随访时效果增强($SMD=-0.81$, 95% CI: $-1.40\sim-0.22$)。

（二）心理教育干预

1. 目的 ①知识传授与洞察力提升:对精神分裂症患者进行精神症状、治疗管理和疾病预后的教育,使患者全面了解自身疾病情况。重点是鼓励患者提高对疾病的洞察力,以便更好地适应带病生活状态。②技能培养与生活质量提高:提供管理疾病的方法,培养患者的社交和应对技能,最终提高患者的生活质量。改善药物依从性,减少复发次数,降低精神症状的严重程度及病耻感。

2. 流程 ①提供主体与灵活性:心理教育干预(psychoeducational interventions, PEIs)是一种灵活的干预措施,可由多种心理健康专业人员为精神分裂症患者提供服务。这包括精神科医生、心理治疗师、护士等专业人员,他们可以根据患者的具体情况和需求,选择合适的教育方式和时机。②教育方式多样性:采用多种教育方式,如工作手册、小册子、视频以及个人或小组讨论等。工作手册和小册子可以详细介绍疾病的相关知识,患者可以随时查阅。视频则可以通过生动的图像和声音,更直观地传达信息。个人或小组讨论能够促进患者之间的交流和互动,分享经验和心得,同时也便于专业人员及时解答患者的疑问。③教育内容全面性:PEIs项目通常传达的信息涵盖诊断、症状、社会心理干预、药物和不良反应等关键知识。患者需要了解自己所患疾病的具体诊断标准,各种症状的表现形式以及可能的原因。同时,要知道社会心理干预的方法和作用,如心理治疗、家庭支持等。了解药物的种类、作用机制以及可能出现的不良反应,有助于患者正确使用药物。还包括有关压力和应对、危机干预、早期预警信号、自杀和复发预防的信息。教会患者如何识别和应对生活中的压力源,制订危机计划,当出现早期预警信号时及时采取措施,预防自杀和复发等严重情况的发生。疾病管理或自我管理策略的教学也是PEIs的重要组成部分。例如,教导患者如何进行自我监测,记录自己的症状变化,调整生活方式以适应疾病,合理安排休息和活动时间等。

3. 注意事项 ①项目可用性问题:提供PEIs作为治疗计划的一部分存在障碍,主要与项目的可用性有关。这可能是由于资源有限,如缺乏专业的教育材料、合适的场地或足够的专业人员等。在一些医疗机构中,可能没有专门的 PEIs 课程或活动安排,或者 PEIs 的内容和形式不够丰富和多样化,无法满足患者的需求。②解决方案探讨:在线提供 PEIs 是一种可能提高可用性的方法。通过网络平台,可以整合丰富的教育资源,包括视频、文章、互动课程等。患者可以根据自己的时间和需求,随时随地进行学习。同时,在线教育还可以实现个性化定制,根据患者的不同情况,推送合适的教育内容。

4. 效果及依据 Majdi 等(2020)通过系统检索筛选了 2000—2018 年发表的随机对照试验(RCT),共检索到 441 篇相关文献。经过严格筛选,最终纳入了 11 篇 RCT 研究用于系统综述。纳入的研究样本量从 30 至 238 不等,总样本量为 1 214 名患者。大多数研究采用讲座形式(lecture-based)进行心理教育,少数研究采用在线教育或教育手册。8 项研究针对门诊患者,3 项研究针对住院患者。结果显示:①心理教育显著提高了患者对精神分裂症的疾病知识水平,在干预后和随访期间,患者的疾病知识水平显著提升($SMD=0.52$, 95% CI: 0.30~0.74);②心理教育组在干预后和随访期间的精神症状显著改善($SMD=0.35$, 95% CI: 0.15~0.55);③心理教育组在干预后和随访期间的治疗依从性显著高于对照组($SMD=0.45$, 95% CI: 0.20~0.70);④心理教育组的中长期复发率显著低于标准护理组($SMD=0.30$, 95% CI: 0.10~0.50);⑤心理教育显著改善了患者的社会功能评分($SMD=0.28$, 95% CI: 0.10~0.46);⑥心理教育组的生活质量评分显著高于对照组($SMD=0.40$, 95% CI: 0.15~0.65)。

(三)精神病认知行为治疗(cognitive behavioral therapy for psychosis,CBTp)

1. 目的 ①功能改善与生活质量提升:在药物治疗基础上,改变患者非适应性思维和行为模式,减轻症状及相关问题对情绪、心理社会功能的负面影响,从而提升患者社会和职业功能,提高生活质量;②疾病认知与应对方式建立:帮助患者和临床医生找到双方都能接受的对疾病的解释,不以强迫患者承认疾病为目标,而是协助患者找到减轻症状严重程度、缓解痛苦感受的应对方式。

2. 流程

(1)理论基础阐释:基于认知理论,该理论认为精神病性症状是由一系列心理、社会和生物学因素共同作用导致的。并且情绪、行为和生理症状与认知密切相关，患者对精神症状的主观解读或误解会引发负性情绪，患者对这种解读的相信程度越高，就越容易产生负性情绪。

（2）治疗关系构建：发展一种协作性和非判断性的治疗关系。在这种关系中，患者能够学会监测思维、感觉、行为和症状之间的关系，并评估导致症状的感知、信念和思维过程。例如，患者可以通过自我观察和与治疗师的交流，了解自己在特定情境下的思维模式和情绪反应，以及这些与症状之间的关联。

（3）症状处理策略：①幻听处理。CBTp 对幻听的假设是患者感知到的声音与自身掌控感之间是不平衡的，并且这种不平衡会导致患者的痛苦与功能障碍。治疗的主要目的是修正这种不平衡。当患者意识到对于幻听的消极评价是带来痛苦的原因时，就能通过改变这种消极评价，学会灵活应对和处理幻听。例如，患者可以尝试将幻听的声音视为一种自然的心理现象，而不是一种威胁，从而消除内心的痛苦并达到与幻听共处的状态。②妄想处理。对于妄想症状，CBTp 不是说服患者承认妄想，因为妄想的出现可以暂时缓解由于生活事件产生的焦虑等负性情绪，所以即使有反面证据，患者也不会轻易推翻其妄想。而是帮助患者在治疗过程中找到妄想的替代解释，从而使患者减轻对妄想的担忧。通过利用认知和行为策略，鼓励患者收集有用的证据去驳斥妄想，鼓励患者去"做"，而不是只"思考"那些妄想的内容，更不是持续陷入与妄想有关的焦虑情绪和回避行为中。例如，治疗师可以引导患者通过实际行动去验证某些与妄想相关的想法，从而逐渐改变对妄想的态度。③阴性症状处理。非理性信念对于阴性症状有中介作用。CBTp 可以通过减少精神分裂症患者对其认知功能、表现、情感体验、自我羞耻感和社会排斥等方面的非理性信念，从而减轻其部分阴性症状。同时，CBTp 通过帮助患者学会应对技能，鼓励患者从行为方面做出不同以往的尝试，增加活动，改变认知和行为，从而减轻患者的阴性症状。④治疗实施形式。CBTp 可以在任何治疗环境中开始，包括住院环境，也可以在疾病的任何阶段开始，尽管最初可能需要一些症状的减轻才能达到最佳参与。它可以以小组形式进行，也可以以个人形式进行，可以亲自进行，也可以通过基于网络平台进行。例如，在住院环境中，如果患者病情相对稳定,就可以开始进行 CBTp 治疗,可以是一对一的形式,也可以是小组形式,让患者之间相互交流和支持。同时,CBTp 也可以提供给家庭成员或其他支持人员,让他们了解患者的治疗过程和方法,以便更好地给予患者支持和帮助。

3. 注意事项 ①治疗时长考量。在研究和临床实践中,CBTp 治疗的持续时间从 8 周到 5 年不等。有些国家的指南建议 CBTp 的最低治疗次数为 16 次。尽管现有研究表明,在 CBTp 疗程结束超过 6 个月后,治疗效果不再显著,但目前尚不清楚更长时间的 CBTp 治疗是否会带来更大的益处,是否有助于维持治疗相关的改善。因此,在确定治疗时长时,需要综合考虑患者的具体情况和治疗效果。②影响治疗的因素:部分精神分裂症患者由于症状明显或不良反应(如镇静),无法有效参与 CBTp 治疗,特别是在住院环境中。从以患者为中心的角度来看,CBTp 有时被认为比其他心理疗法更具情感挑战性,需要更多的努力(例如家庭作业)。这些因素都可能影响患者对 CBTp 治疗的接受程度和参与度。③解决方法探讨:可以采用参与策略,如动机性访谈,帮助患者探索 CBTp 是否对他们有潜在的好处,从而抵消患者对治疗的担忧和抵触情绪。同时,治疗师也可以根据患者的具体情况,调整治疗方案和方法,以提高患者的参与度和治疗效果。

4. 效果及依据 Guaiana 等(2022)对 24 项 RCT 研究进行了系统评价和 meta 分析,涉及 1 900 例研究对象,他们为成年精神分裂症患者,部分研究也包括分裂情感障碍患者。这些研究均将团体 CBTp 与标准治疗(包括药物治疗和可能的其他心理社会干预)或其他心理社会干预进行了比较,干预措施为基于认知行为模型的团体 CBTp,旨在通过团体合作应对幻觉、分析妄想证据、发展问题解决和社会技能。研究持续时间从 5 周到 12 个月不等,部分研究为短期干预,而另一些则持续较长时间。多数研究为单中心设计。单个研究的样本量范围为 6~73 人,平均样本量约为 40 人。结果显示,与标准治疗或其他心理社会干预相比,团体 CBTp 在改善患者的整体精神状态方面具有一定的优势(PANSS 总分:$MD=-3.73$,95% CI:$-4.63\sim$ -2.83,低确定性证据),但在改善阳性症状(PANSS 阳性症状:$MD=-0.45$, 95% CI:$-1.30\sim0.40$)和阴性症状(PANSS 阴性症状:$MD=-0.73$,95% CI:

–1.68~0.21）方面效果不显著。此外，团体 CBTp 在改善整体功能方面也显示出一定的优势（GAF：MD=–3.61，95% CI：–6.37~–0.84，中等确定性证据）。然而，在减少住院人数（RR=0.78，95% CI：0.38~1.60）和改善生活质量（WHOQOL-BREF 心理领域：MD=–4.64，95% CI：–9.04~–0.24）方面，两组之间没有显著差异。患者的教育水平、干预持续时间和团体 CBTp 的实施方式等因素可能会影响其疗效。总体而言，团体 CBTp 在改善精神分裂症患者的整体精神状态和整体功能方面可能具有一定的作用，但在改善特定症状和生活质量方面效果有限。

（四）认知矫正

1. 目的　①核心治疗目标：改善精神分裂症患者的认知功能，解决认知困难。由于神经和社会认知障碍是精神分裂症的核心特征，影响患者功能及社会和职业结局，所以认知矫正（cognitive remediation，CR）旨在提升患者认知水平。②早期干预优势：特别强调在疾病早期进行干预，因为早期干预可能有利于更好的长期结果，可防止未来神经病理改变及对认知功能和功能的后续影响。③综合提升：增强患者的功能和生活质量，包括改善认知、症状和功能等方面，以提高患者整体的生活和康复水平。

2. 流程　①训练形式与内容：通常以小组或基于计算机的形式开展。内容包括增强注意力、记忆、执行功能、社会认知或元认知等认知过程。一些项目侧重于提高认知灵活性，例如通过转换认知集的方式；工作记忆方面，包括排序、多任务处理、延迟回忆等训练；以及计划能力的培养。元认知方法则教导患者如何以及何时使用绕过特定认知限制的特定策略。部分项目还在修复的神经认知要素中增加了社交和沟通技巧方面的内容，使患者在提升认知的同时，也能提高社交互动能力。②实施方式多样性：CR 可作为单独干预手段，也可作为其他形式精神康复的组成部分或辅助手段。不同的实施方式可能会影响其效果，需要根据患者的具体情况和需求进行选择。

3. 注意事项　①早期干预的重要性与不确定性：在疾病早期应用 CR 可能有重要意义，但目前只有少数研究测试了其在早期的效应，结果仍然很少。虽然理论上早期干预可能有优势，但实际效果需更多研究确定，不能过度依赖早期干预的潜在效果。②项目多样性的影响：不同的 CR 项目形式和内容多样,这会混淆对证据的解释,难以明确具体的效果来源。需要综合考虑项目的各种元素对结果的影响,如训练内容、训练方式、训练强度等,以便更好地评估和应用 CR 方法。③程序可用性问题:使用 CR 的主要障碍是程序可用性。这可能导致部分患者无法获得合适的 CR 服务。在线提供 CR 以及提供相关信息和培训是克服这些障碍的一种方法。同时,基于网络的程序已用于临床试验,可为无法获得面对面程序的患者提供选择,但需要确保网络程序的质量和有效性。

4. 效果及依据 Antonio Vita 等(2021)进行了一项系统综述和 meta 分析,共纳入 194 篇报告,涉及 130 项研究和 8 851 名参与者,将 CR 干预与任何对照条件(如常规治疗或主动对照干预)进行比较。CR 干预需满足专家工作组定义的标准,包括有积极且经过培训的治疗师、重复练习认知练习、结构化发展认知策略以及促进认知技能向现实世界的转移。对照组:包括常规治疗(TAU)、主动 TAU、主动非特异性干预(如社交刺激、休闲活动)以及主动循证干预。结果显示:①认知功能方面,CR 对认知功能有显著改善作用(效应量 d=0.29,95% CI: 0.24~0.34);②整体功能方面,CR 对整体功能有改善作用(效应量 d=0.22,95% CI: 0.16~0.29);③核心成分的作用:有积极且经过培训的治疗师对认知(χ^2=4.14,P=0.04)和功能(χ^2=4.26,P=0.04)均有显著影响,结构化发展认知策略对认知(χ^2=9.34,P=0.002)和功能(χ^2=8.12,P=0.004)均有显著影响,与精神康复整合对功能有显著影响(χ^2=12.08,P<0.001)。

(五)社交技能训练

1. 目的 ①改善社交功能:解决精神分裂症患者因各种因素导致的社会技能缺陷,提高人际交往和社交技能,从而改善社会功能;②缓解疾病症状:社交技能训练(social skills training, SST)比常规护理更有效地改善疾病症状,降低复发率(包括再住院率),对患者的预后产生积极影响。

2. 流程

(1)培训方法多样性:首要目标是提高人际交往和社交技能,可通过多种方法实现,包括认知行为、社会认知、人际关系和功能适应技能训练。①以小组形式进行培训,并包括家庭作业,以促进技能习得。具体来说,例如角色扮演方法,让患者模拟各种社交场景,通过实际演练来提高应对能力。在模拟过程中,患者可以扮演不同的角色,体验不同的社交情境和情感反应,从而更好地理解和掌握社交技能。②建模方法,由培训师或其他表现良好的患者进行正确社交行为的示范,让患者观察和学习。例如,展示如何进行眼神交流、适时微笑、积极倾听他人以及保持对话等典型社交行为。③反馈方法,在患者进行社交行为练习后,给予及时的反馈,指出优点和不足,帮助患者改进。例如,在角色扮演结束后,培训师可以对患者的表现进行点评,强调哪些行为做得好,哪些需要改进。④行为导向的自信练习,帮助患者在社交场合中建立自信,学会表达自己的观点和需求。例如,通过一些特定的练习,让患者学会在适当的时候坚定地表达自己的想法,而不是过于退缩或犹豫不决。⑤适当的情境反应,教导患者根据不同的社交情境做出合适的反应。例如,在正式场合和非正式场合,语言和行为的表达方式可能会有所不同,患者需要学会区分并做出恰当的反应。⑥语言和非语言沟通,注重培养患者的语言表达能力和非语言信号的运用能力。例如,教导患者如何清晰地表达自己的想法,同时注意自己的肢体语言、面部表情等非语言信号,以增强沟通效果。⑦社会和情感感知的指导和实践,帮助患者提高对社会和情感信息的感知能力。例如,让患者学会识别他人的情绪状态,根据他人的情绪做出合适的反应,同时也更好地了解自己的情绪,以便在社交场合中更好地控制自己的情绪。

（2）培训环境与支持:在一些社交技能培训项目中,小组讨论增加了视频或基于技术的干预,在社区实际环境中练习社交技能,以及可接近的、令人愉快的、了解当地环境资源和局限性的支持人员的参与。社区实际环境为患者提供了更真实的社交场景,有利于技能的迁移和应用。支持人员可以在患者练习过程中提供及时的帮助和指导,解答疑问,鼓励患者积极参与。

3. 注意事项　①可能存在的问题:能否获得社会技能培训是将其纳入治疗的一个常见障碍。这可能是由于资源有限、培训人员不足或其他实际问题。例如,一些医疗机构可能没有足够的场地和设备来开展社交技能培训,或者缺乏专业的培训人员。②个性化需求:不同患者可能有不同的社会技能缺陷和学习需求,需要根据患者的具体情况进行个性化的培训设计。

例如,对于一些在语言沟通上有较大困难的患者,可能需要更加强化语言训练的内容;对于一些社交焦虑严重的患者,可能需要更多地关注自信练习和情绪管理方面的训练。③环境因素影响:培训环境对效果可能有影响。在社区实际环境中练习社交技能可能更有利于技能的迁移和应用,但也可能存在一些干扰因素,如外界的噪音、他人的干扰等。需要合理选择和安排培训环境,以增强培训效果。同时,培训环境的安全性和舒适性也很重要,要确保患者在一个安全、舒适的环境中学习和练习社交技能。

4. 效果及依据　Almerie 等(2015)对 13 项 RCT 研究进行了系统评价,这些研究分别以"社交技能训练"与"标准护理"或"讨论组对照"作为干预措施,与仅接受标准护理相比,社交技能训练对精神分裂症患者的社会功能和复发率可能具有一定的改善作用。结果显示,社交技能训练在社会功能方面对多种社交技能量表的评分有显著改善(如 SDSS 量表:$MD=-1.50$,95% CI:$-2.39\sim-0.61$;SAD 量表:$MD=-16.00$,95% CI:$-17.04\sim-14.96$),显著降低复发率($RR=0.52$,95% CI:$0.34\sim0.79$),显著降低再入院率($RR=0.53$,95% CI:$0.30\sim0.93$),精神状态(如 BPRS 量表:$MD=-4.01$,95% CI:$-7.52\sim-0.50$)和总体功能[如康复状态量表(MRSS):$MD=-10.60$,95% CI:$-17.47\sim-3.73$]方面也表现出一定的改善趋势,对生活质量[如总体幸福感量表(GWB):$MD=-7.60$,95% CI:$-12.18\sim-3.02$]也有积极影响。David T.Turner 等(2018)对 27 项 RCT 研究进行了 meta 分析,这些研究以"社交技能训练"(SST)及相关干预措施作为干预手段,分别与积极对照组、常规治疗(TAU)和等待名单对照组进行比较。研究纳入的受试者均为被诊断为精神分裂症谱系障碍或精神分裂症的患者,结果显示,SST 在改善阴性症状方面优于 TAU($g=0.3$,$P=0.01$),优于所有对照组汇总($g=0.2\sim0.3$,$P=0.01$);在改善一般精神病理症状方面,SST 优于 TAU($g=0.4$,$P=0.01$)和所有对照组汇总($g=0.3$,$P=0.02$)。在所有症状汇总以及社交结果测量的比较中,部分比较也显示出 SST 的有效性。

三、社区康复

临床问题20：如何实施精神分裂症的社区康复？

推荐意见：建议住院可能性较高而希望缩短住院时间的成年精神分裂症患者接受强化个案管理或主动式社区治疗（2C）。建议成年精神分裂症患者接受由同伴提供的自我管理干预（2C）。建议希望寻找或重返工作岗位的精神分裂症患者接受支持性就业计划（2C）。

（一）个案管理

个案管理（case management）是一种整合医疗和社会服务，既能满足精神障碍急性发作所需的住院照料，又能满足在社区中进行长期照料的全面的精神卫生服务。根据患者需求的变化，个案管理在医院、社区和家庭之间提供连续服务，帮助联系不同的服务内容，保证对于患者照料的可及性和连续性。通常对有复杂社会心理服务需求的精神分裂症患者采用个案管理。

个案管理具体包括以下过程：①评估，即识别个案对象，全面评估服务需求（包括治疗和护理需求、康复训练等）；②计划，即基于评估结果，与患者共同设计服务方案；③执行，即依据计划方案，提供具体服务；④协调，即根据服务内容，沟通协调各个部门；⑤监督，即监督服务内容和质量的完成情况；⑥评价，即评价方案实施的过程、质量和效益，根据情况适当调整服务方案并重复运行。个案管理通常由多学科团队提供服务，人员包括精神科医师、护士、社会工作者、志愿者等，团队中有一位个案经理（case manager），可以是精神科护士、社会工作者或职业治疗师（occupational therapist）等，具体负责联系患者和个案管理各项内容的实施。

个案管理的目标主要为减少患者入院频率和时长，从而降低成本、改善患者治疗效果并帮助其适应社区生活。Dieterich M等（2017）研究显示个案管理在减少平均住院时间、再入院、成本方面有效。但Marshall M等（2000）研究表明接受个案管理患者的入院率更高、住院时间更长，因而导致成本增加。尽管支持个案管理改善患者临床效果和医疗成本的证据不完全

一致,但精神分裂症患者及照料者表达出对个案管理的需求。Addington D
(2017)的系统综述发现对于精神分裂症患者,当个案经理承担的个案总量
较小、连续直接照料的强度较高时,个案管理有效。因此,个案管理的总体
益处可能超过影响入院和医疗成本方面的效果。

提供何种强度类型的个案管理需要根据患者需求考虑。主动式社
区治疗(assertive community treatment, ACT)是强度最高的个案管理形
式,个案经理的个案总量小于10个,与患者联系的频率高(通常每周至少
一次),针对每个患者的技能缺陷、资源获取能力以及社区生活需要进行
量身定制,提供高度个性化的社区服务和管理;强化个案管理(intensive
case management, ICM)次之,个案经理的个案总量小于20个。主动式
社区治疗和强化个案管理都直接提供在家庭或工作方面的必要服务,如
住房、财务等,但主动式社区治疗具有强制性,强化个案管理更灵活,为
患者提供更易接受、令人满意的社区服务。主动式社区治疗和强化个案
管理更适合反复住院风险高、治疗依从性差的患者,Burns T(2007)和
Dieterich M(2017)的研究表明依从性较差的精神分裂症患者可以显著
获益,而其他社会功能尚好或依从性较好的患者则不需要这类高强度的
服务。

(二)同伴支持

同伴支持(peer support)是一种干预内容、实施环境、成员互动模式均
极其多样化的康复服务。同伴是曾患精神障碍的个体,其利用自身的康复
经验提供支持。Davidson L(1999)针对严重精神障碍患者同伴支持的综述
将同伴支持分为3类:①互助同伴支持小组,小组中每个人既是支持的提供
者也是接受者;②同伴支持服务,支持主要是单向的,在专业精神卫生服务
之外单独组织;③同伴精神卫生服务,由经过培训的康复患者受雇向其他患
者提供精神卫生专业服务。

基于尊重、责任分担、相互认同的原则,同伴可以承担专业人员的角色
提供服务,如进行个案管理,也可以根据干预需要而发挥特定的作用,包括
日常管理协助、社会和情感支持、临床护理和社区资源的联系、持续性支持、
存在或隐性支持等。日常管理协助、社会和情感支持比较常见,日常管理协
助涉及药物管理和依从性,以及心理导向(如应对技能、心理教育、康复或复

元、认知矫正）及实用技能导向（如规划、独立生活）的内容。

同伴支持一般适用于精神状况稳定、能够坚持定期参与的精神分裂症患者，也可能对平时难以被接触到的患者有效。有证据表明同伴支持对精神症状、希望感、自我感知的复元、赋权感、再入院率、社会功能、生活满意度等方面有积极影响；亦有定性研究报告同伴支持对污名的作用，参与者反映与同伴相处的经历帮助其获得了自信，减少了自我污名，还指出与研究人员和工作人员建立关系从而产生一种平等感和作为个体受到重视的感觉，这有助于减少社会污名和自我污名。

需要注意的是，精神分裂症患者本身的一些特质会影响同伴支持小组的开展。同伴支持小组重点是与同伴的社会接触，言语贫乏、缺乏主动性、缺乏活力或动力等阴性症状以及神经认知和社会认知损害会阻碍患者参与同伴支持，可能需要对小组结构和实施人员进行调整来适应。减轻污名有助于同伴服务效果，相较于不同诊断患者构成的同伴支持小组，专门针对精神分裂症的同伴干预中污名化环境可能较轻。同伴提供服务的挑战还在于同伴的角色和作用，同伴和接受服务的患者之间可能存在角色界限和人际冲突，或同伴具备服务使用者和工作人员的双重角色，同伴角色不明确会导致支持利用不足或误用，因此要创造性地、有目的性地设计同伴的角色和责任，运用同伴既往患病和康复的独特优势和能力，将其作为专业服务的补充。

（三）职业康复

职业康复（vocational rehabilitation）以发展为目的，协助患者克服寻找及维系工作中的内在及外在挑战，以最大限度地恢复躯体、心理和社会方面的适应及功能，鼓励他们参与并贡献社会。职业并不只指工作，一个人每天用时间去做的事情都可被视为职业康复的内容，包括学习、自理、娱乐等。

传统职业康复采取"培训—就业"的思路，即先给予具备心理和症状稳定性的患者足够培训，然后再帮助其逐步就业，最终达到完全独立的工作状态，后续跟踪支持时间有限。传统方式主要包括日间治疗/综合职业训练中心、庇护工场、职业俱乐部模式、过渡性就业等。支持性就业（supported employment）则采取"就业—培训"的思路，以就业为首要目标，强调快速就业而不经过长期职前培训,在真实的工作中进行评估,培训直接帮助患者解决当前工作中的现实问题,后续跟踪支持时间没有限制。个体安置及支持(individual placement and support, IPS)是目前研究最多的一种支持性就业模式,为患者提供个性化的支持和系统的工作发展服务,旨在帮助患者获得竞争性工作,关注患者偏好和选择,只要患者有意愿就业,其他状况(如症状)不影响其接受 IPS 服务。整合支持性就业(integrated supported employment, ISE)则是在 IPS 的基础之上增加工作相关社交技能培训,协助患者系统地学习社交技能以应对职场困难和挑战。

接受传统职业康复的患者获得竞争性工作的比率通常低于20%,Drake 和 Bond 等人的研究发现,支持性就业比传统的庇护性就业在获得竞争性工作方面更有效,5 个 IPS 的 Meta 研究中有 4 个就业率高于 60%。IPS 在工资、工作满意度、工作维持时间、非就业效果(如生活质量、症状、再住院率)等方面则没有显示出明显优势。对于 ISE,研究表明工作相关社交技能培训可以显著增强精神分裂症患者寻找及维系工作的信心和能力,鼓励采用 ISE 以加强 IPS 的效果。

此外,有研究显示,就业指导与临床指导相结合的效果更好。就业指导效果的很多决定性因素在于当地的政策及经济水平。

四、家庭干预

临床问题 21:如何实施精神分裂症的家庭干预?

推荐意见:推荐所有与家属长期接触的成年精神分裂症患者及其家属接受家庭干预,尤其是家庭心理健康教育,且单个疗程的治疗次数不宜超过 16 次(1B)。推荐在自愿接受家庭干预的青少年精神分裂症患者中开展家庭干预(2C)。

在精神分裂症患者的康复治疗中,家庭支持是促进症状缓解、功能恢复、预防复发的关键因素:一方面,精神分裂症往往给患者及其家庭带来沉重负担和困扰;另一方面,家庭往往作为一种重要影响因素参与着精神分裂症的发生、发展。因此,精神分裂症患者的家庭干预近年来被认为是精神分裂症康复治疗的重要环节。Bighelli 等（2021）对包含 20 种辅助药物治疗精神分裂症的心理社会干预方法在内的 72 项 RCT 研究进行了网状 meta 分析，发现家庭干预（$OR=0.35$，95% CI：$0.24\sim0.52$）和家庭心理健康教育（$OR=0.56$，95% CI：$0.39\sim0.82$）均可显著降低患者的一年内复发风险，且家庭干预的效果还优于整合式干预、患者心理健康教育等其他方法。此外，Solmi 等（2023）对关于精神分裂症心理社会干预的 78 项 meta 分析和 5 项网状 meta 分析进行了伞状评价，也发现家庭干预除了可以降低复发风险，还可以减轻患者的总体症状，改善总体功能，且任意一种家庭干预方式均可改善精神分裂症治疗结局。Chien 等（2024）对 26 项 RCT 研究进行了系统评价和 meta 分析，发现家庭干预可能降低患者的短期（≤1 个月）复发率（$RR=0.66$，95% CI：$0.49\sim0.89$），但长期效果（>6 个月）不显著。此外，家庭干预还可能在短期内显著降低家属的负担（$MD=-5.84$，95% CI：$-6.77\sim$ -4.92），并可能促进家属从高表达情感向低表达情感的转变（$RR=3.90$，95% CI：$1.11\sim13.71$）。

因此，在精神分裂症患者中应用家庭干预的主要目的在于提高患者及家属对精神分裂症的性质、表现和治疗方法、预后等基本知识的认识，发挥家属、家庭在治疗康复过程中的良好作用，以辅助减轻患者的精神症状，改善治疗结局，降低复发风险。

精神分裂症患者的家庭干预方法众多，一些方法注重心理教育，而另一些则结合了多种治疗元素，如动机访谈、目标设定、认知行为干预、行为家庭治疗、支持团体、社会网络发展、沟通训练、角色扮演、压力管理、放松训练等。Rodolico 等（2022）对 90 项 RCT 研究进行了 meta 分析，比较了 11 种家庭干预模型（包括不同干预方式的组合）在降低精神分裂症复发风险方面的效果，发现几乎所有家庭干预方式均可显著降低精神分裂症一年内的复发率，其中，家庭心理健康教育、家庭心理健康教育＋家庭行为或技能训练＋沟通技能训练、系统导向的家庭干预在预防复发的效果更优。在临床实践中，具体方法的选择还要考虑患者和家属的偏好。

在家庭干预的治疗设置方面，NICE 指南（2014）推荐精神分裂症患者的家庭干预需要纳入患者本人，疗程应当设置在 3 个月至 1 年之间，治疗中需充分考虑主要照料者与患者的关系，并纳入特定的心理健康教育成分，包括沟通、问题解决技巧和危机管理。关于治疗次数的选择，Rodolico 等（2022）的研究结果显示，家庭心理健康教育的中位治疗次数为 12 次，当治疗次数超过 16 次时，其预防复发的效果不再显著。关于家庭干预的具体流程，Burbach（2018）提供了一种结合心理健康教育与家庭治疗技术的简短的家庭干预工作框架可供参考，主要包括以下 7 个步骤：①分享信息，提供情感和实际支持；②识别患者、家庭及更广泛的网络资源；③鼓励相互理解；④识别和改变无益的家庭互动模式；⑤提高压力管理、沟通和解决问题的能力；⑥制订应对症状和预防复发的计划；⑦结束，回顾治疗过程并反思关键学习要点。

在实施家庭干预的过程中，还需注意的事项包括：协调治疗和康复的所有要素，以确保每个人都在一个协作的、支持的关系中朝着相同的目标努力；既要关注患者的社会需求，也要关注患者的临床需求；避免只关注过去的问题，要着眼于如何改善现状和预防未来的不良情况；提供最佳的药物管理；倾听家人的声音，并在治疗计划和实施过程中将他们视为平等的伙伴；探讨家庭成员对治疗方案和患者的期望；评估该家庭在支持患者的能力方面的优势和局限性；对其情感困扰进行敏捷反应，帮助解决家庭冲突；处理失落感；适时为患者及家属提供相关信息；提供明确的危机计划和专业的应对措施；帮助改善家庭成员之间的沟通；为家庭提供结构化问题解决技巧的培训；鼓励家庭扩大其社会支持网络（例如参加多家庭团体和 / 或家庭支持组织）；灵活地满足家庭的需要；如果与家属的工作停止，在需要的情况下，为家属提供方便的接触专业人员的途径。

此外，在青少年精神分裂症患者中实施家庭干预尤其需要注意考虑患者本人对治疗的可接受度。Cochrane（2020）发布的 meta 分析显示，与常规治疗相比，多家庭心理健康教育可在一定程度上降低青少年患者的 PANSS 评分、提高儿童整体评定量表（Children's Global Assessment Scale，CGAS）评分、降低治疗脱落率，但差异不显著。Morrison 等（2020）通过一项多中心 RCT 发现，尽管心理干预可显著提高青少年首发精神分裂症患者的治疗有效率和治疗依从性，但患者对家庭干预的接受程度低于 CBT。

（司天梅 杨甫德 陆峥 马宁）

—○ **参考文献** ○—

1. MEDNICK S A, PARNAS J, SCHULSINGER F. The Copenhagen High-Risk Project, 1962-86 [J]. Schizophr Bull, 1987, 13 (3): 485-495.

2. MARTIN A R, DALY M J, ROBINSON E B, et al. Predicting polygenic risk of psychiatric disorders [J]. Biol Psychiatry, 2019, 86 (2): 97-109.

3. DAVIDSEN K A, HARDER S, MacBETH A, et al. Mother-infant interaction in schizophrenia: transmitting risk or resilience? A systematic review of the literature [J]. Soc Psychiatry Psychiatr Epidemiol, 2015, 50 (12): 1785-1798.

4. SINGHAM T, VIDING E, SCHOELER T, et al. Concurrent and longitudinal contribution of exposure to bullying in childhood to mental health: the role of vulnerability and resilience [J]. JAMA Psychiatry, 2017, 74 (11): 1112-1119.

5. NOGUERA A, CASTRI-FORNIELES J, ROMERO S, et al. Attenuated psychotic symptoms in children and adolescent offspring of patients with schizophrenia [J]. Schizophr Res, 2018, 193: 354-358.

6. PADMANABHAN J L, SHAH J L, TANDON N, et al. The "polyenviromic risk score": aggregating environmental risk factors predicts conversion to psychosis in familial high-risk subjects [J]. Schizophr Res, 2017, 181: 17-22.

7. RASIC D, HAJEK T, ALDA M, et al. Risk of mental illness in offspring of parents with schizophrenia, bipolar disorder, and major depressive disorder: a meta-analysis of family high-risk studies [J]. Schizophr Bull, 2014, 40 (1): 28-38.

8. LE L, R K, B M, et al. Risk of schizophrenia in relatives of individuals affected by schizophrenia: a meta-analysis [J]. Psychiatry Res, 2020, 286: 112852.

9. SANDSTROM A, MacKENZIE L, PIZZO A, et al. Observed psychopathology in offspring of parents with major depressive disorder, bipolar disorder and schizophrenia [J]. Psychol Med, 2020, 50 (6): 1050-1056.

10. DIAZ-CANEJA C M, MORON-NOZALEDA M G, VICENTE-MORENO R P, et al. Temperament in child and adolescent offspring of patients with schizophrenia and bipolar disorder [J]. Eur Child Adolesc Psychiatry, 2018, 27 (11): 1459-1471.

11. HAMEED M A, LEWIS A J. Offspring of parents with schizophrenia: a systematic review of developmental features across childhood [J]. Harv Rev Psychiatry, 2016, 24 (2): 104-117.

12. PRASAD K M, GORADIA D, EACK S, et al. Cortical surface characteristics among offspring of schizophrenia subjects [J]. Schizophr Res, 2010, 116 (2-3): 143-151.

13. COLLIN G, SCHOLTENS L H, KAHN R S, et al. Affected anatomical rich club and structural-functional coupling in young offspring of schizophrenia and bipolar disorder patients[J]. Biol Psychiatry, 2017, 82（10）: 746-755.

14. Department of Health & Human Services. Families where a parent has a mental illness: a service development strategy[M]. Melbourne: State of Victoria, 2007.

15. Department of Children and Youth Affairs. Children first: national guidance for the protection and welfare of children 2011[M]. Dublin: Government Publication, 2011.

16. 国家卫健委, 中宣部, 中央文明办, 等. 关于印发健康中国行动——儿童青少年心理健康行动方案（2019—2022 年）的通知.[R/OL].（2019-12-27）[2025-07-31]. https://www.gov.cn/xinwen/2019-12/27/content_5464437.htm.

17. 樊雨桐. 北京大学第六医院 CAFF 花园项目获 2023 年度慈善盛典年度优秀项目[EB/OL].（2024-01-15）[2025-07-31]. https://news.pku.edu.cn/xwzh/6c1b00ba4a454739a1784d48f8bc7a5f.htm.

18. BUTLER J, GREGG L, CALAMR, et al. Parents' perceptions and experiences of parenting programmes: a systematic review and metasynthesis of the qualitative literature[J]. Clin Child Fam Psychol Rev, 2020, 23（2）: 176-204.

19. REUPERT A E, CUFF R, DROST L, et al. Intervention programs for children whose parents have a mental illness: a review[J]. Med J Aust, 2013, 199（3 Suppl）: S18-S22.

20. REUPERT A E, MAYBERY D J. A "snapshot" of Australian programs to support children and adolescents whose parents have a mental illness[J]. Psychiatr Rehabil J, 2009, 33（2）: 125-132.

21. McGORRY P, NELSON B. Why we need a transdiagnostic staging approach to emerging psychopathology, early diagnosis, and treatment[J]. JAMA Psychiatry, 2016, 73（3）: 191-192.

22. LIEBERMAN J A, SMALL S A, GIRGIS R R. Early detection and preventive intervention in schizophrenia: from fantasy to reality[J]. Am J Psychiatry, 2019, 176（10）: 794-810.

23. CSNP 精神病性障碍研究联盟全体成员, 张天宏. 中国精神病临床高危综合征早期识别和干预: CSNP 精神病性障碍研究联盟专家共识（2020 版）[J]. 中国神经精神疾病杂志, 2020, 46（4）: 193-199.

24. FUSAR-POLI P, SALAZAR De PABLO G, CORRELL C U, et al. Prevention of psychosis: advances in detection, prognosis, and intervention[J]. JAMA Psychiatry, 2020, 77（7）: 755-765.

25. WOODS S W, PARKER S, KERR M J, et al. Development of the PSYCHS: positive symptoms and diagnostic criteria for the CAARMS Harmonized with the SIPS [J]. Early Interv Psychiatry, 2023, 18 (4): 255-272.

26. RABALLO A, POLETTI M, PRETI A. The temporal dynamics of transition to psychosis in individuals at clinical high-risk (CHR-P) shows negative prognostic effects of baseline antipsychotic exposure: a meta-analysis [J]. Transl Psychiatry, 2023, 13 (1): 112

27. ZHANG T, XU L, TANG X, et al. Real-world effectiveness of antipsychotic treatment in psychosis prevention in a 3-year cohort of 517 individuals at clinical high risk from the SHARP (ShangHai At Risk for Psychosis) [J]. Aust N Z J Psychiatry, 2020, 54 (7): 696-706.

28. ZHENG Y, XU T, ZHU Y, et al. Cognitive behavioral therapy for prodromal stage of psychosis-outcomes for transition, functioning, distress, and quality of life: a systematic review and meta-analysis [J]. Schizophr Bull, 2022, 48 (1): 8-19.

29. McGORRY P D, NELSON B, MARKULEV C, et al. Effect of omega-3 polyunsaturated fatty acids in young people at ultrahigh risk for psychotic disorders: the NEURAPRO randomized clinical trial [J]. JAMA Psychiatry, 2017, 74 (1): 19-27.

30. DI LISI A, PUPO S, MENCHETTI M, et al. Antipsychotic treatment in people at clinical high risk for psychosis: a Narrative Review of Suggestions for Clinical Practice [J]. J Clin Psychopharmacol, 2024, 44 (5): 502-508.

31. TANG Y, XU L, ZHU T, et al. Visuospatial learning selectively enhanced by personalized transcranial magnetic stimulation over parieto-hippocampal network among patients at clinical hgh-risk for psychosis [J]. Schizophr Bull, 2023, 49 (4): 923-932.

32. LEAN M, FORNELLS-AMBROJO M, MILTON A, et al. Self-management interventions for people with severe mental illness: systematic review and meta-analysis [J]. Br J Psychiatry, 2019, 214 (2): 260-268.

33. ALHADIDI M M B, ABDULLAH K L A, YOONG T L, et al. A systematic review of randomized controlled trials of psychoeducation interventions for patients diagnosed with schizophrenia [J]. Int J Soc Psychiatry, 2020, 66 (4): 441-453.

34. GUAIANA G, ABBATECOLA M, AALI G, et al. Cognitive behavioural therapy (group) for schizophrenia [J]. Cochrane Database Syst Rev, 2022, 7 (7): CD009608.

35. VITA A, BARLATI S, CERASO A, et al. Effectiveness, core elements, and

moderators of response of cognitive remediation for schizophrenia: a systematic review and meta-analysis of randomized clinical trials[J]. JAMA Psychiatry, 2021, 78(8): 848-858.

36. ALMERIE M Q, OKBA AI MARHI MARHI M, JAWOOSH M, et al. Social skills programmes for schizophrenia[J]. Cochrane Database Syst Rev, 2015, 2015(6): CD009006.

37. TURNER D T, McGLANAGHY E, CUIJPERS P, et al. A meta-analysis of social skills training and related interventions for psychosis[J]. Schizophr Bull, 2018, 44(3): 475-491.

38. DIETERICH M, IRVING C B, BERGMAN H, et al. Intensive case management for severe mental illness[J]. Cochrane Database Syst Rev, 2017, 1(1): CD007906.

39. MARSHALL M, GRAY A, LOCKWOOD A, et al. Case management for people with severe mental disorders[J]. Cochrane Database Syst Rev, 2011,(4): CD000050.

40. ADDINGTON D, ANDERSON E, KELLY M, et al. Canadian practice guidelines for comprehensive community treatment for schizophrenia and schizophrenia spectrum disorders[J]. Can J Psychiatry, 2017, 62(9): 662-672.

41. BURNS T, CATTY J, DASH M, et al. Use of intensive case management to reduce time in hospital in people with severe mental illness: systematic review and meta-regression [J]. Br Med J, 2007, 335(7615): 336.

42. DAVIDSON L, CHINMAN M, KLOOS B, et al. Peer support among individuals with severe mental illness: a review of the evidence[J]. Clin Psychol Sci Pract, 1999, 6(2): 165-187.

43. PECK C K H, THANGAVELU D P, LI Z, et al. Effects of peer-delivered self-management, recovery education interventions for individuals with severe and enduring mental health challenges: a meta-analysis[J]. J Psychiatr Ment Health Nurs, 2023, 30(1): 54-73.

44. JOHNSON S, LAMB D, MARSTON L, et al. Peer-supported self-management for people discharged from a mental health crisis team: a randomised controlled trial[J]. Lancet, 2018, 392(10145): 409-418.

45. FAN Y, MA N, OUYANG A, et al. Effectiveness of a community-based peer support service among persons suffering severe mental illness in China[J]. Peer J, 2022, 10: e14091.

46. BONG G R. Supported employment: evidence for an evidence-based practice[J]. Psychiatr Rehabil J, 2004, 27(4): 345-359.

47. DRAKE R E, BONG G R. Individual placement and support: history, current status, and future directions [J]. PCN Rep, 2023, 2 (3): e122.

48. ZHANG G F, TSUI C M, LU A J B, et al. Integrated supported employment for people with schizophrenia in mainland China: a randomized controlled trial [J]. Am J Occup Ther, 2017, 71 (6): 7106165020.

49. TSANG H W, FUNG K M, LEUNG A Y, et al. Three year follow-up study of an integrated supported employment for individuals with severe mental illness [J]. Aust N Z J Psychiatry, 2010, 44 (1): 49-58.

50. LOOTS E, GOOSSENS E, VANWESEMAEL T, et al. Interventions to improve medication adherence in patients with schizophrenia or bipolar disorders: a systematic review and meta-analysis [J]. Int J Environ Res Public Health, 2021, 18 (19): 10213.

51. MORGAN A J, REAVLEY N J, ROSS A, et al. Interventions to reduce stigma towards people with severe mental illness: systematic review and meta-analysis [J]. J Psychiatr Res, 2018, 103 (3): 120-133.

52. BIGHELLI I, RODOLICO A, GARCÍA-MIERES H, et al. Psychosocial and psychological interventions for relapse prevention in schizophrenia: a systematic review and network meta-analysis [J]. Lancet Psychiatry, 2021, 8 (11): 969-980.

53. SOLMI M, CROATTO G, PIVA G, et al. Efficacy and acceptability of psychosocial interventions in schizophrenia: systematic overview and quality appraisal of the meta-analytic evidence [J]. Mol Psychiatry, 2023, 28 (1): 354-368.

54. CHIEN W T, MA D C F, BRESSINGTON D, et al. Family-based interventions versus standard care for people with schizophrenia [J]. Cochrane Database Syst Rev, 2024, 10 (10): CD013541.

55. RODOLICO A, BIGHELLII I, AVANZATO C, et al. Family interventions for relapse prevention in schizophrenia: a systematic review and network meta-analysis [J]. Lancet Psychiatry, 2022, 9 (3): 211-221.

56. National Collaborating Centre for Mental Health (UK). Psychosis and schizophrenia in adults: treatment and management: Updated Edition 2014 [M]. London: National Institute for Health and Care Excellence (UK), 2014.

57. BURBACH F R. Family therapy and schizophrenia: a brief theoretical overview and a framework for clinical practice [J]. BJPsych Adv, 2018, 24 (4): 225-234.

58. McFARLANE W R. Family interventions for schizophrenia and the psychoses: a Review [J]. Fam Process. 2016, 55 (3): 460-482.

59. DATTA S S, DARUVALA R, KUMAR A. Psychological interventions for psychosis

in adolescents [J]. Cochrane Database Syst Rev, 2020, 7 (7): CD009533.

60. MORRISON A P, PYLE M, MAUGHAN D, et al. Antipsychotic medication versus psychological intervention versus a combination of both in adolescents with first-episode psychosis (MAPS): a multicentre, three-arm, randomised controlled pilot and feasibility study [J]. Lancet Psychiatry, 2020, 7 (9): 788-800.

附录 1

本指南制订的方法学

本指南制订的方法学

一、概述

（一）指南制订的原则与标准

指南的设计与制订遵循世界卫生组织在 2014 年发布的《指南制订手册》和 2022 年中华医学会发布的《中国制订 / 修订临床诊疗指南的指导原则（2022 版）》的基本流程和方法，同时符合指南质量评价工具（Appraisal of Guidelines for Research and Evaluation，AGREEⅡ）的要求。将按照卫生保健实践指南报告条目（Reporting Itemsfor Practice Guidelinesin Healthcare）的标准制订本指南。

（二）指南注册与指南计划书发表

本指南已在国际实践指南注册平台（International Practice Guidelines Registry Platform）上注册，注册号 PREPARE-2023CN195。

本指南的计划书已经于 2023 年 10 月发表在中华精神科杂志｛第 3 版《中国精神分裂症防治指南》编写组 . 第 3 版《中国精神分裂症防治指南》计划书［J］. 中华精神科杂志，2023，56（5）: 331-335. ｝。

（三）指南制订小组

本指南由中华医学会精神医学分会发起和负责制订，由北京大学公共卫生学院提供方法学与证据支持。本指南在上述框架下成立了指南制订工作组。工作组由指南指导委员会，指南共识专家组，指南秘书组，指南证据评价组，以及指南外部评审组 5 个小组构成。

1. 指南指导委员会　指南指导委员会由 4 名具有精神分裂症临床诊断和治疗经验的权威专家组成。设立 1 名首席主席，1 名方法学主席。主要职责是：①确定指南范围；②确定其他小组成员，并管理其利益冲突声明；③批准指南计划书；④监督指南制订流程；⑤对指南制订过程中产生争议的问题进行裁决；⑥批准推荐意见和指南发表；⑦评估指南的更新需求。

2. 指南共识专家组　指南共识专家组由 18 名具有学科、领域和学术代表性的专家组成。其中包括精神科专家 17 名、流行病学专家 1 名，分别来自 9 个省/直辖市。共识专家组将设立主席 2 名，副主席 3 名。共识专家组的主席、副主席同为本指南的主编和副主编，对指南的制订总负责。指南共识专家组的主要职责包括：①拟纳入的临床问题；②形成推荐意见共识；③起草和修改指南全文；④定期对指南推荐意见进行更新。

3. 指南秘书组　秘书组由 2 名精神分裂症临床专家和 1 名方法学专家成员组成。主要职责包括：①全面负责指南各个工作组的协调统筹；②注册指南，撰写指南计划书。

4. 指南证据评价组　证据评价组由 17 名精神分裂症临床专业人员组成。主要职责包括：①开展临床问题的调研；②进行证据检索、收集、评价和 GRADE（Grade of Recommendations Assessment, Development and Evaluation）分级；③制作证据总结表和推荐意见决策表。

指南制订组组长对指南制订起到关键作用，可协调所有小组和指南制订人员。

5. 指南外部评审组　外部评审组由 8 名（流行病学专家 2 名，精神科专家 2 名，内分泌科专家 1 名，神经内科专家 1 名，临床药学专家 1 名，患者家属 1 名）未参与本指南制订的成员组成，主要负责对指南初稿进行评审，提出意见与建议，外部评审组的工作在指南正式发布之前将结束。

（四）利益声明

本指南未接受资金资助。指南制订小组成员均已按要求填写利益冲突声明表。利益冲突声明表将在指南注册网站进行公开。

二、临床问题的调研、遴选与确定

本指南为完全指南，其中涉及疾病诊断、治疗、康复和管理等临床干预的章节涉及具体的临床问题,其余部分章节仅对现况和最新进展进行检索、评价、综述后提供给使用者参考。本节内容针对上述指南正文中涉及临床问题的章节进行说明。

（一）临床问题的调研

采用文献回顾的方法,调查国内外精神分裂症诊疗的相关指南和系统评价,整理近年来关注度较高的临床问题,以及综述中提出的需要进一步解决的临床问题。

采用专家咨询法,利用预先设计的调查问卷来收集临床问题,对指南工作组成员进行调查,补充文献检索中未被提及的重要临床问题。

对上述问题进行去重、归纳、整合,形成可能的临床问题清单初稿。

（二）临床问题重要性的评价方法

疾病负担的临床问题包括:在患者群体中的普遍程度,对患者的健康状况、生活质量、预期寿命等方面的影响程度,对资源的消耗等。

社会关注度的问题包括:是否在社会上被广泛关注,是否在不同社会群体间存在公平性问题。

问题争议性,临床医生在处理该临床问题时的不确定程度。

诊疗差异,诊断、治疗中存在较多不一致的证据。

是否有新的研究证据等方面进行综合评价。

本指南未对每个问题进行重要性评分,对不同维度的评价由专家结合个人认识进行判断,其最终意见在问题确定投票过程中进行表达。

（三）问题确定方法

问题确定采用名义群组法完成。经过逐个问题表述后,多数专家（超过50%）认为重要性高的临床问题被纳入本指南。对于有争议的临床问题,由指导委员会进行现场会议讨论后最终决定是否纳入指南,形成指南的临床问题清单。

（四）临床问题的补充

考虑到随着证据检索与评价、指南编写工作的深入,可能在指南编制过程中提出新的临床问题。因此,在指南编制过程中,允许各章节编写人员在此基础上针对初步调研、确定的临床问题进行补充或调整。相应问题补充、调整建议在提出后,经过指南指导委员会确定、共识专家组投票后列入最终的临床问题。

三、证据的检索与评价

（一）证据检索

指南制订小组以指南中的每一个临床问题为检索单位，对相关的研究证据进行系统的检索。英文数据库：PubMed、EMBASE、Cochrane Library、Web of Science；中文数据库：中国知网数据库、中国生物医学文献数据库、万方数据库和维普数据库；常用的国外临床指南网站：美国国立指南文库（National Guideline Clearinghouse，NGC）、国际指南协作网（Guideline International Network，GIN）、苏格兰校际指南网络（Scottish Intercollegiate Guidelines Network，SIGN）、英国国家卫生与临床优化研究所（National Institute for Clinical Excellence，NICE）、世界卫生组织（World Health Organization，WHO）网站。检索时间为从建库时间到 2023 年 1 月 31 日，检索词由"精神分裂症""治疗""预防"等中英文相关词汇组合而成。

（二）证据筛选及数据提取

根据题目、摘要和全文顺序逐级筛选文献，每篇文献的筛选由 2 名具备精神科临床经验的人员独立完成。

数据提取采用 GRADE 版本的证据概要表实现，提取入选文献的信息。由工作组中具有循证医学背景的人员，对所有参与数据提取的人员进行培训后，针对每篇文献由 2 名具备精神科临床经验的人员独立完成数据提取工作，对于提取信息不一致的文献共同讨论解决或咨询第三人意见后决定。

（三）偏倚风险评价

运用系统评价偏倚风险评价工具 AMSTAR 量表（Assessment of Multiple Systematic Reviews）对纳入的系统评价进行偏倚风险评价。使用 Cochrane 偏倚风险评价工具 RoB 2（Revised Tool for Risk of Bias in Randomized Trials，针对随机对照试验）、诊断准确性研究的质量评价工具

（Quality Assessment of Diagnostic Accuracy Studies，QUADAS-2，针对诊断试验；QUADAS-C，针对诊断方法间的诊断效能比较研究）、ROBINS-I 工具（Risk of Bias in Non-randomized Studies-of Interventions，针对非随机对照干预性研究）、ROBINS-E 工具（Risk of Bias in non-randomized Studies-of Exposures，针对非随机对照观察性研究）对相应类型的临床研究进行方法学质量评价。

使用上述工具评价前，由循证医学背景人员对评价者进行培训，并且建立讨论机制。具体评价过程由 2 名具备精神科临床经验和接受了循证医学培训和偏倚风险评价工具培训的人员独立完成，若存在分歧，则共同讨论解决或咨询循证医学人员的意见。

（四）证据体的形成原则

在每个临床问题上，当 AMSTAR 评价结果显示现有系统评价的方法学质量高，但发表年份大于 2 年，则对该系统评价进行更新。当 AMSTAR 评价结果显示现有系统评价的方法学质量低，或者筛选之后发现某一临床问题没有系统评价时，优先纳入随机对照试验（randomized controlled trial，RCT），当 RCT 证据缺乏，存在间接性或证据体质量极低时，补充纳入非随机对照试验或观察性研究。更新系统评价和制作系统评价参考 Cochrane 系统评价手册。

（五）证据质量分级与推荐

1. 证据质量评价整体采用 GRADE 的分级方法，将初始证据等级分为从高到低的 1、2、3、4 共 4 个级别，进而根据相应的升降级因素调整证据分级。

2. 为了便于操作，初始证据等级采用基于 GRADE 的加拿大情绪和焦虑治疗网络（Canadian Network for Mood and Anxiety Treatments，CANMAT）2018 指南给出的标准（参见文前表 A）。

3. 在初始证据等级的基础上，进一步升降级调整的方法采用 GRADE 的 5 个降级因素（偏倚风险、不精确性、不一致性、间接性、发表偏倚）和 3 个升级因素（效应量大、存在剂量反应关系、可能的混杂因素被恰当处理（负偏倚））（参见文前表 A）。

四、推荐意见的形成

（一）证据到决策

指南制订组使用 GRADEpro 指南开发工具构建 GRADE 证据概要和"证据到决策"（evidence to decision，EtD）的框架，以总结系统评价的结果。

针对每个临床问题建立对应的 EtD 表格。EtD 表格均包括以下内容：①与干预和对照措施相关的有效性和安全性；②卫生资源占用；③成本效益；④患者价值观和偏好；⑤对卫生公平性的影响；⑥可接受性和可行性。

EtD 表格是对现有证据的汇总和综合展示，在 EtD 表格中将由具有精神科临床经验的医生结合个人的判断，给出建议的推荐意见、推荐强度。

（二）形成推荐意见并达成共识

1. 人员构成 由 18 名指南工作组的临床专家组成推荐意见和共识的最终决定小组。

2. 组织形式 通过视频会议等方式进行审阅和讨论。

3. 形成推荐意见 基于已形成的证据概况以及 EtD 表格，结合证据强度，构建推荐意见、共识的。在会议充分发表意见后，根据证据质量、患者偏好和价值观、卫生经济学和利弊平衡形成初步的推荐意见并确定推荐强度。

4. 推荐强度分级 根据 GRADE 标准，推荐强度被分为强（1）和弱（2）两个级别，结合推荐的方向，共有四个组合，既强推荐、弱推荐、强不推荐、弱不推荐。强推荐是指：明确显示干预措施利大于弊或弊大于利；弱推荐是指：利弊不确定或无论质量高低的证据均显示利弊相当（参见文前表 B）。

5. 形成共识 通过 2~3 轮名义群组法投票、讨论，对推荐意见及强度达成共识。若超过 75% 的参与指南投票的专家同意该推荐意见则达成共识。持异议的专家和其异议的理由记录在 EtD 表格中。最终形成推荐意见。

（三）推荐意见的外审

将达成共识的推荐意见交由外审小组进行同行评审。指南制订组对其反馈意见进行讨论，并对相应的推荐意见进行修改后提交指导委员会批准，确定最终的推荐意见。

五、指南的撰写与发布

（一）指南撰写与发布

本指南最终版撰写在推荐意见批准通过后启动。按照卫生保健实践指南的报告条目（Reporting Items for Practice Guidelines in Healthcare，RIGHT）撰写本指南初稿。初稿被提交指导委员会审阅并获得批准。

（二）指南更新计划

计划在 2030 年启动指南更新工作。如中间出现重大的诊疗模式变更，或有重要的证据，经中华医学会精神医学分会精神分裂症学组讨论后，在必要的情况下可以提前启动指南更新工作。

（三）传播、实施与评价

指南发布后，指南制订小组将主要通过以下方式对指南进行传播和推广：①在相关专业期刊、网站及学术会议中介绍；②有计划地在我国部分省 / 自治区 / 直辖市组织指南推广专场，确保精神科及相关医务人员充分了解并正确应用指南；③在指南发布 1 年后了解指南的传播情况，评价指南实施对临床决策的影响。

实施效果评价。本指南发布同时，将同步开展指南实施效果评价研究。预计基于调研或采用医疗质量监测数据，针对指南中部分强推荐的建议在实施后对临床实践的影响进行评价。针对效果不显著的推荐意见，结合定性、定量的研究方法进一步探究原因，并提出后续推广策略。

（詹思延）

精神分裂症与自身免疫性
脑炎的鉴别

精神分裂症与自身免疫性脑炎的鉴别

一、可能的自身免疫性脑炎的征象

1. 症状表现

（1）亚急性起病。

（2）认知功能缺陷，尤其是短期记忆和工作记忆的损害。

（3）意识水平的改变。

（4）人格改变。

（5）精神病性症状进展迅速，且对常规抗精神病治疗反应不佳。

（6）存在精神运动性改变（如畸张症）。

2. 体征表现

（1）新发的局灶性神经系统损害，包括肌张力/运动障碍、自主神经功能失调、失语症。

（2）新发的癫痫发作，且不能用既往癫痫病史解释。

（3）不明原因的头痛。

（4）合并低钠血症。

（5）合并其他的自身免疫性疾病。

3. 辅助检查

（1）脑脊液：无感染性原因的淋巴细胞增多（>5 个/μl），和/或存在异常的自身免疫抗体。

（2）MRI：中央颞区或灰白质交界处的多灶性 T_2 高信号病灶，或皮质萎缩表现。

（3）EEG：基本节律减慢、癫痫样放电或广泛性三相波。

二、常见的自身免疫性脑炎亚型（附表 2-0-1）

附表 2-0-1 常见的自身免疫性脑炎亚型

抗原类型	临床表现	特征	年龄分布	合并肿瘤
N-甲基-D-天冬氨酸（N-methyl-D-aspartate receptor, NMDA）受体（NR1/GluN1 亚基）	短期记忆损害，类精神分裂症精神病，癫痫发作，口面运动障碍，肌张力障碍，意识障碍，低通气	脑部 MRI 通常正常，脑脊液中常见淋巴细胞增多，脑电图减慢	所有年龄组，儿童和青少年中最常见，75% 为女性	女性中常见卵巢畸胎瘤
富含亮氨酸的胶质瘤失活蛋白 1（leucine-rich glioma inactivated 1, LGI1）	短期记忆损害（快速进展性痴呆），精神障碍/痴呆症，面臂肌张力性癫痫	MRI 显示内侧颞叶高信号，低钠血症	老年人（>40 岁）	罕见
接触蛋白相关蛋白 2（contactin-associated protein 2, CASPR2）	神经肌肉强直，Morvan 综合征（失眠，自主神经兴奋，神经肌肉强直+边缘性脑炎的症状，如精神障碍，癫痫发作）	类似 LGI1，无低钠血症	老年人	可能存在胸腺瘤
α-氨基-3-羟基-5-甲基-4-异噁唑丙酸（α-amino-3-hydroxy-5-methyl-4-isoxazolepropionic acid, AMPA）受体	短期记忆损害，精神障碍，癫痫发作	通常有脑脊液异常	成人	罕见（胸腺瘤）

续表

抗原类型	临床表现	特征	年龄分布	合并肿瘤
二肽基肽酶样酶蛋白 6（dipeptidyl-peptidase-like protein-6, DPPX）	短期记忆损害，易怒/冷漠，睡眠障碍，精神障碍/缄默症，癫痫发作	难治性腹泻	老年人	不详
γ-氨基丁酸（gamma-aminobutyric acid, GABA）B 型受体	癫痫发作为主要症状，记忆障碍	脑脊液中淋巴细胞增多，MRI 改变	成人	主要为小细胞支气管癌
代谢型谷氨酸受体 5（metabotropic glutamate receptor 5, mGluR5）	人格改变，情绪不稳定	Ophelia 综合征	年轻成人	霍奇金淋巴瘤
甘氨酸受体	认知损害，过度兴奋	进行性脑脊髓炎伴强直和肌阵挛，强直人综合征	老年人	罕见

附录 3

畸张症及其处理策略

畸张症及其处理策略

畸张症的诊断标准及其处理策略见附表 3-0-1。

附表 3-0-1　畸张症的诊断标准及其处理策略

ICD-11 诊断标准
1. 满足畸张症的一般诊断要求,例如: （1）木僵（即,无精神运动性活动,无主动地与环境联系）   （2）强直（即,被动地还原为对抗重力的姿势）   （3）蜡样屈曲（即,对检查者摆放的姿势几乎无抵抗）   （4）缄默（即,没有或几乎没有言语反应）   （5）违拗（即,对指令或外部刺激抗拒或没有反应）   （6）故作姿势（即,自发地、主动地维持对抗重力的姿势）   （7）作态（即,奇怪地、矫揉造作地模仿正常的行为）   （8）动作刻板（即,重复的、异常频率的、非目标导向的运动）   （9）精神运动性激越   （10）扮怪相   （11）模仿言语（即,模仿他人的言语）   （12）模仿行为（即,模仿他人的行为）   2. 畸张症症状在另一种精神障碍的背景下发展,包括心境障碍、精神分裂症及其他原发性精神病性障碍、神经发育障碍   3. 这些症状不能完全由谵妄、药物或物质的影响（包括戒断反应）或原发性运动障碍（例如帕金森病、亨廷顿病）来解释   4. 这些症状严重到足以成为临床关注的特定焦点
处理策略
1. 畸张症的处理应包括针对畸张症本身的特定治疗、对引起畸张症的潜在疾病的治疗,以及并发症的预防和管理   2. 苯二氮䓬类药物、电休克治疗是畸张症的一线治疗方法   （1）苯二氮䓬类药物的给药途径包括口服、舌下、肌内注射和静脉注射,劳拉西泮通常是首选药物,剂量应达到至少 16mg/d,其他苯二氮䓬类药物如奥沙西泮、地西泮、氯硝西泮等也可能有一定的效果

续表

处理策略
（2）在进行电休克治疗时,应考虑双侧电休克治疗,治疗的次数应根据治疗反应、风险和不良反应来决定,急性畸张症患者应至少每周进行两次
3. 畸张症的替代治疗方案
（1）如果畸张症对一线治疗没有反应,应重新评估诊断,可能混淆的诊断包括:帕金森病、进行性核上性麻痹、多系统萎缩、药物诱导的肌张力障碍、恶性综合征、昏迷、僵人综合征、进行性脑脊髓炎伴强直及肌阵挛等相关疾病
（2）对于一线治疗无效的畸张症,可尝试使用 NMDA 受体拮抗剂,如金刚烷胺、美金刚
（3）对于一线治疗和 NMDA 受体拮抗剂无效的畸张症,可尝试使用左旋多巴、多巴胺激动剂、卡马西平、丙戊酸、托吡酯
（4）当 ECT 适用但不可用时,可考虑使用 rTMS 或 tDCS 治疗
4. 特殊疾病背景下的畸张症治疗
（1）精神病性障碍导致的畸张症:使用抗精神病药物应在评估潜在的益处和风险后谨慎使用,因为其可能加重畸张症的症状;如果使用抗精神病药物,应优先使用第二代抗精神病药物,逐渐调整剂量,并考虑与苯二氮䓬类药物联合使用;如果畸张症是慢性且轻度的,可考虑使用氯氮平
（2）孤独谱系障碍导致的畸张症:在孤独症谱系障碍中诊断畸张症时,需要观察到与基线表现相比的显著变化;轻度畸张症的首选干预措施是心理干预和 / 或劳拉西泮,但在中度至重度病例中,应考虑使用标准的畸张症治疗

附录 4

精神分裂症相关政策法规

附录4

精神分裂症相关政策法规

　　精神障碍的社区康复受到了我国政策制定者的高度关注。2013年施行的《中华人民共和国精神卫生法》明确"精神卫生工作坚持预防、治疗和康复相结合的原则",第四章为精神障碍的康复,一共6条,均主要对社区康复提出要求。《全国精神卫生工作规划(2015—2020年)》中要求"探索建立精神卫生专业机构、社区康复机构及社会组织、家庭相互支持的精神障碍社区康复服务体系",为居家患者提供社区康复服务。2016年发布的《"健康中国2030"规划纲要》中也提出"全面推进精神障碍社区康复服务"的目标。

　　2014年9月,中共中央办公厅印发的《党的十八届三中全会重要改革举措实施规划(2014—2020年)》,其中第258项任务要求民政部牵头制定关于加快精神障碍康复服务发展的意见。此后,民政部牵头出台了多项精神障碍社区康复相关政策,大力推进社区层面的精神康复服务。2017年民政部、财政部、国家卫生计生委、中国残联联合出台了《关于加快精神障碍社区康复服务发展的意见》,将工作目标进一步细化,提出到2025年80%以上的县(市、区)广泛开展精神障碍社区康复服务,在这些地区60%以上的居家患者能接受社区康复服务。为贯彻落实上述意见,2020年民政部联合国家卫生健康委和中国残联印发《精神障碍社区康复服务工作规范》,明确了各相关部门、单位、机构、组织在社区康复服务中的职责、任务和工作流程。同年,民政部联合财政部、人力资源和社会保障部、国家卫生健康委、中国残联出台《关于积极推行政府购买精神障碍社区康复服务工作的指导意见》,明确各级民政部门、卫生健康部门和残联是政府购买精神障碍社区康复服务的购买主体。2022年民政部又牵头发布《关于开展"精康融合行动"的通知》,决定开展为期三年的全国精神障碍社区康复服务融合行动,以落实和推进《关于加快精神障碍社区康复服务发展的意见》。该文件提出6个方面 11 项重点任务,计划利用三年时间,为精神障碍患者提供更加公平可及、系统连续的基于社区的基本康复服务。2023 年底,民政部会同国家卫生健康委、中国残联印发《精神障碍社区康复服务资源共享与转介管理办法》,提升跨部门资源共享与转介服务水平。2024 年 7 月,民政部、财政部设立了 2024 年中央集中彩票公益金支持社会福利事业资金"精神障碍社区康复服务试点项目",每年投入 1 亿元,在全国每个省份遴选 1 个区县级试点地区,针对严重精神障碍患者及其家属开展康复训练服务、辅助性支持服务及转介服务等,旨在形成具有地方特色的社区康复服务模式和经验,进一步落实精康融合行动,并为未来进一步推广扩大奠定基础。

在大的政策和文件指导下,国家各部门都先后出台了针对患者个人和家庭的一些具体的福利政策,涉及民政、残联、卫生健康、人力资源、医保、政法委等多部门。在国家部委相关政策总体要求之外,各省(区、市)、地(市)、县(区)等多自行制定细则或特色政策,以更大程度地惠及患者和家庭,这对患者的社会功能康复和整体预后结局亦有帮助和促进作用。以下主要对国家层面的政策简要介绍,地方的具体政策需要咨询当地居(村)委会、街道办事处和相关部门等。

(一)严重精神障碍患者监护人补贴

2016 年中央综治办牵头联合六部门印发《关于实施以奖代补政策落实严重精神障碍患者监护责任的通知》,对严重精神障碍患者的监护人给予补贴,要求患者为:①登记并录入公安部信息系统;②有肇事肇祸行为及危险性评估在三级以上;③家庭困难、监护人无能力落实监护责任和查找不到监护人;④需由公安、民政、卫生计生委等部门依法认定。补贴标准由各省(区、市)结合实际情况确定,部分省份为每年 2 400 元 / 人;部分省份扩大了覆盖对象,覆盖辖区内登记在国家严重精神障碍信息系统的所有严重精神障碍患者,如北京市、天津市、广东省、陕西省;还有地区提高了补贴标准,如广东省实施分档补助。

(二)医疗救助

1. 资助患者参加基本医疗保险　《中华人民共和国精神卫生法》对此有明确要求,"县级人民政府应当按照国家有关规定对家庭经济困难的严重精神障碍患者参加基本医疗保险给予资助"。例如北京市无工作的精神残疾人，可以到社区办理相关手续，由残联补贴办理城镇居民医疗保险。

2. 门诊服药补助 / 住院补助　此类补助不同部门均有相关政策。例如卫生部门，国家卫生健康委的中央补助地方卫生项目中的精神卫生项目，对有肇事肇祸倾向的贫困严重精神障碍患者提供门诊服药补助，具体补助标准由各省统筹安排，大部分地区为 1 500 元 / 年。很多地区也有自己的免费门诊服药政策，例如北京市为所有登记在册的北京户籍的严重精神障碍患者提供指定药品目录下的免费服药，重庆市为所有登记在册的严重精神障碍患者提供免费二代抗精神病药物等。部分地区的残联对办理了残疾人证的严重精神障碍患者提供门诊和 / 或住院补助；部分地区的民政部门对三无人员、低保户、五保户等中的严重精神障碍患者提供门诊和 / 或住院补助，标准均是各省统筹安排，有指标数。很多省市均对上述卫生健康、民政、残联等不同部门的资源进行了整合，为严重精神障碍患者提供一站式救治救助服务，加大补助力度，如浙江宁波、甘肃天水等。

（三）低保政策（最低生活保障制度）

民政部门对家庭年人均纯收入低于当地最低生活保障标准的居民提供的政策。国家层面补贴标准的要求是，最低生活保障金原则上按照申请人家庭年人均纯收入与保障标准的差额发放，也可以在核查申请人家庭收入的基础上，按照其家庭的困难程度和类别，分档发放。但也提出"若成年残疾人依靠父母或兄弟姐妹供养的，可通过单独立户按规定纳入低保范围"。很多地区依照此规定为严重精神障碍患者提供低保政策。

（四）残疾相关补助和政策

1. 残疾人生活补贴和护理补贴（两项补贴）　2015 年《国务院关于全面建立困难残疾人生活补贴和重度残疾人护理补贴制度的意见》中规定，困难残疾人生活补贴对象为低保家庭中的残疾人，有条件的地方可逐步扩大到低收入及其他困难残疾人。重度残疾人护理补贴对象为残疾等级被评定为一级、二级且需要长期照护的重度残疾人，有条件的地方可扩大到非重度精神残疾人。具体的补贴标准由省级人民政府统筹确定，并适时调整；有条件的地方可根据残疾人不同困难程度制定分档补贴标准，加大补贴力度。符合条件的残疾人，可同时申领困难残疾人生活补贴和重度残疾人护理补贴。同时残疾人两项补贴不计入城乡最低生活保障家庭的收入。

2. 独生子女重残补助 2013年国家卫生计生委、民政部、财政部、人力资源和社会保障部、住房和城乡建设部五部委发出《关于进一步做好计划生育特殊困难家庭扶助工作的通知》规定,对独生子女是伤残人士,母亲年龄超过49周岁的,父母每月均可领取特别扶助金,其补贴标准为城镇每人每月270元,农村每人每月150元,并建立动态增长机制,2018年时调整至每人每月350元;同时,各地可根据实际自行制定标准,例如上海市此项政策为母亲49~59岁的,父母每人每月660元;60~69岁的,每人每月710元;70岁及以上的,每人每月760元。

3. 其他 精神残疾患者在教育、康复、就业、住房、托养、交通出行等方面均能享受优惠政策,例如大部分省市持残疾人卡可免费乘坐公共交通工具等。更具体的信息需要咨询当地相关部门。

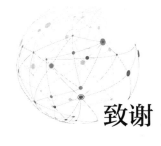

致谢

在《中国精神分裂症防治指南（2025版）》编写过程中，我们得到了国内外专家、医疗机构、患者及家属的大力支持与积极参与。在此，谨代表中华医学会精神医学分会《中国精神分裂症防治指南（2025版》工作组，向所有为本指南制订工作作出贡献的个人与团队致以最诚挚的感谢和崇高的敬意。

2022年9月，在厦门举行的中华医学会精神医学分会学术年会上，指南修订工作正式启动，并召开了首次工作组会议。此后3年间，指南工作组秉持严谨求实、协同创新的精神，系统梳理国际前沿研究进展与我国本土临床实践数据，构建了以临床问题为导向、循证医学为基础的推荐框架。通过多轮深入研讨，最终确立了21项关键临床问题，并综合运用GRADE证据分级系统与德尔菲专家共识法，形成了兼具科学性、权威性与临床实用性的推荐意见。在证据评价方面，指南证据评价组专家严格筛选并系统评估了大量文献资料，最终在指南中纳入了400余篇核心文献依据。指南秘书组系统整理跨学科专家意见，高效协调多方沟通衔接，为指南科学性与实用性提供坚实保障。特别感谢主审专家于欣教授、赵靖平教授对指南整体架构设计等方面提出关键指导；感谢外审专家组（李春波教授、田成华主任医师、姚贵忠主任医师）倾注大量时间与精力，对指南初稿进行了全面而细致的反馈。他们以深厚的学术造诣和丰富的临床经验，提出了诸多建设性意见，显著提升了指南的科学性和实践性。

同时，我们由衷感谢参与本项目的临床一线医护人员、患者代表及家属。他们真实、深刻的疾病管理体验，为指南注入了人文关怀的温度，促使我们在关注疗效的同时，更加重视患者的生活质量、社会功能恢复与长期管理需求。

　　《中国精神分裂症防治指南（2025版）》的顺利完成，凝聚了多方智慧与心血。我们相信，这份凝聚共识、立足实践、面向未来的指南，将为我国精神分裂症的规范化诊疗提供有力支撑，惠及更多患者及其家庭。未来，我们也将持续关注学科发展，适时更新指南内容，推动我国精神卫生事业不断进步。

　　再次向所有支持与参与本项目的同仁与朋友表示衷心感谢！

中华医学会精神医学分会

《中国精神分裂症防治指南（2025版）》工作组

2025年8月

工作组和循证组人员名单

（以姓氏笔画为序）

专家姓名	工作组和循证组人员单位	工作组和循证组人员			
马　宁	北京大学第六医院	张五芳	张晓彤		
马小红	四川大学华西医院	严禹顺			
王　强	四川大学华西医院	吕秋钥 蒋莉君	陶诗婉 谢　敏	黄蕴琪	康玉坤
王传跃	首都医科大学附属北京安定医院	董　芳			
王继军	上海交通大学医学院附属精神卫生中心	张　丹	张天宏	郑文思	洪雅雯
王惠玲	武汉大学人民医院	王世竞	李　媛	陈　诚	黄　欢
石　川	北京大学第六医院	朱嘉辉	周　琪		
司天梅	北京大学第六医院	代悠然 李继涛 黄冰洁	吕晓珍 吴艳坤 蒲城城	孙雅馨 周天航 管丽丽	苏允爱 侯芳萌
朱　刚	中国医科大学附属第一医院	邵小骏			
刘登堂	上海交通大学医学院附属精神卫生中心	马相宜	项　琼	薛菁心	
杨甫德	北京回龙观医院	侯希妍	崔　勇		
吴仁容	中南大学湘雅二医院	肖婧美 黄宇艳	张腾腾 彭兴杰	唐　慧	黄　兢
宋学勤	郑州大学第一附属医院	李　雪	张佩芬		

专家姓名	工作组和循证组人员单位	工作组和循证组人员			
陆　峥	同济大学附属同济医院	吴佳馨			
郑英君	广州医科大学附属脑科医院	龙翔云	佘生林	张　秀	
郭文斌	中南大学湘雅二医院	陈肇镔	欧阳盼		
程宇琪	杭州市第七人民医院	孙　朵	杨润许	尚彬丽	罗其敏
詹思延	北京大学	王晓晓	王巍巍	李　楠	裴敏玥